唐山玉清观道学文化丛书

董沛文◎主编
席春生◎编著

唐山玉清观道学文化丛书

中国传统道家养生文化经典

千峰養生集萃 （中册）

董沛文◎主编

席春生◎编著

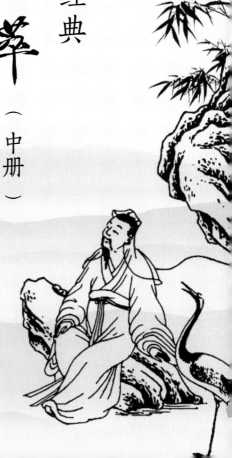

华夏出版社
HUAXIA PUBLISHING HOUSE

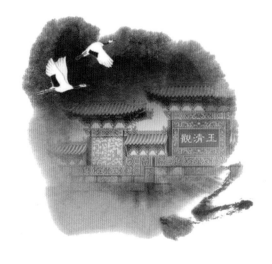

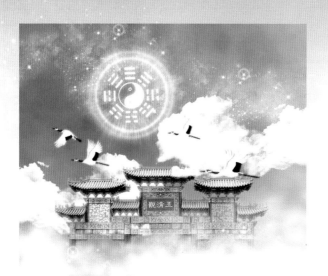

河北唐山玉清观

玉清观记

　　玉清古观，处冀东之域，倚燕山之脉，傍滦水之畔，望渤海之滨，立石城（唐山市开平区，古称石城）垣内，聚亿万年之钟秀，享千百年之香火。山水环抱，京津毗邻，鸾翔凤集，人杰地灵。黄帝问道而登空同，轩辕学仙而礼广成，鼎湖跨龙以飞升，仙宗道脉，由之滥觞。昔古孤竹国君，嗣子伯夷叔齐，立次子为储君。国君殁，齐让伯夷，夷不受而遁，齐不立亦逃。闻西伯善养老，相偕欲适周。当值盛夏，路过石城之地，腹饥口渴，踌躇间，突现一泓清泉，汩汩而流，急掬泉水，捧之尽饮，入口温如玉，至腹冽沁腑，饥渴顿消。昆仲绕泉徘徊，流连忘返，决意结庐而居，烧茅修炼以求仙。其玉浆清泉，即后世之玉清古井也。数年后，往西岐，复隐首阳山中，不食周粟，杳失所踪。燕君昭王，遣使求不死药，入海登蓬莱方丈，卜地石城合药以炼丹，其丹炉遗迹尚存井隅也。秦皇寻神山，觅仙药，游碣石，尝饮玉清之水，顿改容颜，身轻而转体健。张陵演教，天师布道，桓灵帝间，有观筑于古井之旁。葛洪炼丹，鲍姑侍鼎，寻仙访道，安炉立于灵泉之侧。唐王东征，屯兵大城，山赐唐姓，筑立石城，二百余丈。有随军道士，长于望气，见紫霞缥缈如飞鸾，仙气凝聚似丹鼎，遂离军隐居，潜修仙道，升举而去。刘操仕燕主，居相位，正阳垒卯以度化，易号海蟾子而学仙，为演清净无为之宗，以道全形之旨。复遇吕祖纯阳于原野，饮玉清之神水，授以金液还丹之秘，遁迹修真，得成仙道。丘祖长春真人，会元世祖于雪山，赐号神仙，颁虎符玺书，掌天下道教。越二载，驻鹤燕京，大阐玄风，道侣云集，化道十方，建宫立观，设坛作醮。丘祖座下，有一弟子，结庐于石城，立宫于井侧，见水清泠，故题观名曰澄清，祀三清之真容，布道德之宝章，香火鼎盛，终日不绝。几经兵火，焚毁殆尽。明永乐间，召仙真三丰张真人于金阙，犹龙不见，惟隐迹名山，藏身大川，隐显游戏于人间。一日携弟子游蓟北，途经石城，睹残垣败瓦，黯然神伤，咐弟子云："此地古炼丹之处也，尝有观，名澄清，惜毁于兵祸。留汝此地，募修宫观，异日将兴。玉清之境，始气化成，元始天尊所居之仙宫。此有井亦曰玉清，乃古仙遗迹，以之为观名可也。斯井水清如玉，可传淮南王之术于乡里，授做豆腐，济养百姓，以解温饱，亦可彰我仙家飞丹砂而点灵汞之玄妙也。以火炼金而丹成，今岁丙申，正其值，玉清当兴，因缘所定。越五百余年，火燥土焦，木以犯土，当有浩劫，观迹随毁。金木交并，九返还丹，观必重兴，香火复盛也。"真人语毕，飘然而去。弟子遵真人之命，修道观，兴香火，并用古井之水，盐卤以点豆汁，其术不日而风行四乡。以玉清神水所点之豆腐，质地柔嫩，晶莹如玉，味道鲜美，烹调得味，有远胜燕窝之美誉。光绪初，开平建矿，近代工业之始兴，人口增多，商贾云集，成京东之重镇。玉清观，历数百年之风雨，几经增葺，规模宏大，坐北朝南，处石城西门外，火神关帝二庙侍立左右。岁临丙辰，乙未之月，地动山摇，突发地震，房屋摧倒，楼宇化为平地，玉清观亦随之毁塌。多难而兴邦，艰苦而奋志。唐山儿女，意坚志强，抗震自救，恢复建设，经廿余年之拼搏，重塑辉煌于冀东，再兴繁荣于滨海。玉清古观，亦得之以复建也。董道长崇文，号文道子，讳沛文，皈依全真，嗣教龙门。董道长乃著名实业家，河北省政协委员。清秀浑朴，端庄大方，谈吐间声和语慢，儒雅温和，亲切近人，无烟火气息，真道家风范。幼读诗书，博阅经籍，早年隶职企业，后弃职经商。历经多年之艰辛，饱尝恒沙之磨砺，奋志不懈，果业斐然。荏苒光阴，感人生如梦。芸芸众生，名利绊身，几失真我；追名逐利，沦丧道德，世风愈下；人心不古，禀赋天和，损耗殆尽。甲申冬月，睹道观之残垣，望断壁之朽木，不忍坐视，乃盟愿发心，斥以巨资，再塑三清真容，复兴玉清古观，上接轩辕遗教，绵老圣之心传；下振道门宗风，扬钟吕之秘旨。洵属不愿独善己身，达而兼善天下者也。国运隆，有祥瑞。吉士出，观必兴。玉清之塌毁复建，斯应仙真之谶语乎？复建之玉清观，由政府拨地廿余亩，座落于开平老城遗址北门外，坐北朝南。正南牌楼，雄伟壮丽，气势非凡。牌楼之上，手书玉清观三大字，字劲苍道，金光闪灿。由南往北，大殿三重，依次为灵官殿、文昌殿、玉皇殿。再之往后，乃高达三层之三清殿。配殿分列左右，香炉鼎立案前。各殿建筑，风格迥异，却又有异曲同工之妙。主殿气势宏伟，雕梁画栋，斗拱飞檐。配殿小巧玲珑，精工细做，结构严谨。每重殿内，绘有壁画，均乃道教典故，及山水人物，供游人香客之观赏，劝善以净化人心，使之人人奉善，不为恶习之所染。纵观整个道观，红墙黄瓦，苍松翠柏，具浓厚道教古韵之风貌，与开平古艺街遥相呼应，珠联璧合，古文化之气息犹若天成。观内奇花异草，绿树成荫，鸟语花香，缤纷争艳。游人云涌，香客不断，祥烟缥缈，紫气鸢飞。道教独具之仙乐，道众诵经之天韵，不时幽然入耳，仿佛置身于仙境之中。玉清古观，重焕仙容，琳琅殿阁，日臻完善，谋公益之慈善，造大众之福祉，弘文化之传统，扬道教之祖风，殊为唐山福地洞天之胜境，河北仙府宫观之翘楚。诚邀国内之羽士道子，喜迎海外之仙客高真，会四洲之宾朋游人，接五湖之善信男女，驾临驻鹤，共庆国昌，同祈太平，是幸甚哉。

道历四千七百六年岁在己丑

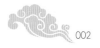

总目录

上 册

中 册

下 册

目录

（中册）

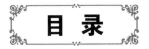

道源精微歌

敲蹻洞章

瀊燼易考

附　录

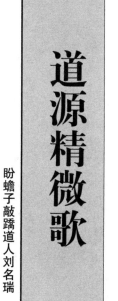

道源精微歌

盼蟾子敲蹻道人刘名瑞 著

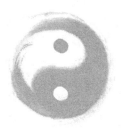

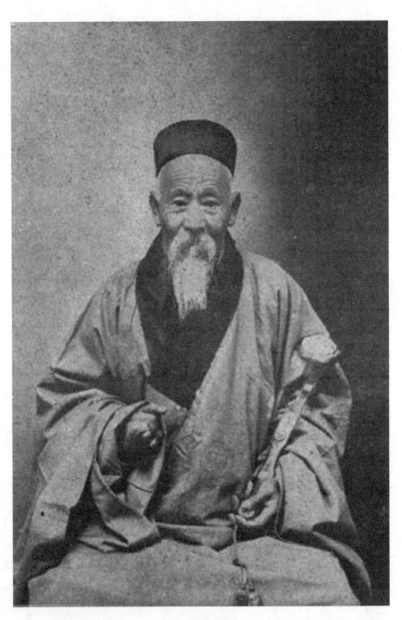

盼蟾子刘名瑞

刘祖小传

　　余昌平县西南，千峰山桃源观，土名旮旯庵庙内，南无派刘名瑞（字琇峰，道号盼蟾子，又号敲蹻道人）在庙施送药品，医治病人无数，分文不取。有东贯市村邵明珍，身得痨病，骨瘦如柴，素有失血，命有危险。传以口诀，以药养之，月余痊愈，今年八十余岁，尚活在世。又抬头村一妇人身得乾血痨病，传以法诀，以药养之，月余痊愈。又一童女得瘦病，教他与神佛磕头，揉肚子左揉三十六回，右揉廿四回，月余痊愈。后廿六年，村民逃避庙内避乱，男女数百人，吾师叩求神佛，云遮蔽山庙，每日白云蒙山，数日不散，村民以得太平。吾师在庙救人无数，自著《敲蹻洞章》《瀒燧易考》《道源精微》等书，收弟子百余位，凡弟子名注书者，通得全诀全法。师二次下山在光绪廿七年，曰："我不久羽化了。"后遂不见。至民国十七年，亲住次渠村内，与人看病。至廿二年二月，余弟子玄一子王克宽言："刘师爷羽化了。"后至四月，余面见我师，留下相片，故刊于书。

赵避尘记

道源精微歌序

盖大道始衍无名，而力修者强名曰道。夫道中之君子，必须穷研极奥搜髓之源核，而妙时从太极之枢发，弗失意焉。太极者，乃无极之化育，无极之理，谓由鸿蒙一炁是也，斯时亦无天地人我之象矣。今欲修之上士，工至静笃深幽之际，而太极灵根恍惚，无念而自彰也。尔时知将至，须预天德逆摄收纳而后，故名曰道。盖太极中和之理，乃成始成终之妙蒂。大抵包罗万象，养育群品，而无物不载，无物不容。天地由此而立，日月由此而明，山川由此而奠，吾身由此而成。君若猛省者，以极萌含真之未放，补吾不足之前亏，久而时应方成乾健之寿命，自然与道合一也。盖世道先圣不敢轻泄，由五祖至七真，教外别传。故遗久弃德伥倍不肖者，失却宗旨乎？而至修之君子，今何少焉。

惟吾恩师敲蹻老人，幼而好学，夙禀灵根，数十年来苦志不懈，心无他用，著书本，注丹经三部：《敲蹻洞章》乃修道之范纲，《瀊熻易考》讲洛书之儒贯，《道源精微》实为修真之宝鉴。此三集乃泄万古不泄之天机，荡涤奇名之谓也，逢邪譬异说盖而扫之。

夫遇此书者，浅近而易悟，方知人人有道；直论小周之奥窍，使后学不失火逼金行之漏险乎！自始调药采药炼药不失迟速之误也。诚然乎，和盘托出；至然乎，公同大众；浅泄乎，毫无障蔽。参究者，知慈知婆；悖谬者，谤废而妄非。盖吾师著露，凡例则九。其中之次第，犹如亲口相传。每节之中，妙引古圣之金言以为印证，使后学之贤契，免生疑惑乎！吾师亦恐前缕难明，重谓玄珠贯串，并大小图玄机与后跋，至要存乎其内。问答决疑，泄儒教之心法。五等仙说，辩明三乘之九步；女真要诀，泄调经中为吾怀之，乃修道之至宝也。

余弱冠之时，常思生死一大忧患，胸藏慕道之志，无门可入。至廿岁，天凑奇缘，感遇恩师桃源观中。次期严亲指引，奉父命而依玄教，吾身急皈南无仙派，受师之嫡指，方知凡圣之道，相隔毫厘之遥也。夫修道与人道，只在顺逆之间耳。顺行者，天性也，逆来者，非师口授莫能晓用斯言。贤友得遇此书，潜心玩味，以此修炼，早登圣域，其不乐哉！

　　时光绪戊子仲冬二十日　梦憬道人徊占子于坐横桥乐音惟之序

道源精微歌

论三教

夫学道者，静观所产之万物，皆有本质，何况人体立教者乎？盖大道倧始于天，立天之道，本于无极。无极者，乃虚无静笃真一之炁也。一炁若动为之太极，次动则变而成两仪，两仪化生四象，四象彰生五行，五行备而万物萌焉。若未判之先，太极如卵，内含阴阳混沌，故曰鸿蒙未辟。自静极，清炁旋发，立名曰之开辟，始分天地矣，轻清为天，重浊为地。天垂象而有日月星辰，地奠形而有山川土石，此两仪生四象也。四象具而五行彰，一生水，水全清，未有渣滓；二生火，火则薰灼溷浊而将凝也；三生木，木则半刚半柔，而体质成矣；四生金，金至刚而体质坚实；五生土，土则重大质厚而成形。是五行备矣。五行既备，则阴阳有交，而化生万物，故人能得天地之正炁，配曰三才者乎！

既有阴阳交合之意，即分男女也。故禀乾道之粹者为男，禀坤道之粹者为女，乃钟五行之秀，得气化之全者人也。人虽配与天地而不能与天地常存，盖天地之玄灵本清静也。若静极之动，亦有四时之交合，而本情旋运，永无泄漏，故能常存之兆也。盖人之玄灵者本浊，欲动时刻，妄想情发交攻，或有合而撒者，或有弥而自漏者，故不能寿久矣。

自天地初劫之时，慈悯人道，故天降上圣垂指，名曰万法天师。次而又降五老，一曰水精子，二曰赤精子，三曰木母，四曰金公，五曰黄老，此五圣有体天法地之术。复又天降盘古，定立三才，神君造化，五行生克，先天而能返，后天之源根。次又降天皇地皇人皇，考甲子论周天，辨理山河等物，喻人修养，断欲绝情之谓而顾本也。本固而欲情自断，永无渗漏之患也，乃与天地同其寿矣，故曰三才者乎！前者有圣而无凡，此为凡能返圣之理也。而后又降燧人氏钻木取火，有巢氏为巢，伏羲氏画卦，女娲氏补天，神农氏采药，有熊氏养五谷、制衣冠、分伦世物，又继裔少昊、颛顼、帝喾、唐尧、虞舜、夏后、成汤、文、武、周公，大兴圣道，可为国慈民贤之教矣。

以前并无三教之论，亦未分各国之说。至于商阳甲时，玄妙玉女受孕，怀至武丁二十四年庚辰岁二月十五日，是老子之圣降。又至周昭王二十四年甲寅岁，是释迦文佛圣降。至于周时人道盛兴，圣人议欲三教阐扬宗旨，各立其教。至道者，源本一也，亦在贤愚之度耳。贤者三教归一之指，另有教外别传之受命也。愚者不敢轻泄天机，故有譬语、公案之传矣。至今盲迷者多，实受弊焉。

夫若通释理而不通儒，总属狂慧之流；若通儒理而不通道，必受固执之病矣，今时后学多中此弊。古圣曰：正道无二法，有二即旁门，是一也。盖儒教以《易经》为首，圣人作《易》，幽赞于神明而生蓍，参天两地而倚数，观变阴阳而立卦，发挥于刚柔而生爻，和顺于道德而理于义，穷理尽性以至于命。古圣谓之性命之理，即阴阳刚柔、仁义是也。仁义配阴阳刚柔，如春生秋杀，其理一也。故仁体刚而用柔，义体柔而用刚。故扬雄所谓君子于仁也刚，未可不言仁义，故阐扬修士，揲蓍求卦，协刚柔，顺阴阳，而仁义之道自得矣。

夫道能弥合天地，统理三才，故君子诚之为贵，无不用尽其极也。古圣伏羲立卦，乃先天之学，乾南坤北、离东坎西、兑东南、震东北、巽西南、艮西北，起震而历离兑，以至于乾，已生之卦；自巽而历坎艮，以至于坤，是推未生之卦。易之生卦，则以乾兑离震巽坎艮坤为次，故皆逆数也。雷以动之，风以散之，雨以润之，日以烜之，艮以止之，兑以说之，乾以君之，坤以藏之，此修性命之道矣。古圣羲皇卦位，明对待之体；文王之位，言流行之用。譬谓乾健也，坤顺也，震动也，巽入也，坎陷也，离丽也，兑说也，艮止也，慧悟性情之变化。乾为马，坤为牛，震为龙，巽为鸡，坎为豕，离为雉，艮为狗，兑为羊，此是远取诸物。莫如近取诸身，乾为首，坤为腹，震为足，巽为股，坎为耳，离为目，艮为手，兑为口。此八则列成五行，返还四象，合溉于三才，归济而成两仪，反一太极之所是也。太极者，始从无极而来矣。

夫人身一小天地，而有七窍，身坐九宫，内含五行八脉。盖人生死之化育，由丹田发之，故能统元海十二经络。气禀先天之源枢，与天地同一父母，故人亦得万物之灵也。若能尽性，亦可至命。如是以此虔修者，方可登仙入圣乎！夫亦在粹戾之分耳。是要惺察觉迷动静之根基。

夫自立儒教者，由文武体尧舜之道，而继传之后来圣贤者甚也。成其名者，仓颉、仲尼、颜、曾、思、孟，重演圣机，阐扬三极之道，内有致中之心法在焉。贤譬曰："放之则弥六合，卷之则退藏于密"，又曰："知止至善，安静定虑，而道善则得之。"喻人二六时中，瞻彼淇澳，而菉竹从身中坎水而出，教人知所先后，不可须臾离也。故《中庸》曰："伐柯伐柯，其则不远；执柯以伐柯，睨而视之"，此是儒门之心法也。教学人在根本上用志相征，使精炁而不外游矣。故潜神入在伐根之所，而元神亦不致外耗，故"君子居易以俟命，小人行险以侥幸"。

子曰："射有似乎君子，失诸正鹄，反求诸其身。"故注《易经》曰：复从天地更端说起，自万物出男女，自男女出夫妇，从夫妇推出父子、君臣、上下、礼义，可见夫妇所关甚大。恒所受有咸，无所受与乾坤等，故亦不名。盖乾坤为万物之父母，咸，人之父母也。坎离之交者，生生不穷之所自出，犹以为有穷而受之以恒也。坎离者，人之心肾也，人之心肾若能时交，既济之功得矣。心肾二物相隔八寸四分之远。远乎？非观莫能相会，必须真师授受。孔子曰："德不孤，必有邻"，有邻者，以心肾时刻为侣，使土德镇于中央，是为长生久视之道。

今之狂学，谬谓修身之道乃虚寂之谈耳，反言诸圣俱是殁也。苟不修至德，怎知《大学》《中庸》之妙义？《易》之犹甚矣。《中庸》曰："至诚为能尽其性，能尽其性则能尽人之性，能尽人之性则能尽物之性，能尽物之性则可以赞天地之化育，可以赞天地之化育则可以与天地参矣。"盼蟾子曰：至诚者无欲矣。用一点神明之真慧，含栖命蒂之所，守定阳精，永无渗漏，故曰尽性，亦可复命。能尽物之性者，是阳精发生之时，可为自己救命之至宝物也。盖人全凭此精而活，有此阳精则生，无此阳精则死，须用捣炼之法。

昔日东方朔有偷桃一法，喻人学之，而后人错悟，其知本身自有之灵物是桃也，而迷士亦作公案之设耳。若有修身之客，每遇阳生，采摄归源，补足前失之精气，补到百日炁满，先天发现，儒曰浩然之炁至也，释曰菩提种子发现，道曰先天蘗生、灵根恍惚是也。此法自孔子传教之后，以至唐宋，历代成圣诸翁，不敢轻泄此道。自苏东坡、陈希夷、邵康节、富弼公、欧阳公、程公、崔公等诸翁成道之后，各自阐扬经教，亦有实语者，亦有譬语者。如有知识慧悟之士，体此虔修，跳出幻境。愚迷者难解其详，故此至今，寝失正道。

自古大道修性炼命之嫡传，非余今时好事，恐后学之贤友不辨真伪，故而书于纸帛，舍己不畏天责，故著三教，理备法全。敲蹻云："物举潮来神牵定，一龛真火夜三更。天地交时萌芽动，若无风吹枉用功。"盖此大道，风火同用之工，机至神知，总在遇师之真伪。故孟子所谓"火然泉达"，又曰："人之有德，慧术知者。"《大学》有云："周虽旧邦，其命维新，是故君子无所不用其极。"又《诗》云："缗蛮黄鸟，止于丘隅。"子曰："于止知其所止，可以人而不如鸟乎！"盼蟾子曰：缗者，续而不断之照也。蛮者，南离之地，在人身曰心，心在实处为血心，心在虚处曰灵鸟。欲要修命者，必须用真意降潜灵鸟。真意者属土，土即中黄之色，在五常者为之信。又曰民无信不立，是此黄鸟矣，正所谓信心无移。止于丘隅者，丘隅乃坎户，三岔路口之地。处此隅谷，乃生精生炁生神生人藏宝之元窟。子曰："於止"，将黄鸟止在丘隅之处，其不是水火既济之功也？而灵根自固，精炁长旺，日久产出先天浩然之正炁是也。自古三教得道圣真，无不是这里所修。若不知止处，向外觅求，费尽心机，总属旁门，故曰："人而不如鸟乎？"盖不闻鹤、鹿、龟此三物能通任督二脉，俱有千岁之寿，何况人乎？若不知性命之修持，任尔千般乖巧，或堆金积玉之富，或贵极王侯，难脱倏忽。无常到日，化为异类，那时悔之晚矣。

余谓此大要，故著此书，剥去皮毛，说尽骨髓，愿贤友盖而惺之。余不敢妄注为非，是遵古圣之遗证，故而浅近言之，以包万卷之髓录矣。是法不是法，贤君自悟也。

释教者，乃梵语之称也，与中华之称不一也。名虽不一，至道无二，如真修性命之禅僧，其体一也。夫人处于天地之中，无不是父母所生，故此修命者一理也。西梵者，以瞿昙、燃灯、弥勒、接引为尊，至中华以释迦文佛教下皈依，开坛阐扬三乘之宝训。至西天二十八祖，继东土单传六代，将嫡指之真机、最上一乘之妙果，散在《法华》《楞严》《宝积经》中。又有《华严经》一藏，字字真诠，实言性命双修之真指，无不尽泄于经中。又有近代六祖秘法《坛经》一部，妙言情来下种，奈因愚人识性久迷，而天性远矣。

今时俗僧弃而不取，抛失印证，以伪传讹，谈裔演世法，而盲忙引迷，多生人我慎高之病。盖不能穷理尽性而至诚修命,至老枯寂,与轮回有缘,而天堂之路迷尽矣。即有学者,无非念诵口禅三昧公案之道,苟不思远近得道诸祖,历代高真,莫不以嫡传秘附,莫不以格物参玄,莫不以仁德培持,莫不以舍己从人。如轩辕走膝之问礼,如仲尼不惮虚哀之劳,如世尊叩求雪山六载,如达摩在少林九年,如四祖不传五祖、哀吁誓死之愿,如六祖访求十五年、忍辱藏垢。而今俗僧,其知性命之学、得真师者,比如天地之恩露,厚如再生之父母,甚深而感之。

　　吾愿贤友急觅明师,凡三教中,俱有高人,不可偏弊自惑。若得真传者,以般若为之筌蹄。是法也,起手修之,必须先用观自在菩萨,又曰甚深法界。六祖云往北接度,又曰因地果还生,《心经》曰:"时照见。"若真诚者,地藏王菩萨会马道一笑,使目连僧用锡杖往来为交,得金蟾子之指实,故菩萨而后证果,求如来应之。若雷音吼者弥勒尊,久与菩萨观音筵会,故《宝积经》曰:"和合凝集,决定成就。"《法华经》曰:"北海龙宫说法,龙女见自现宝珠。"《楞严经》曰:"雪山界地,收取大力白牛。"世尊拈花笑,与观音说法:"昔日对斗明星而悟道,吾喜阿难跏趺入定,坐在中流水面。故舍利子始从发现。"水即丹田之水面。道曰坎中之水,儒曰源泉,释曰龙宫,医家曰命门是也。斗者,在北极枢转之处,释曰极乐国,道曰家乡路,儒曰至善之地,回之谓得一善则拳拳服膺。明星者,即丹田之暖信。反照之时,有白光发现,若能见之,为得真静。能真静者,必生清阳,瞬此机急速采取。不然化为有形之漏尽,而以何为之道哉!

　　盼蟾子云:"红蛇黑龟战一窝,观音倒座礼弥陀。真武指定荡魔剑,虎跃龙蟠出浪波。识得拈花含笑意,便是上乘脱森罗。如若枯坐装外相,泄精无止昧心说。"《华严经》曰:"如时常转妙法轮。"世尊曰:"微风吹动",又曰:"火化以后,收取舍利。"火化者,亦非今时俗僧死后焚尸之谓,此乃禅定之中,用三昧真火烹炼坤炉之真种,又必须使呼吸为风,方有芦芽穿膝之妙。度此以上之宝章,千佛万祖,秘密之天机,尽泄在经中,故谓贤愚同度。若大德者,惺而悟之。惟愿后学,同登彼岸,使有志者速而省之,当学如来不死之道。若根钝气浅者,将佛老之家言,作为废语。著以善德之释子,勤而培补,以戒行笃持访求,时刻克己忍辱,死心塌地,问己涤愆,而利人利物,必感明师之受授,方晓无去无来、圆中之寂灭,是真释子矣。

道教者，乃中华之源，由以元始天尊、灵宝天尊、玉皇天尊、太上道德天尊为之至尊。自太上西度五印出函谷传尹喜真人，次又授予东华帝君，为玄门领班之始祖，化行三千大千世界无量广度。自东华帝君一脉五传之下，秘咐七真，接引后学，甚矣，莫不以修持行力而得。并从志戒刚强种种之慈悲，换转天心，变达气质，感格至人，方知修性炼命，的由诀破生死之关窍，方知下手而不外乎先天舍真之妙意也。盖大道不过是把原失精炁神三宝，返还凝聚之理而炼成金刚纯阳之体，与天地古佛金仙而同齐位也，可为百千万劫不坏之金身，其能咐传无德之狂人乎？

今时伪学俗道，假貌全真，或学一点运气之术，或学看过几篇丹经，稍志几句熟语之词，或看经中之譬语而当作实语，其不错悟哄人误己乎？以真实次第之工夫，辩为皮毛，后天之理。泼也者，自逞诡言巧诈，又加口头公案，谈天论地，一切无考之事，与修身之道，大不相合也。或有枯坐无为持心者，或有观脐而守肾者，或有坐守庚申、运精补脑者，或有用意搬运周身谓之九转还丹者，或有念住两肾中间为之祖炁者，或有子午卯酉行功打坐者，或用女鼎采战，乃好淫之徒者，或有烧铅炼汞食，秋石亦当服食者。夫其知大道有率性之天机，余故详言此道，恐后学真伪不辨，错投曲径，故此证之。祖师张平叔云："道法三千六百门，人人各种一苗根。为有些子玄关窍，不在三千六百门。"《皇经》云："九十六种外道，内有二十四观之旁门，最是害人之毒药，陷人之火坑。"比如下学浅见，引入套语之种，受他人之障弊，恐后难归正途而蒙昧一世，老来呜呼，其不悔哉！

敲蹻道人调云："故大德者必受命，若无真善道难全。早培寸土怀真志，亲近至人访良贤。如遇明师须盘问，理合三教祖根源。儒家《易经》为首要，《大学》《中庸》一贯全。释家《法华》与《楞严》，《华严》《坛经》是心传。道家丹经有深浅，八百余种难书全。至显至妙书纸帛，华阳柳祖泄心传。《慧命真经》说奥窍，《金仙证论》附《危险》。除此经书走远路，不知下手是旁参。运气枯坐装外相，意鼓吹吹弄后天。妄想积雪做粮用，磨砖做镜照面难。意憧神催为运火，后升前降当周天。贫道说此良心话，早觅真传快访贤。自古大道非儿戏，开辟以来是嫡传。旁解瞎摩自误己，精微不彻结幻丹。"且说迷士修者，实在如是，故马丹阳真人云："诀破断欲师恩重，誓死圜墙炼至真。"萨真人云："道法于身不等闲，思量戒行彻心寒。十年铁树开花易，一入丰都出世难。"马抱一真人云："天机未敢轻分付，细细看眼悟不悟。遇有艰难不忆家，恁时指汝长生路。"薛道光真人云："谁将大道付人情？"又云："堪怜自古神仙辈，时故如愚不作言。"钟离真人云："三清秘密之事，忘言忘象，无问无应，恐子之志不笃而学不专，心不宁而问不切，彼此各为无益，若遇无德者而言道，尔犯泄漏天机之罪；若轻闻者，犯无德无志之罪，不足以载道矣。"

凡欲学道，必先坚持斋戒，精勤参悟，奏告上帝。如有不奏告者，而敢私授受矣，则泄道及窃道之罪尤速矣。《三元品诫经》云："或得仙经秘法，妄传匪人之罪；或妄解经义，不合圣心，并属天官三十六度风刀之考。"又云："泄漏神仙之秘术，或羡显宝藏灵书之罪；或妄造经论，毁谤玄元圣道之罪，并属三元灵曹考之，各有轻重之分耳。"

栗大志问曰："古仙有愿曰：度尽众生方自度矣。因何泄道有罪乎？何以为之无罪也？叩启开示。"答曰："有罪之人为之无德，能言谈圣道之理，而不行圣道之事，此人外恭内伪，暗计诡谲，处事人面善仆，默地不思天理。口称修真入道，而欲贪恩爱照前如故。自高自满，奇能逞羡，假貌道相，装仙伪佛。此等之人，最能诓骗迷士。孔子曰：'素隐行怪'，古圣曰：'正道愈晦，假道愈显。'此等之徒，遇至贤怎敢度之？如有度者，与他同罪，故此真道立面难闻也，此是有罪无德一篇之论矣。若无罪者仁贤也，乃志诚欲道，必先立起功行，涤愆断欲，斩尽牵缠。时刻要仁慈忍辱，品正怀贤之气质，类搜丹经之秘语，低心访求于至士，无一毫乖戾之巧弊，方为有德之人也。亦可传大道，亦可受大道，亦可悟大道，亦可修大道，亦可成大道。如此施者、授受者，何罪之有也？古圣曰：'彼此同登正觉，是为最上之上乘'，谬者可畏也。"予自陈悝之时，愤志于大道，潜悟诸仙佛之秘指。初习冲虚伍祖《合宗语录》，亦阅华阳柳师《慧命》之金言。余参考之，并《金仙证论》，洞泄真宗，所谓者真实语也。

夫出世之道，非真实不足以证仙佛；垂世之道，非真实不足以辟绮妄。绮妄盛则障道，世岂有仙佛种子，而可执绮妄为道哉！余有《浅集敲蹻洞章》一部、《瀊爔易考》一部，亦有《戏蟾图》一卷，与《精微歌》《自述》集成一大注脚，字字句句，浅近而易悟。予皈依北七真谭祖长真真人南无派下，著注此篇。予演法于龙门，受法于南无，所为二门之嫡指。惟愿仁人，知有正法，得有正证，以报仙佛度我之洪恩。后来圣真见此，如予面谈。若能加策励精勤，则仙佛便从证矣，可不勉哉！

时光绪乙酉秋日盼蟾子敲蹻道人刘名瑞自注考证

《道源精微歌（自注批解）》尽言大小周天下手，不外乎调燮先天。

此歌例于九则，明详注解，以待同志悟修，早登正果。

其　一

夫欲筑基调真息，静守动取莫差失。

采个后天延岁月，海底回风活子时。

调弥先天能接命，德薄志浅空遇知。

早培寸土拴猿马，时至神知炼玄机。

其　二

夫欲修道炼己专，尘事看淡莫惹牵。

洗心涤虑断情欲，顾精补气培先天。

克己复礼伏至善，涵养丹田意返观。

和合人道机缘凑，坚持雅操继工迁。

其　三

夫欲调燮产真铅，必须真汞制精专。

得燮全凭黄婆运，安炉立鼎巽抽扇。

自子至寅翻卦象，十二时中一周天。

刻限呼吸防危虑，规程节止受口传。

其　四

运得小燮是人仙，后升前降合天然。

子进阳火三十六，午退阴符廿四还。

沐浴呼吸非一样，尽合天机刻漏旋。

念中虚灵先天理，寂照圆融守丹田。

其　五

周而复始禽自然，先后二天神意观。

后天莫着须枢运，若无先天立机难。

一爻看过一爻至，继周还源入坤田。

河车运罢君再睡，来朝天机换接然。

其 六

小周功毕现三光，涌上目前景莫慌。

四大沐浴看四正，转过一周入中央。

左转六六右廿四，圣胎结就晓温凉。

孕鳜备防风火燥，子息之工紧收藏。

其 七

法到中乘是神仙，黄庭国内观紫莲。

勿助勿忘温柔养，寂照含融忘情缘。

识神彰显伤胎络，觉中不觉勿抽添。

元神住胎端拱坐，恢心圣火养真元。

其 八

十月之期龙养珠，紧抱牢封神气握。

二气培养凝虚嘘，性定胎圆阳纯足。

切忌有为防有用，觉禅待机莫错乎。

阴尽胎光霞灿烂，未至不可移鼎炉。

其 九

忽然静极天花降，坤炉移上乾鼎乡。

鹤巢鹫岭风云起，飘绕眉间放毫光。

急超三界婴儿演，防魔诱远不回乡。

乳哺上田三年正，静处面壁脱尘房。

夫欲筑基调真息，

筑基者，譬如起屋之地磉，基址不坚，怎能牢固？必须逐日宽放尘事，洗心涤虑，绝除一切杂念，诸业不关于心耳。凡事未来不可思，现在而不可存，过往而不可追，凡有事与无事，常怀生死是大事矣。日久自然情爱淡薄，欲念少焉，久则心正而后身修。儒曰："自天子以至于庶人，壹是皆以修身为本。"故孟子所谓"养心莫善于寡欲"，《中庸》曰首明道之本原，出于天而不可易，其实体备于己，而不可离；次言存养省察之要，终言圣神功化之极。盖欲学者于此反求诸身而自得之，以去夫外诱之私，而充其本然之善，此谓筑基之功矣。调息者，乃入门之捷径，凡息不调，其气必浊。若不知调处，则猿马无处拴矣。夫真息亦非口鼻之气也，若能知父母受孕之处，便是此处。息者乃一呼一吸之中，有四个往来，为之真息是矣。须将真息栖寂玄牝之内，自然识性遁避而元神显，为之清静自在。此时口鼻之气，不知有无。若到静笃之际，玄牝灵根恍惚涌动，此时一派春畅之暖信，故曰调息也。古仙曰："调息须要调真息，调得真息立命基。水银自此葫芦满，和合真铅入圣基。"曾子曰："在止于至善，知止而后有定，定而后能静，静而后能安，安而后能虑，虑而后能得。物有本末，事有终始。知所先后，则近道矣。"《中庸》曰："道也者，不可须臾离也，可离非道也。是故君子戒慎乎其所不睹，恐惧乎其所不闻。莫见乎隐，莫显乎微，故君子慎其独也。喜怒哀乐之未发，谓之中；发而皆中节，谓之和。中也者，天下之大本也；和也者，天下之达道也。"夫欲修道，必须体此法门，若行别路，尽属旁门矣。昔日轩辕黄帝问，广成子云："天下无二道，圣人无二心。"修命者，亦无二法是也。盼蟾曰："打铁莫离风炉火，烧丹不离身穴求。"

静守动取莫差失。

静守者，是逐日止念之功，将尔之真意坐在坎地子位之中，以坤为根，用坎为蒂。坎中有真一之炁，内藏浩命之水，必须使南离下降烹之。盖南离内藏然性之火，自然水得火而温暖。以呼吸为风，吹发其内，待而守之。若至静笃之寂，必有物焉。今时愚学身外觅求，不然鼓动后天，强逼识性，狠力凝照，而必有识神发现也。或现诸光，或现前事，或现诸佛日月言谈前世，或传道法，或云雨天将奇现，此诸等怪现，皆属魔道。苟不求古圣之精微，欲妄长生，其不愚之甚矣。而不思孟子之所谓火然泉达，又曰"善养浩然之炁"是也。《易》曰："水火既济"，又曰："潜龙在田。"孔子曰："视其所以，观其所由，察其所安，人焉廋哉！"敲蹻道人曰："凡人心肾相隔八寸四分，而深远乎！非观莫能得会。观者，乃虚灵之慧照，射入斗牛之所。斗牛者，命之涓窟是也。虽指心肾而言，亦非后天之用矣。"释曰："观自在菩萨"，道曰："回光返照，要知去处"，儒曰："瞻彼淇澳"，即邵康节所云："一念不起，鬼神莫测，溶融和合。"吾身隐在这里，此的处乃修仙成佛之起首矣。千圣万祖，不敢轻泄此道，尽譬喻外物耳。余不惜天责，一一解明，恐误修仙之贤友。夫若真修之士，必须将节目贯彻而后用工，可免去危险之患也。

动取莫差失者，乃是用真意久住隅命蒂，忽然丹田炁动，外阳兴起，故曰命之至也。急当起呼吸，留恋以真意，摄回本地。必须使刚烈之神意，鼓动巽风，用三昧煅炼，化尽阴气，是为助道之本也。不然顷刻变作精流，其不是差失也？汝又以何为之进道矣？盖天下人人尽知，上天亦无有走泄身体之仙佛，是实语也。古圣前贤不肯明言此理，盖大道乃上天之秘宝，怎敢泄于愚顽者乎？其不反堕废矣。余注著此篇，暗通一绵线，恐君错走曲径，其不空劳一世？

或问："历代仙佛，皆大慈悲，因何谨秘与道？佛宗曰：度尽众生而后成佛之愿矣。如何又恐人知之乎？"答曰："自汉朝以上，大道不轻书于纸帛，故因人而受，量才而教之焉，有错传乎？今时将大道泄于纸笔，而镌行天下，谁敢全露？犹恐匪人得之，其不作笑耻而谈也？余今重泄也哉，亦恐志修之君子误矣，讶光阴倏忽一瞬矣。张紫阳真人《悟真篇》云：'不求大道出迷途，纵负贤才岂丈夫。百岁光阴石火烁，一身生世水泡浮。只贪利禄求荣显，不觉形容暗悴枯。试问堆金等山岳，无常买得不来无？'此偈教人急早用功，逃出幻海，是前圣之婆慈，其不深深悟哉！"

采个后天延岁月，

后天者，人食五谷之气，余化成荣卫，荣者属血，卫者属气。气血并行，昼夜无间，而能资养五脏六腑，运周身之百脉，无处不通矣。始则灌溉与丹田，终则归于炁海，炁海与丹田，譬如子母之相息。由丹田生至命蒂，复成真炁也。夫长至二八之岁，炁宝满足，任督自开，炁欲发动化为精流泄焉，此为天性至也。若顺行有偶，故能生人产物，父生子，子又生孙，乃人道一总持矣。若将精炁逆摄归源，收而炼之，修仙之道成也。盖此法非真师莫能晓用，六祖《坛经》云："情来下种。"昔日观音与目连往北接度，谓此修身一大因缘，故海蟾帝君度马自然歌云："呼从金鼎留真意，吸翕融和起根蒂。摄回命宝田中引，鼓动橐龠返青璃。"孔子曰："务本，本立而道生"，又曰："《关雎》乐而不淫，哀而不伤，是正道矣。"

今时俗医，妄指脐下一寸三分谓之命门，其不谬误乎？古时神医仙圣，知此奥窍。盖命之元窟，内藏修真之主宰，故先后二天，有表里之用。先天者，即祖炁是也。祖炁旺则后天坚立，祖炁衰则后天败矣。而万般旺于根核，根核乃父母所种之真精也。古云："淫性即道情"，此理至也，譬如五行生克不断之谓矣。虽然先后两辩缺一者，性命殆也。夫若后天满足，即可培补先天；若先天满足，亦可延年益寿。若有缘者，得受仙诀，足能超出幻海，立登圣域矣。奈因俗薄者重焉，无人信受也。采者是精生之时，不可外耗，速起鼓舞招摄。盖初下手修炼，必须补足前失之元精，方有百日之效验，名曰回风混合。将后天炼完方有周天之妙用，故此延岁月矣。古仙有云："竹破须将竹补宜，抱鸡当用卵为之。万般非类徒劳力，怎似真铅合圣机。"

敲蹻道人曰："大道乃返还之理，凡受生之时，始父母一念而有我身，吾借一念而炼我形。盖凡立形之始，原属无极而来，无极动而生有极，由无质而生有质，从有质而炼至无质。譬如天地是个无为，所产万物是个有为，此玄妙之秘理，一在师传，二在自悟。若无丈夫君子之志相，难入大道之阶基。余乃发尽天理浅近之言也。"孟子所谓"人之有德慧术知"者，《中庸》曰："故君子和而不流，强哉矫！中立而不倚，强哉矫！国有道，不变塞焉，强哉矫！国无道，至死不变，强哉矫！"夫今之伪学，不辩子思之奥语。子路问强，子乃身中之时也；路者，子之道路。南方之强者，南乃离宫之心火，人心最以难治，故曰南方之强与。北方之强与者，北方属水，又曰坎宫，在人身为之肾水，亦为命涓，又为真气。气欲动时而坎水从之，世俗人以泄精为之乐事。故曰："宽柔以教，不报无道。"无道者，即乐欲之人，或盲修之人，无法止欲治心，故曰："衽金革死，而不厌也。"若君子知此气动，收而为宝，故曰"和而不流"，是道也。盖《中庸》三十三章之秘语，乃修身之妙道，非君子不深悟哉！必须成性存存，可入道义之门，心领神慧虔习也。

海底回风活子时。

海底者，是生水之涓泉，释教曰龙宫是也。《法华经》云："世尊在龙宫说法，龙女自现宝珠。"儒曰："四海之内，宗庙飨之，子孙保之。故大德必得其位，必得其禄，必得其名，必得其寿。"孟子曰："源泉混混，不舍昼夜。"谓此大修行之人，昼夜无间也，将尔之真意达入源泉之所，是其窍也，《易》曰既济。敲蹻道人云："生气源海亦生精，元神下宿养真灵。昼夜绵绵无间断，须用回风阳复萌。"海蟾帝君曰："兀兀无为融至宝，微微文火养潜龙。"又曰："渺邈但捞水里月，分明只采镜中花。"

常大淳问曰："弟子不知回风之次第，恳求恩师发大慈悲，指示明讯之理。"敲蹻答曰："风者，呼吸之息，必须往来吹发海底之中是也，妙在枢机之意。譬如天地之气候，旋风刮起，能拔坤潜之真阴，而能返阳回春，逢秋季而能返于至阴。盖风一字，大有秘奥矣。如春夏秋冬有四季之风，七十二候有进土之风。夫若修炼亦有此候，盖修行之人，与常人之息大有不同。常人之呼吸是一往一来，若得诀之呼吸，有四个往来，此为之真息也。且初手修炼，有初手之呼吸；调药之时，有调药之呼吸；药产之时，有采药之呼吸；炼药之时，有炼药之呼吸；行周天之时，有火逼金行之呼吸；中途沐浴，有沐浴之呼吸；采大药，有过关服食之呼吸；结胎之时，有结胎之呼吸；温养之时，有温养之呼吸；出神之时，有演神之呼吸；面壁之时，有入蛰之呼吸；还虚之时，有无为之呼吸；登空证果之时，有入毗卢性海之呼吸。盖大道始终全凭呼吸之能，若明此呼吸者，亦可了道也。若呼吸不明者，万万不能结丹矣。守阳真人云：'随机默运入玄玄，呼吸分明了却仙。'"

白大慧问曰："弟子叩启垂指，何为活子时至矣？"盼蟾子答曰："活子时者，乃自身之子时也，亦非天时之时也，是真阳发生之际，曰子时至也。而不闻邵康节之言乎？'恍惚阴阳初变化，氤氲天地乍回旋'，是此时来之景也。盖修炼家子时亦非一说，调药之时，有调药之子时；药产之时，有采药之子时；行周天之时，有行周天之子时。后天有后天之子时，先天有先天之子时。古圣云火候之用，亦在子时之内矣。若知其时，晓其用法，辨明火候之次第，修道何难乎？"古德云："若言其时无定时，清风朗月自家知。"又儒云："月到天心处，风来水面时。"释家《般若心经》云曰："时照见。"《中庸》曰："君子而时中"也。盖前圣之妙喻，发其天机，却不肯说出是个甚么时来。余不惜天责，与诸人通一绵线，免堕旁门，早证道果，岂不乐哉！夫时者，即吾身中之性命气满自动，从内里向外发生，古德谓之活阳时。其生之机，形如烈火，壮似焰风，非真师授受意息，莫能制伏矣。别名猛虎，专吞人之性命，吸人之骨髓。凡三教之高人，任他说玄谈诀，不得真师无不被他所丧矣。孔子曰："回之为人也，择乎中庸，得一善，则拳拳服膺，而弗失之矣。"盼蟾子云："静极渺冥现真容，采摄归源武炼烹。神住莫离鼓橐籥，防潮老嫩起规程。中途沐浴有刻漏，吸升呼降自灵通。"愿君细悟此节是也。

调弥先天能接命，

调者，往来之冲和，昼夜无间是也。敲蹻道人《戏蟾图》曰："历代修真此为先，非蟾不能结还丹。欲要慧照成正果，若无口诀不能仙。"《性命圭旨》云："若问真铅何物是？蟾光终日照西川。真机不离自身内，生在杳冥天地先。"此喻修丹之士，若能常常如此，将三宝藏而养之，夫若培足，自有月盈之光现是弥也。而后先天景到，小周之候法至也，方可接命矣。盼蟾子《接树歌》云："清明桃李笑，争春不多时。若不速接树，犹恐花放蒂。迷误残泄老，总属看园痴。欲要学接法，急早培根基。养树先培土，然后调水池。泛浊根必朽，缺土漏无忾。譬如种田禾，深耕易耨期。土实苗不发，土虚风吹惕。虚实兼畲法，借种插树枝。潜踵磨石头，岩泫苦争持。须得精心学，不可粗冒识。弗比贫病稚，借门混衣食。博学贮满腹，渐渐开慧持。步步防危险，看轻遭狂痴。栽接耕种法，自古敢轻遗？必须仁德受，头头缕各齐。如此功加倍，必生紫菩提。价比黄金贵，方法几人觅。即便有学者，多被旁弊习。或有自专者，文字显才奇。流口无上道，误人又误己。自夸成仙佛，哪知神仙理！三丰无根树，接法隐玄机。三乘共九步，二十四段齐。层层有秘语，岂可狂才知。余今书此帛，妄言堕地狱。"

故释教光明如来云："老僧会接无根树，能续无油海底灯。"汝又当勤勤修炼，非一朝一夕而能成道也。重阳祖师曰："纯阴之下须是用火煅炼，方得阳气发生，神明自来也。"又闻之龙眉子曰："风轮激动产真铅，都因静极还生动。"此以上皆言风之妙用。栖云先生云："火不得风不能焰灼"，抱一子曰："知采摄若无风鼓，吾之橐龠何以生风？"《入药镜》曰："起巽风，运坤火。"华阳曰："巽风者，呼吸之喻也。火者，乃元气也。元气若不承呼吸之能，则不能成橐，是为阳不得阴，则必然不聚之故也。又必须存心中之阴神，驭肾中刚阳之火，使绵绵息息归根，则坤火自运矣。又恐用火者，有过不及之弊，须当用文薰武炼。"故萧紫虚云："炽则坤火略埋藏，冷则巽风为吹嘘"，此言是也。《黄庭经》曰："呼吸元气以求仙"，李清庵曰："得遇真传，便知下手，成功不难。鼓动巽风，扇开炉焰。"李道纯曰："炼精其先以气摄精。"无名子曰："精调气候。"调者，是精生之时以用调法，不然则易走泄矣。古人云："精气之为物也，运行则常，退守则灾。譬如天之气候，四时不运，万物何以能生？日月不映，万物何以能明？"凡有伪道者，以固守住精为之长生，更谬也。汝不悟道之根本，譬如烧砖之土坯，若不入窑用火烧成，每遇大雨之时，化而为泥，此谓守孤精之道也。而不知风火之炼法，焉能证其道果也？冲虚子云："调定其机。"

机者，是精生之动机。夫若不调，则气必泄而橐物不生矣。又曰："橐若不先调，则老嫩亦无分别。"老嫩者，是采取之时候也。若不先调，无日气满景到也。

栗大志问曰："弟子闻有一先生，教人初手先行周天，可是道否？"敲蹻答云："此人未遇真传，不知调橐一法。盖调一法，上圣深秘，乃百日回风混合之用。神返气穴，有旋枢常照之秘机在焉，非仁莫能受之。李虚庵曰：'忙里偷闲调外橐'，天机自活动矣。钟离真人曰'勒阳关'，即此也。冲虚子曰：'调到真觉，则得真气。'觉者，乃是时至神知，故能顾其本灵之心体，方能不昧，谓之真觉。若能如法调橐，自有造化之真机发见于外，可不劳而自知也。方能神清舒畅，渐渐生于神通智慧。儒曰：'道也者，不可须臾离也，可离非道也。'"

德薄志浅空遇知。

德薄者，亦非世俗之洪福，乃道中之清福也。谓修士筑基不专，或性功不佳，而行力不笃也。或时打坐而昏迷沉睡，或真阳复时而散念纷华，误却采取之功矣。或己之前愆未涤，心性浮躁，而垢重情扰，故有临机怠惰危险之患出也。可惜当面错过，而元神不灵之过矣。或有恩爱思虑过度，亦有道心初发而不坚志，往往有之。或被俗缘牵缠，欲想神仙之道容易成哉，尔即便得遇仙诀，自不能入手修炼。或有异端盲修之士，自称道高弥隆，亦不肯低心求教。或遇真师暗指，苟遇而不视，亦有视而不遇。或有偏悟无为之理，而不知有为初手之用也。或有独专有为之法，而不知先天之虚养矣。此两用之偏，各谬甚矣。故有昼夜操劳之心，自枉费也，至老成道难也。殊不知大道乃太极无极之兼用，若两失一，而身心怎得坚固？故不能采先天真一也。此以上是为德薄志浅而矣，其不是空遇知者乎！

儒云：《康诰》曰："克明德。"《太甲》曰："顾諟天之明命。"又云汤之《盘铭》曰："苟日新，日日新，又日新。"此论教学人常顾其机而莫离也。《中庸》曰："君子而时中，小人之庸也。"又曰："君子依乎中庸，遁世不见知而不悔，惟圣者能之。"是言用功之德也。若无德者，素隐行怪，后世有述焉。《易经》曰："物以群分，吉凶生矣。在天成象，在地成形，变化见矣。是故刚柔相摩，八卦相荡，鼓之以雷霆，润之以风雨。"日月运行之周旋，与人身修道首功也。若得者，德也。伍冲虚真人曰："世人不修仙德而妄求仙道，又不知真仙道之正理，在而求之，安得知改证也！更被邪师以仙书真道之言邪说欺之，世世人人尽信？可惜被害而迷失，仙道俱丧矣。"本有现在之性命也，故《元始天尊得道了身经》云："不识动静真机，不达真常全妙理，如何得道成真？"此系德薄志浅之论矣。遵古云："德乃道之体，道乃德之用。"

早培寸土拴猿马，

寸土者，心也。心在为识性，而凡火上燥，心若虚时而生土，土即心中之神意，又曰中黄，黄属于信，必须用信去鞭至善也。盖大道乃先天之理，非中黄不能去猿拴马矣。猿者灵性也，马者坎中之刚阳，用离相合而成午也，故世俗人亦曰午马。又曰马性龙种，若大修行之人，时刻常牵，久而云腾上升矣。

栗大志问曰："弟子无知，拴于何处？"答曰："此马盖不易拴，必须逐日捣炼之法。尔若功勤志专，将真意入在五行不到之所。马非勒而不自住也，勿犯毫厘之乘气而尽性求之。孔子曰'无情者不得尽其辞，大畏民志'，此谓知本也。《康诰》曰：'如保赤子'，心诚求之，虽不中而不远矣。"昔日世尊思修时，有天神变白马，乘太子出皇宫，而至雪山，自金刀落发，太子即如来是也。又海蟾度马自然曰："动则采取静则守，半是有为半无为。"重阳真人云："若还悟此，目下便回头。蓬莱路，彩云端，有分相随入。"马丹阳云："气不断，神可固，先把马猿用工夫。摄擒自然得性命，返还先天自停住。"张紫阳云："莫教烛被风吹灭，六道轮回难怨天。"俞玉吾云："修炼力久更无梦觉之异，虽当寝寐亦不昧，精生时不待唤醒，亦自觉悟。"夏云峰云："自然时节梦里也教知，静而复动则用工也。"曾子曰："道盛德至善，民之不能忘也，是谓自修矣。"

时至神知炼玄机。

时至者，乃吾身中之时至也，不可错过，亦在功纯神知之灵慧耳，不可昏沉散乱。亦在逐日元神觉照之力，方能采取不误机时矣。而瞬其机，摄归玉炉而鼓之炼之吹之，自有玄机之妙用也。以金龟缩首，外形无壮，为之验矣。亦必须终日有克己复礼道中之德也，不然主宰不祐，时至采取尔自误也。《中庸》曰："嘉乐君子，宪宪令德。宜民宜人，受禄于天。保佑命之，自天申之。故大德者必受命。"《易经》所谓"夫乾，其静也专，其动也直，是以大生焉。夫坤，其静也翕，其动也辟，是以广生焉。广大配天地，变通配四时，阴阳之义配日月，易简之善配至德"。故《灵宝大乘妙法莲华真经》云："性者静也，气者动也，动静一如，非至人安能措心于此？"广成子云："静则静于神意，动则动于神机。"俞玉吾云："金火要同炉，在人一念返迁耳。"此清同合一者，皆是仙道之当然，反是则根尘相触，而不能返迁；此浊同合一者，亦如是。此谓清浊个辩之理，清者是尘念断尽。若遇时至，急当采取，是为天机。元阳发现时，在恍惚之际，乃神仙之阶基萌也。浊者乃根尘未净，梦中淫念而生，不可当作先天之用，此法在调药中寻也。广成子答黄帝云"至道之精，杳杳冥冥"是也。《玉皇上妙功德经》云："不善修持而失法，本不能长生也。"《大还心鉴》云："至阳生不修行而溢生，何得长生乎？"王重阳真人云："回首处，便要识希夷。煅炼须将情灭尽，修行紧与世相远。"此系神知之时炼。

夫欲修道炼己专，

夫欲修道者，乃圣心初发，发而容易，炼己最难，己乃本身之性命耳。性是烈刚之火，要返为柔守之用；命乃柔弱之气，情发返为刚烈之水，非柔性无能制伏，不然二物性情怎得会合？譬如身家积宝之聚，若不刻藏防守，性情各自奔猖，尔何为内炼己乎？又必须逐日观于性命，为此大要矣。古仙云："留得阳精，决定长生。"凡阳精亦非思虑之精，亦非梦淫之精，此乃天心发动时从无极中来，是为清真，是阳精也。若得真师者，便晓运用。故陈希夷云："人仙者已有焉，地仙者，从人仙用工不已，进一阶级，则精已化气。采此化气之丹母，而至服食，则淫根除尽矣。"释教曰："得成如来，马阴藏相。"道教曰："金龟缩首。"《中庸》曰："君子之道，淡而不厌，简而文，温而理，知远之近，知风之自，知微之显，可与入德矣。《诗》云：'潜虽伏矣，亦孔之昭！'故君子内省不疚，无恶于志。君子之所不可及者，其唯人之所不见乎！《诗》云：'相在尔室，尚不愧于屋漏。'是故君子不动而敬，不言而信。"此谓淫根缩断，永无走漏也。尽皆炼己采金精，而到此无疚漏矣。

故冲虚子云："气欲动则使之不动而还静。"故曰："化精使不化而仍为气，即采取烹炼于下田，归其根，复其命，命长在而载命之身亦长在也。"若不守真气，复泄真精，则与常人生死无异。为其不列于人，犹不异于人也。所以云："神驰则气散。"神外驰于目，则内气亦外散于目而用视；神外驰于耳，则内气亦散于耳而用听；神外驰于淫，则内气堕而散于淫根而用触。六根之尘，皆能令我气散，最危险之要，所以当防也，是在炼己之

千峰养生集萃

纯缓。若不速修，精竭则人亡。盖精由元气化而为精为髓，以护人身。精有生则气根旺，精髓竭则气根无而不能生护人身者已矣，故亡。《道藏妙法莲华真经》云"魂劳神散，气竭命终"，亦此意不伪也。故《太上洞玄灵宝智慧本愿大成上品经》云："立三百善功，可得长存地仙。居一功不全，则灾从一始，而都失前功矣。"常有其念在于心膂者，则是也为炼。

尘事看淡莫惹牵。

尘事看淡者，亦非外来之俗尘耳，是己之内发也，与前调药之尘，大有分别。前尘者，无质而调质，以为下种，种若成形而不可被尘所牵染著。故丘祖《西游记》云，猪刚鬣遭贬，寓福陵山，与卯二姐倒蹋门，有偶为之染尘也。而后得观音化善，改曰悟能之名，复至高老庄招亲，又为愫尘矣。并喻前调药之法是矣。后遇玄奘悟空至际，行者变为高三小姐，此乃金木交并，名曰假偶无尘矣。故曰"莫惹牵"也。以前若无二尘，其不孤修落于空亡也。夫修士若到无尘而自交，又何论世俗身外之尘事耳！更不可观与凡心也。《易》曰："三人行，则损一人；一人行，则得其友。"言致一也。子曰："君子安其身而后动，易其心而后语，定其交而后求，君子修此三者故全也。危以动则民不与也，惧以语则民不应也，无交而求则民不与也，莫之与则伤之者至矣。"《易》曰："莫益之，或击之，立心勿恒，凶。"

古仙云："时至神知"，即神气同动是也。动而外驰逐妄则为二，动而不妄驰，犹然合一，非真清之同而何？元神一驰气亦驰，元神一染精气亦耗，非浊之同而何？即《元始天尊得道了身经》云："意定神全水湑清，意动神行水湑浊"之谓也。陈虚白云："心动则神不入气，身动则气不入神。"故丘祖教人心地上用工，即"照而寂，寂而照"之意，明心见性也。禅心无想，禅性无生，正与世事大相反者，法尚应舍，而世事必抛也。抛至无生，便是性地。按《楞严》所言尘者，是外来六尘之事与物也。缘者相依著之意，根者是眼耳鼻舌身意六根也。偶者与尘相对也，言心不著于外尘。则不使眼根用见，与外色尘对偶；不使耳根用闻，与外声尘对偶之类。反流者，逆流之水，故洞山和尚言："洞水逆流"，即仙家返还真一之水意。真一之流得反，则命根断，性独明灵，六根之用皆不用，则心地之工成，而得证此。

洗心涤虑断情欲，

洗心涤虑者，是采繫入鼎之后，大忌念起之危险。若有杂念，则元精不能返气也，谓修士空忙一场，而反其神劳瘵也。必须封固，寂而照之，使无人我之相，混合元神，方可化气为助吾身之先天也。夫每到气生之时，元窍顿开，必须丈夫之志气，不然情欲复发，变为后天有形之质焉，亦是在前筑基之行力。有志者情欲早断，而先天易发矣。夫达观《西游记》所谓猪悟能，偶逢妖精，常有欲念顿起，是此发也，而旧习难涤，故悟空可降正而治之。冲虚弟子朱太和诗云："道凭一字作根基，运转从心妙化移。金自水乡还白液，木由丙穴返青璃。丹凝神气栖玄谷，星拱罡台照碧溪。待到无垠块北境，黄庭独坐伴希夷。"又云："旌阳曾为斩蛟来，一剑功神径自回。千二百年吾复至，几微一窍气重开。丹凝玉鼎风生耳，火伏金炉息住胎。此道久将无处用，求生舍我更寻谁。"

故敲蹻常隐竹节庵，潜待虎跃而喜之。吾初首炼己也，中节有养胎之炼己。出神之后，有忘神之炼己也。故孙悟空压五行山下，寂之方有唐僧取经之由。盖修士人人皆知炼己，谁知炼己有三法，涤虑之功各有不一。每遇时至生则动，动而后静，静而极，然有复动，动而摄，摄后涤虑。故仙师曰："照而寂，柔而守，一念莫起。"《中庸》曰："回之为人也，择乎中庸，得一善，则拳拳服膺而弗失之矣。"故曰："君子和而不流"，又曰："以人治人，改而止。忠恕违道不远，施诸己而不愿，亦勿施于人。君子之道四，丘未能一焉。"《易》曰："故君子之道鲜矣。显诸仁，藏诸用，鼓万物而不与圣人同忧，盛德大业至矣哉！富有之谓大业，日新之谓盛德，生生之谓易，成象之谓乾，效法之谓坤，极数知来之谓占，通变之谓事，阴阳不测之谓神。"盖用此占字，大有妙用，亦非俗作卜筮之用耳。此占是横丁一口，原是人身之妙窍矣，知者可修也。

顾精补气培先天。

夫后天原无真足，自二八之岁，命宝光盈，满而自溢。自此以往，常有欲念牵发。譬如皓月之中天，满在一刻，满而渐亏，亏而渐盈，故而常有缺哉！夫若能顾补精气而后天易满，尔当悟真诀预防。先天发现，若要错过一刻之盈，还是后天不足漏而亏也。故《金仙证论》云："夫顾命者，乃是收视返听，凝神聚气之法，岂有他术哉！"古圣有言："命由性修，性由命立。命者气也，性者神也。气则本不离神，神则有时离气。"玉吾云："心虚则神凝，神凝则气聚。欲其气之常聚而不散者，总在炉火勿失温养其元，使神气若子母之相恋。"左慈云："子午顾关元。"元即命之蒂也。若不顾守，则火冷气散，久而命亡矣。黄帝云："存心于内，真气自然冲和不死。"故性命二者，不可须臾相离也，离则属于孤偏矣。崔公云："十二时，意所到，皆可为。"混然子曰："无昼无夜，念兹在兹。常惺惺地，动念以行火，息念以温养。"白玉蟾云："神即火，气即槖，以神驭气而成道，以火炼槖而成丹。"有槖无火则水冷，而气不生；火养锅底，则水暖而气自腾。

古云："火烧苦海泄天机，红炉白雪满空飞。"雪即气也，故气因火而生，因风而灼。十二时中，回光返照，刻刻以无烟之火薰蒸，使性命同宫，神气同炉，绵绵息息，似有似无，内外混合，打成一片。黄帝云："火者神也，息者风也。"以风吹火，久炼形神俱妙，人能如此，何忧命之不固也！夫命之元气乃月魄，神之灵光乃日魂，以魂伏魄则先天之气自然发生。人多不测造化，盲修瞎炼，性命各宿，孤阴寡阳，自谓长生得道，而不知其违道甚远乎！夫修炼者，入室之时，当外除耳目，内绝思虑，真念内守，使一点元神浑浑沦沦，随其形体荣枯。听其虚灵自然，融然乎流通，湛然乎空寂。于此常觉常悟，冥心内照，防其昏沉，不可昧却正念。《参同契》云："真人潜深渊，浮游守规中。"规中指元关一窍也，然又不可执着，以致真阳不生。其妙总在不急不怠，勿助勿忘而已。《清静经》云："空无所空，寂无所寂，真常应物。"果然如此，则神气浑然如一，恍恍惚惚，若太虚然。古云"先天一气，从太虚而来"者，即此也。夫机之未发，静以候之；气既动，以神聚之。而顾命之指，尽在斯矣。敲蹻曰："仙师虽是嘱谓，亦在学人前后细悟诸节次第。盖性命之学，与别学大有不同，非天理而无所从入矣。"

克己复礼伏至善，

克己者，克去己欲，断除人事也。复者，是复卦之彰矣，乃一阳初动之时，必须用礼莂照，礼兼天理之性矣。故使天性柔伏，至善方可上腾。以前之功法是定照慧观，吸摄鼓舞，巽风吹之。马自然曰："收纳本地瞬刻伏之"，亦为临卦是矣。盼蟾故曰："封固之际而在候，复动另有口诀在焉。"海蟾与纯阳二次相接说法曰："溯上出炉少人知，火候老嫩在瞬时。三阳开泰枢斗柄，此是人仙上天梯。"《中庸》曰"神之格思，不可度思！矧可射思！夫微之显，诚之不可掩如此夫"，信行也。子曰："舜其大孝也与！德为圣人。"此喻乃运化之妙机。故冲虚子答朱太和曰"如猫捕鼠之义"，谓"以性摄情，以神召气之喻为然也。彼猫捕鼠之时，四足踞地，寂然存不动之势，两目熟视，凝然俟擒鼠之专"也。故《阴符经》云："机在于目。"阿难所云："若不知心目所在，则不能降伏尘劳。"又云："长生久视。"佛所云正法眼藏，究此所云寂然不动者，以待通，可不似知白守黑，知雄守雌，于百日关中者乎？可不似昼夜静思，以除六贼者乎？究此之熟视无二，则知用志不分，凝神于十月关中者乎？故以猫喻主人，以鼠喻真阳聚物，但捕鼠喻采聚，乃初关有为之事耳。过此则当忘猫忘鼠，非采非捕而后可称了道。

我今为子原其之始，当知鼠来有候，即聚生有机。若不能辨真阳生之机，以何当其真机，其不是如猫守空窟？若有知阳生之真机，而不知采时之真机，亦不能归根复命，徒然枯坐顽空，则亦谓之如猫守空窟。而虽有身心自然生机，总成一个当面错过，此所以当防痴猫也。痴猫者，是临机意念纷华，何能捕住？其不枉费身心，顿然泄走？不然获住，紧防鼠之缓力而复走。

涵养丹田意返观。

涵养者，是采后天之聚气，复归丹田之所。又必须意住玄英，返观照之。真意者为火，使呼吸为风，而自然鼓舞。古人嘱曰："煅炼火净纯阴之气，此时尔当涵养勿起毫念。"若夫尘念一起，己之元精，何能反为先天矣？汝不燃不静，瞬刻变为阴浊，还尔一个后天有形之渣质，万不能助其本元。此法妙在天理之慧照，余乃浅言发明至当之理，愿同学早当领会，己之生命可不的点！天来子《白虎歌》云："月无庚气金无水，纵有真铅枉用心。"王重阳云："回首处，便要识希夷，煅炼须将情灭尽，行修紧与世相违。"冲虚子曰："元精何故号先天？非象非形未判乾。太极静纯如有动，仙机灵窍在无前。梦回妙觉还须觉，识到真玄便是玄。说与后来修道者，斯言不悟枉谈仙。"

《中庸》曰："其次致曲。曲能有诚，诚则形，形则著，著则明，明则动，动则变，变则化。唯天下至诚为能化。"又曰："至诚之道，可以前知。国家将兴，必有祯祥；国家将亡，必有妖孽。见乎蓍龟，动乎四体。祸福将至，善，必先知之；不善，必先知之。故至诚如神。"盖世俗名利之儒，弃而不讲修身之道，专自独言身外之是，事与己之性命无干也。故吾敲躋常自猛惺，时有友人送号盼蟾子，而后方现先天。盖子思子之言国家，国乃丹田畲寸土之所，存栖真阳性，命火在其中矣。若存至诚，尔便知兴亡。

兴者乃丹田气发，名曰妖孽，或有梦幻见之。若至诚之道，急刻行功采取煅炼，不然一旦泄去，故曰国家将亡，祸福之间也，在瞬息耳。景现于龟，龟者，阳举而四体酥麻，痒生毫窍。古人云："恩中有害，害中有恩"，在己之天德，逐日栽培也。

和合人道机缘凑，

和合人道者，乃常守下田玄牝之乡，备防渗漏之患矣。稍有走漏之痕际，故而人道难全也，何能配三才之体乎？盖玄牝者，乃出入生死之门户，阴阳分界之径衢，最危最险之关锁，以初手至于了手，万不可失却真意。亦至还虚，方为了当。盖人道尤难守矣，一者内合工夫，火无间断；二者食饮劳碌，俗人侵扰。预四时寒热暑湿，备防躯体有伤。又要与人世为功，劝合众善，此是修真一大关节。不然十方衣馔，何能答之？尔若无圆通活泼之法，是难矣。机缘凑者，乃天命扶持，亦赖前圣默佑，感而遇之，便得法财侣地备矣，方可加持上修大乘之道果。不然，古圣有留行住世之愿。昔日所有八百岁钱铿，名曰老彭。只因独守下乘，不得先天自然之祖气，自可延年止于八百，不能超出劫运，而后遇至加修，成其正果。又有七百年老古锥，如佛弟子迦叶者，而后遇世尊，方能了脱大事。亦有一千七十二岁，如宝掌和尚者，而后东游遇达摩东度，指其大法，方知止火通关服食之道。故《灵宝度人经》云："道言道寿无极，天寿有穷，人寿无定，真与道通，寿则无数。"所谓长生久视，寿历无极，故《易经》云："一阴一阳之谓道，继之者善也，成之者性也。仁者见之谓之仁，知者见之谓之知。百姓日用而不知，故君子之道鲜矣。显诸仁，藏诸用，鼓万物而不与圣人同忧，盛德大业至矣哉！富有之谓大业，日新之谓盛德，生生之谓易，成象之谓乾，效法之谓坤，极数知来之谓占，通变之谓事，阴阳不测之谓神。"尔悟占字。

坚持雅操继工迁。

坚持者，内外两魔不畏以为魔。内魔者，是自身元性逐日所作夙愆之非矣，或梦中而见之，急当用武火住想凝神，栖寓玄牝窍中，煅而炼之，尔坏景遁然不见矣。外魔者，无非情欲人事搅扰。苟既是真修之士，敢有看不破焉！礼惠从容与他，此外魔而自退矣。志修者，名曰坚持也。雅操者，是内功大彻诸节，文武火候，抽添返还，变象过关服食撒手等法，一一皆明，不欲庸愚谈讲大道，自然涵养，加上内修名曰雅操也。古圣曰：

"秘炼潜修隐谓防愚。"《中庸》曰："既明且哲，以保其身。其此之谓与！"丘祖《西游记》云："难！难！难！道最玄，莫把金丹作等闲。不遇至人谈妙诀，空教口困舌头干。"又谓继工之迁者，乃绵绵不断之往来。

栗大志问曰："弟子无知，水�ಿ清浊何能往来，可返先天之气而成槃也？"答曰："静定之中，神气如一，是真静也。如静笃忽然神气一动，急亦神气持一，勿要散念纷华。古云：'时至神知'，即神气同动是也。学者若不知神清是不著妄念，随水源皆清是圣种；神浊是水源著妄，而浊即皆浊，是凡夫轮回种。故仙圣教人辨此为至急之事矣。故《灵宝大乘妙法莲华经》云：'性者静也，气者动也。动静一如，非至人安能措心于此？'广成子云：'静则静于神意，动则动于神机。'冲虚子曰：'动而外驰逐妄则为二，动而不妄驰犹然合一，非真清之同而何？元神一驰气亦驰，元神一染精气亦耗，非浊之同而何？'即《元始天尊得道了身经》云：'意定神全水源清，意动神行水源浊'之说也。陈虚白曰：'心动则神不入气，身动则气不入神'，故丘祖云：'亦有心地下工，全抛世事之旨在也。'古圣教人，在心地上用工，即是照而寂寂而照之意，亦非孤守死心之法。喻人阴阳合济一处，将真性投入命之元窟是也。"

夫欲调槃产真铅，

夫调槃者，乃起手之秘要也。古人不言调法，只言调息，欲贤士悟之。盖调槃一着，乃上天之秘宝，弗敢妄泄矣。余今浅言泄之，譬如后天有形之物，若不先用法耳治制，何以能成器质？盖大道虽是无形，必须从太极修之。起首渐渐入于无为，无为者，无极先天是也。虽言调槃乃心肾相交之法，尔交隅何所？《玉皇心印经》云："出玄入牝，若忘若存。绵绵不绝，固蒂深根。"尔知调时调法，法之所在，亦不知清浊老嫩，是枉劳身心。尔须知文武兼用之法在焉。刘玄谷云："知生命之处，时至摄而皈源，煅后温养，是真道也。"《六祖坛经》曰："情来下种。"盼蟾子曰："捣炼日久，功无间断，不失其时，自然真铅产矣，铅华现露。尔当行周天之火，不然错过其机，而何日能入无为之道矣？盖前言情来下种，亦非欲浊思虑之情，乃道情发动，名曰天心现矣，又名天性萌至，圣人以此修炼而成还丹矣。世迷人口称学道，而妄想凡情爱欲者，多矣。若夫情欲有感，则浊精必生，此情与修道大反矣。"故广成子云："毋摇汝精"，精摇则少而渐竭，无以还丹。故陈真人云："精少则还丹不成。"若夫尘缘习染淫欲未断，皆凡夫同类，故与凡夫难脱生死矣。南岳魏夫人云："若抱淫欲之心，行上真之道者，清宫落名，生籍被考于三官也。宗道者贵无邪，栖真者贵恬愉。"白玉蟾云："学仙非为难，出尘离欲为甚难。"王玉阳真人云："随情流转，定落空亡，更道难成，功难就，业难富。"敲蹻曰："虽是无情而无种，以在清真水源清者为药，浊者无用。此法以在师传，又自悟矣。"古儒曾子所喻："《康诰》曰：'克明德。'《太甲》曰：'顾諟天之明命。'《帝典》曰：'克明峻德。'皆自明也。"此道又曰汤之《盘铭》曰，乃下手之精粹。又曰："瞻彼淇澳，菉竹猗猗。有斐君子，如切如磋，如琢如磨。"此一篇之理，乃伏心制欲，分清浊之道学矣。喻人瞻彼必现真物。

必须真汞制精专。

真汞者，心之虚灵不昧，返照栖憩隔空谷，日久神光显露，似水银之流珠。长若如此，尔之慧通广大，其有不应者乎？故曰得真汞也。凡夫一生者，不知收光于内，如何含养己之命蒂？俱个形彰外物，自将成仙作祖之根基堕丧也，老来一常无，鸣呼，悔而无知矣。若夫真修之士，将灵光潜藏于北海，静笃而至静日久，海气发现，名曰真铅，道曰元精，儒曰元气，释曰菩提种子。盖元精发现形如烈火，壮似飞烟，非真汞莫能制伏。真汞者，乃离心入于坎宫，火得水化而为龙，又名性去投情。若日久翕嘘，海中真愫长出灵质，是为坎水得火常照，化而为虎。古圣曰："至人降龙伏虎而后，必成正果。"譬如水银制铅得法，自然镕化矣。以后名曰情来归性，龙善虎顺，方有大周天之功法可得矣。贾至云："枫岸纷纷落叶多，洞庭秋水晚来波。乘兴轻舟无远近，白云明月吊湘娥。"柳宗元云："破额山前碧玉流，骚人遥驻木兰舟。春风无限潇湘意，欲采蘋花不自由。"白居易曰："邯郸驿里逢冬至，抱膝灯前影伴身。想得家中夜深坐，还应说着远游人。"又吟："瞿塘峡口冷烟低，白帝城头月向西。唱到竹枝声咽处，寒猿晴鸟一时啼。"

于憬和问曰："凡唐诗可是道否？"答曰："尔虽问不知其详。盖唐诗三百首，俱是修身之真言。后经名利之儒，注其详，反为俗语，弃而不取，将儒道寝失。惟有《易经》稍有偏信，苟不能分辩，只言卦爻之书。若有德者，深究秘悟也。"

得槖全凭黄婆运，

得槖者不一，有大槖者，有小槖也。盖正道必须先求小槖，是道也，夫始见小槊者，与天地一年十二月为之候法。有进阳火三十六，退阴符二十四之规止，中途有十二个沐浴，故子思子曰："放之则弥六合，卷之则退藏于密。"其味无穷，皆实学也。喻此槊生，惟赖黄婆运用矣。譬如万物无土不能生化，盖运化之机，亦非易焉。得此槊有一意三用之法，内有枢妙，在逐日之性德矣。必须真意住于轮心，一意又住于斗杓，一意住沐浴，暗合天地之数。苟若不合此数，是以盲修瞎炼，何能得槊者乎？纯阳祖云："绕电奔云飞日月，驱龙走虎出乾坤。"俞玉吾云："火候之进退，不可毫发差殊，然后九转之间，可保无咎。"王重阳真人云："虚空返照虚空景，照出真空空不空。"李玉谿云："以神驭气为采槊，以气合符为行火。"李虚庵真人一曰："一阳初动漏迟迟，正是仙翁采槊时。速速用工依口诀，莫教错过这些儿。"二曰："一阳初动即玄关，不必生疑不必难。正好临炉依口诀，自然有路达泥丸。"又律之一曰："识破乾坤颠倒颠，金丹一粒是天仙。要寻不必深山里，所得无过在眼前。忙里偷闲调外槊，无中生有采先天。信来认得生身处，下手工夫要口传。"又律之二曰："若无火候道难成，说破根源汝信行。要夺人间真造化，不离天上月亏盈。抽添这等分铢两，进退如斯合圣经。此是上天梯一把，凭他扶我上三清。"律之三曰："偃月之炉在那方，蛾眉现处是家乡。色中无色尘先觉，身外生身道更香。先取元阳为黍粒，次薰真气酝黄粱。其间酿尽长生酒，一日翻来醉一场。"周天大小在内。

安炉立鼎巽抽扇。

安炉者，乃元神下降于气穴，凡真修之士，必须将天性真意潜入的处，混而无倚。神者，真火也。炉者，气穴之元窟，乃生精之所。若夫炉而无火，名曰空炉。若知守神而不知妙窍，是为凡夫常人，亦名空禅也。若夫知真之士，炉中不断火种，自然坎与离交，日久产出真种，是为救命之法宝。古仙曰："金炉不断千年火，玉盏长明万寿灯。"夫受真诀者，必须安炉，槊生而后立鼎，有鼎名曰有盖。譬如造酒之法，灶中焚薪，炉上有釜，釜中酿麹，麹上安盖谓甑，譬如为鼎。此系先天之法。夫若有炉有火，有糊而无盖，亦不成醽酒。譬如修士采封煅炼文武之功，毫无差殊，方可生出甘液。欲烧炼，又有文武之用。文火者，息嘘之妙；武火者，巽风吹发。是为按天地四时之璇玑，方是真道也。盖炉何也？化形成物之所，其法易明。故《心经解》云："收来放在丹炉内，炼得金乌一样红。"光明如来云：

"炉中火发泄天机，不悟西来即是迷"是也。敲蹻道人云："起首无炉假安炉，如鸡抱卵用工夫。日久无中还生有，全凭神凝意照顾。牢锁玃猿栖气穴，静守动取莫放途。癸苗萌时子之半，防犯漏泆猿马縻。生采捣炼息留物，吹笛插在偃月炉。"盖群阴剥尽，在年十一月，在人身为北海；一阳复始，在年为冬至，在人为阳生之时，即天心发现之所，即邵子所谓"冬至子之半，天心无改移"是也。欲见此心，须求炼法，而后可见验矣，真种必产也。即孟子所谓"至大至刚"也。

自子至寅翻卦象，

子乃一阳始生，为之复卦，在人为之活子时至矣。夫不得金库而无生克，故而力微。盖阴将终，阳之始生，方有初爻复之显象。尔不可速起行周天之火，必须采而皈湄，用天德温养静含之妙。少顷复动，为之临卦，故丑土有金，金生丽水，故达摩祖师云："二候牟尼，采而缓待。"又曰："斗牛冲开，复现三阳开泰。缓行天然斗柄回寅，方起开阖。"刘盼蟾曰："拨转天罡翻卦象，十二规中细瞻阳。"子思子《中庸》曰："神之格思，不可度思！矧可射思！夫微之显，诚之不可掩如此夫。"故混然子云："内伏天罡斡运，外用斗柄推迁。"冲虚子曰："斗柄外移，而天心不离当处。若以内伏天罡，而外不推斗柄，则真气不升降。若外推斗柄，而内不伏天罡，则真种不结。"柳华阳《禅机赋》云："禅主斗柄，见明星而团旋。"故旋机道人譬云："碾磨无柱鎭推而自碨矣。必须一意住北海，亦谓北辰，为之碾磨中心；一意住于斗柄，不然如何运转？"许旌阳祖师云："冲开斗牛要循还"，斗牛者，乃虚危穴也。斗牛既开，当用升降之法以运之。冲虚子曰："行所当行。"又白玉蟾曰："起于虚危穴，以虚危穴宿在坎宫子位也。"盖虚危者，即任督二脉起止之处，亦名河车路。故俞玉吾云："于此时鼓之以橐籥，煅之以猛火，则真铅出坎，而河车不敢停留，运入昆仑掔顶是也。"《金丹赋》曰："子时河车筶，驾火销金，而神气不敢离。"子时者，乃是运周天之子时，驾动河车采癸上升。混然子云："铅遇癸生之时，便当鼓动巽风，扇开炉鞴，运动坤火，沉潜于下，抽出坎中一阳，去补离中虚阴，方成乾之象，复还坤位。"曾子曰："周虽旧邦，其命维新。"

十二时中一周天。

十二时中不可昧却升降，全凭呼吸搉运。尔又不可著于后天有形之用，尔又不可堕于无为之法。盖先后二天不可缺一，缺一者偏枯一途，空转周天之轮舆矣。又非今时释门多守无为之道，故受弊焉。譬如天地是个无为之先天，所现日月风云雪雨星汉，变显太极五行之彰。后天者，形彰现出，故有四时寒暑温凉节时气候。盖凡人逢时而生，故有富贵贫贱寿夭而分。盖万物亦有生杀归根凋零之时，欲修道之法，暗合天地之数矣。故纯阳祖师曰："凭君子后午前看，一脉天津在脊端。"盖子后是阴符，午前看是阳火。一脉者，即行周天之道路。凡行火之时，神气必由此路而运。萧子虚云："几回笑止昆仑上，夹脊分明有路通。"俞玉吾云："元海阳和动，寒泉气脉通。"此子午当行之道，若神气泛然道外，不成路矣。或神不知其气，或气不能随炼，空空煅神，则金丹不成矣。守阳云："有两相知之微意"者是也。又云："寒泉沥沥气绵绵，上透昆仑还紫府，浮沉升降入中宫。"故圆通禅师云："群阴剥尽，一阳复生。欲见天地之心，须识承阴之法。"寒者坤也，泉者坎水也皆喻肾中之水。肾水果得以前所论之工法，到此自有沥沥波涛之象，乃真阳所产之时也。气绵绵者，续而不断之义。道光薛祖云："一爻看过一爻生。"昆仑即乾也，乾为首。紫府为丹田，丹升即上昆仑，降即下于紫府中宫，即丹田也。祖师教人行火上至乾鼎，下至坤炉是也。

广成子云："人知反复呼吸彻于蒂，一吸则天气下降，一呼则地气上升，我之真气相接也。"盖吸降呼升者，即先天后天二气之机也。然后天吸则先天升焉，升是升于乾而采取也；后天气呼则先天气降焉，降是降于坤而为之烹炼也。若口鼻一呼一吸为之升降者，则去先天之气远矣。觅元子曰："乾坤阖辟，阴阳运行之机。一吸则自下而上子升，一呼则自上而下午降。此一息之升降。"遇师者，或贤士可知。

刻限呼吸防危虑，

刻限呼吸者，乃是行周天之规法也。斯奥妙之范围，莫离卦爻之度数。若差毫厘，或不合爻度，纵行别路，与大道伥伥乎。尔必须吸升呼降，起复至临，起临至泰，起泰至壮，起壮至夬，起夬至乾，起乾至姤，起姤至遁，起遁至否，起否至观，起观至剥，起剥至坤，而归还坎地，此为一周矣。盖十二规限之内，暗藏二十八宿，内以应乎神气刻漏，外以应乎呼吸摧运。而中途之沐浴，规规缓力。此法一在师传，二在自悟。盖大道之奥旨，乃无极太极之全法，缺一者万不能成道矣。盖此行周一法，上天禁秘，千圣万祖不肯泄漏。余遵冲虚伍真人、华阳柳祖之奥旨，与吾南无派裔传，三悟同会，豁而一览，方敢显然此道之妙用。奈因今劫大道盛兴，知真者少，障伪者多也。故吾敲蹻书于纸帛，特预真修之君子，恭而考之，笃真细悟节目，层次贯串，可保行工自无危险之患矣。

上阳子曰："外火虽动而行，内符闲息不应，枉费神功。"盖言外火即元气也，内符乃呼吸之气。元气由呼吸而采归炉，亦由呼吸炼之，则炉中之槖，方成变化。故仙翁云："火销金而气不败。"若槖已归炉，呼吸之气半途而回，不应先天之气，则槖已耗散。及再行周天之火，与前不相续，亦不能成丹也。故守阳真人曰："起火炼槖。起火者，乃是起周天之火，行十二位也。非真有位，借火为位。又谓十二时，非真有时，借火为时。"又混然子曰："火逼金行。当起火之初，受气宜柔之是也。"刘盼蟾云："虽说伪时候，是真火候。呼吸两平均，节节刚柔明。栖处起止，爻象合度伸。"故《中庸注》云："道德则曰圣人，造化则曰天地，其实一理。夫妇未见其小，天地未见其大。鸢飞鱼跃，活泼此理。流动充满，无些子渗漏处。末节言一阴一阳之谓道矣。"故曾子曰："十目所视，十手所指，其严乎！富润屋，德润身，心广体胖，故君子必诚其意"是也。

阳和柳大澄问曰："弟子欲观《西游》，无知先后危险，恳师垂训。"答曰："丘祖之心法慈悲尽矣，巧喻危险各有不一也，有玄奘自投之危险，有逢魔摄去之危险，有入国传信招亲之危险，尔再精心细悟。余施一歌云：丘祖道成作《西游》，说与知音细搜求。石猴越海觅至道，偶遇樵夫指路由。自投菩提灵台下，三更跪师床下求。菩提翻身发梦语，汝从何路进边谋。石猴定性泣哀告，后门秘进恳渡舟。大发慈悲怜弟子，脱尘之恩敢忘休？悯惜生世蜉蝣苦，光阴瞬息转眼丢。争名夺利石中火，耄昧白头作骷髅。语住含泪连叩首，菩提坐上默点头。畜生况且知生死，涉路遥途叩玄修。复言此处无六耳，受汝筌蒂炼丹头。火降水升时既济，阴阳颠倒知添柔。静守动取阳来复，道性存德莫外游。前半太极有为法，后半无为刚变柔。自始至终涤尘垢，搜所精微穴中求。诸节焕火防危险，八十一难细追究。子当细悟危险紧要之事矣。"

规程节止受口传。

规程节止者，乃行爻之度数也，名曰继周旋运之法。前言复至临卦有摄养之功，起临至泰有斗柄回寅之越，此法古人虽曰天然之理，必须有极之用，有无之间，是在师之秘授，亦在慧光神顾之分辨耳。察子思子《中庸》曰："矧可射思！夫微之显，诚之不可掩如此夫"，乃人仙之关节。尔若道德坚固，中途无险，层缕拨清，亦可小周还源，降栖入兑窟，故曰受之以口传，是致道也。尹清和继前歌云："闻欲不闻好温存，见于不见休惊怕。只在勿忘勿助间，优而游之使目化。一阳动处众阳来，玄窍开时窍窍开。收拾蟾光归月窟，从兹有路到蓬莱。"故程伊川曰："若非窃造化之机，安能长生者乎？"《易经》曰："刚柔相推而生变化。是故吉凶者，失得之象也；悔吝者，忧虞之象也；变化者，进退之象也；刚柔者，昼夜之象也。六爻之动，三极之道也。是故君子所居而安者。"又古云："黄芽颖露绿毛生，神慧灵明正气豪。六甲风雷三尺剑，炼光飞处鬼神嚎。"又古儒云："暖府孤城落日斜，每依北斗望京华。听猿实下三更泪，奉使虚随八月槎。昼省玉炉违伏枕，山楼纷堞隐悲笳。请看石上藤萝月，已映洲前芦荻花。"故盼蟾子曰："戏数金钱安时节，准箭射星望明月。吸升呼住十二缓，天机微秘感真诀。"夫修士不可不细察哉！

运得小槃是人仙，

　　小槃者，乃小周天是也，与大周功法不一。盖采行运用者，暗合天干地支十二月度，不可差错毫厘。尔若不明升降之度，呼吸混杂，此小槃何能得乎？盖此法不明，多有谬误，伪贤者疑悟天然无为之理。苟谓有念堕入后天执着之相，故有真种产而自误矣。失却天道有极之用，故落空亡一徒，弗悟是也。愚者着相求之，不待先天时现，而后天强运，失却无为，落于偏枯，故有识神发现，而人仙之关节万不能得矣。汝修道之士，当明二法相兼，故不能迷失候法，便行正果而得人仙者乎！古儒曰："大车无辋，小车无軏，其何亦行之哉！"大车者，大周天之候法；小车者，是小周天之候法也。道曰大小河车运无间断，用者不一；释教曰法轮，故亦曰车，内有大小之分耳。冲虚子诗云："元精何故号先天，非象非形未判乾。太极静纯如有动，仙机灵窍在无前。梦回妙觉还须觉，识到真玄便是玄。说与后来修道者，斯言不悟枉谈仙。"此诗乃将仙机泄尽，指示后学，圣真仙佛，天人必当参悟。尔初现先天，即行周之首也。余解明恐真修无下手处，虽欲空谈无下口处。盼蟾子歌云："久望桥边意住森，余乃敲踽指知音。念念顾守欢喜地，捻出莲花现宝珍。慎勿惊惧尘须寂，止而复起斗回寅。宾主魁罡翻卦象，扶上银河缓越伸。"《易》曰："君子之枢机，枢机之发，荣辱之主也。言行，君子之所以动天地也，可不慎乎？'同人先号咷而后笑。'子曰：'君子之道，或出或处，或默或语，二人同心，其利断金。同心之言，其臭如兰。''初六藉用白茅，无咎。'子曰：'苟错诸地而可矣，藉之用茅，何咎之有？慎之至也。'"

后升前降合天然。

后升前降，乃是二气灌溉之理，自然熏蒸上行循还之机。盖后升者，吸之上升，至顶而止；前降者，呼之而下，由顶至于坎宫深部。是为河车之路也。道曰小周天，释曰鹿车灌顶。盖此天机内有清浊邪正难辨也。正者是得诀之人，妙在神斡之步，乃一意二用，天机自周旋也。古圣曰："意住轮心，元神斡运斗杓，须要清静法身，方可得真阳之资，是为仙本，亦非初手之修用。"若到此步位，无不通晓矣。奈因之际，乃仙人之分界，故俗夫无所知也。盖浊者是盲修之士，亦未嫡指，次序弗明。每遇阳生时，以为至道，而斡运周天，亦不合卦爻之度，亦无论阳火阴符沐浴之规行，久而返生咎也。苟不深参领受古圣之踪迹，无不是清源修来，故曰："法门不二。"盖清阳弥笃上灌，虽曰天然合发，尔若不知的处缓步，而阳生易耗矣。其不空自守老惑误也。故吕祖云："四六关头路坦平，行人到此不须惊。从教犊驾轰轰转，尽使羊车轧轧鸣。渡海经河稀阻滞，上天入地绝歆倾。功成直入长生殿，袖出神珠彻夜明。"又继大周云："九六相交道气和，河车昼夜进金波。呼时一一关头转，吸处重重脉上摩。电激离门光海岳，雷轰震户动婆娑。思量此道真长远，学者多迷溺爱河。"盼蟾子曰："祖师之慈悲大同，小法稍隔呼息也。"

子进阳火三十六，

盼蟾子答于憬和曰："三十六乃聚生进火，六六之步数，必须百日之后，真阳盈盛，后天去净，先天独存，方与此行，不然堕入旁门之外道。并进阳火者，乃神气并行之周，须用慧剑瞩之。盖兹机之妙，亦在吸提呼合缓越之凑，方合六规之爻度，不然终不能结丹。"冲虚子云："元精流布而欲下。"盖元精之根在丹田，若将生则必欲下行于淫根。我不令往下而返归于根，非升不可，故必升之，曰采取。盖六阳时从子后升之，六阳者，子丑至巳六时为阳，故曰子后也。纯阳祖曰："子后午前定息坐，夹脊双关昆仑过"者是也。皆升以升之，升之即采取也。阳生随用火之子，亦曰子，此而采取，即子后升。六阳时皆以升，故能令聚气归于乾，即所谓还精补脑是也。故《易经》曰："圣人设卦观象，系辞焉而明吉凶，刚柔相推而生变化。是故吉凶者，失得之象也；悔吝者，忧虞之象也；变化者，进退之象也；刚柔者，昼夜之象也。六爻之动，三极之道也。是故君子所居而安者。"故变悟道人问曰："《易》言吉凶刚柔变化，乃卜筮之占，何闻修身之论？"答曰："此乃在尘之儒耳。苟无志遁脱名缰欲海，故而一偏求所欲利也。尔不思羲皇文武作《易》之心法，观天伏地之象，其非一日研穷妙理，乃笃尽于婆心。其能留后人卜占迷愚者乎？"

午退阴符廿四还。

午退阴符者，由乾南降下，以呼为提以吸推，由午至坤亥，四六之度，缓而降之。不然难合坎离之卦数，是为枉行周天，必有危险之患。不但不结丹，而火逼金甚，故有下漏。盖规规之法，内含缓急闰余之沐浴暗藏也。修者虔悟丘祖《西游》之指，故玄奘有兜马之行，用孙悟空行者前后扶持，越岭而缓上下也，乃仙祖恐学人不防危险之急缓也。故冲虚子曰："升而转前归于本根气穴，故六阴时从午前当降而降，皆降以降之。"

翌和尚问曰："师谕元窍生元精，弟子痴蠢无知，可是移窍而升，方是元气而升之？恳恩示之。"答曰："虽有升降转运如北斗天罡，犹若不升，取功在升降。窍为北辰，众星旋绕。是悟也。"栗正和问曰："如何六阳皆用升，六阴皆用降？"盼蟾子答曰："凡用火必从子起，子及六阳在先行。因真精生时往下，必令还于上，须升方还得浩然，故取其上转也。至午以后，阳气已全，只要薰蒸长旺，因在气根穴内用功，所以要补填气穴满足，焉得不归下气穴？此必然之理也。所以妙在升降者，由颠倒用之，始得其妙。盖升时有降，降时有升，此颠倒轮转也。譬如水车之闸法，此万古不泄之天机尽泄矣。吕祖师云：'一本天机深更深，徒言万劫与千金。三冬火热玄中火，六月霜寒表外阴。金为浮来方见性，木因沉后始知心。五行颠倒堪消息，返本还元在己寻。'"

沐浴呼吸非一样，

沐浴者，是呼住吸起中间之息，为之沐浴。此乃载气上升，倒气下降之时，在步位规中是也，亦非停息无为之谓也。譬如纺线车儿一般，若无进轮续绵，绵如何成线无间也？是在止之中，名曰沐浴，此法亦在修士参悟之妙用矣。

于憬和问曰："师谕沐浴非一样者，何也？"答曰："一段有一段之沐浴，工法不一。盖大道始终全凭呼吸沐浴之能，尔若节缕贯串，何必言有危险者乎？是在缓急表里护持一物之浩然，始而成形而越也。"吕祖曰："半红半黑道中玄，水养真金火养铅。解接往来三寸气，还将运动一周天。烹煎尽在阴阳力，进退须凭日月权。只此功成三岛外，稳乘鸾凤谒诸仙。"丘祖《西游记》云："心地频频扫，尘情细细除，莫教坑堑陷毗卢。本体常清静，方可论元初。性烛须挑剔，漕溪任吸呼，勿令猿马气声粗。昼夜绵绵息，方显是功夫。"故注《中庸》云："诚则虚，虚则通，通则能感，故曰如神鬼知是情，万事而无情。如鉴之本空，随物而照也。"盼蟾子歌云："沐浴非忘不行工，神持照顾慧从容。大小轮转皆一理，途隔长短起规程。长者沐浴有十二，短途沐浴四个平。吾将天机重泄漏，愿君细悟早灵通。"此沐浴之深指重详，再再秘施无尽矣。

尽合天机刻漏旋。

尽合天机者，乃天乙之气旋发动，急当摄而候候。此时一派春融，已当立起修仙之志气，勿犯毫厘之尘念，混然扶上杳冥之路，一步步神气交合，吸上呼住，呼下吸住，莫借规途。十二辰内暗沐浴相合，若不演习熟法，则百日混合之终，惚然天机发现，临机首尾不顾。始由炼己不熟，时至行周，尘念复发，而一意三用之妙无能凑合，故有散念纷华之刻漏，十二时中难交全法，是为危险之病矣。《中庸注》曰："此三大支之第二，而此其首也。日用则曰夫妇，道德则曰圣人，造化则曰天地，其实一理。夫妇未见其小，天地未见其大也。鸢飞鱼跃，活泼此理。流动充满，无些子渗漏处。末节言一阴一阳之谓道。"盼蟾子曰："三教之道合而一理，奈因后学无志博读，故有偏弊自惑。而究其所指，一道坦坦，大抵名目不一也。"又吕祖云："谁识寰中达者人，生平解法水中银。一条柱杖撑天地，三尺昆吾斩鬼神。大醉醉来眠月洞，高吟吟处傲红尘。自从悟里终身后，赢得蓬壶永劫春。"盼蟾子曰："纵直曲规认天然，继连沐浴引清泉。缓闸逆水防降漏，呼吸提止妙玄参。虽言小周无大险，修道首门入仙班。初乘从此门中过，弗合此规是枉然。"盖真道不出范围。

念合虚灵先天理，

念中虚灵者，乃身中太极萌动之时，须用元神主持。盖元神无方，由正念而生也。正念者，是逐日静笃之嘘，将真意潜藏北海之中，养成灵光耳。栖谷先生曰："真意得真水养成，天理乎。每遇太极动时，以正念伏之。"

于憬和问曰："既曰太极，又曰虚灵何也？恳师指示。"答曰："虚灵者，乃万缘遁而寂静生之。尔须成性存存，每遇太极生时，若无虚灵，不能采摄，即便识神摄归，总属浊源，而不合天理。"憬问："何也？"曰："盖太极生时，有变化生克之理，全在一念之擒耳。若使先天而伏，他亦随先天而变；若使后天而伏，他亦随后天而去。盖此太极人人皆有，亦在凡圣之用耳。此真意之本根原属火，火生于木，若决然逆生而反变为木，木者属静。盖大道始终全赖一动一静，扶上脊里，降还本宫，寂然而照之。"

纯阳祖云："天生不散自然心，成败从来古与今。得路应知能出世，迷途终是任埋沉。身边至繁堪攻炼，物外丹砂且细寻。咫尺洞房仙景在，莫随波浪没光阴。"玉谿子曰："剖开太极巴，露出天地心。虚无阔无涯，微月见孤岑。"故曾子所谓"周虽旧邦，其命维新，是故君子无所不用其极。"盼蟾子云："虚灵弗昧待蘖生，瞬采清源西转东。翰周越邦合天理，其命维新文武烹。念中无念尘先觉，大忌沉昏起规程。说与君子真烈士，先后二天细精通。"故《易经》曰："憧憧往来，朋从尔思"，是途矣。

寂照圆融守丹田。

寂照圆融之理，乃升降归根之际，柔守丹田，候其再动，速而行之，以旧路如是也。曹全和问曰："归根之际可文可武，恳师发明其奥是幸也。"道人答曰："归根之际，候其阳长再再矣。古人曰：'动取静守，专眸在意'，乃文武之用也。凡周一回，阳长一分，阴消一分。阳长阴消，识性渐避，汝元神耀灵而神通广豁。尔魔力加增一寸，而之道根情浓，姿近百倍也。是在尔慧力隄点，继而越之，亦当慧剑倒插，法眼前后而莫离祖气也。若继周之时，将慧剑贷药，提出炉窍，从旧路从容越之。"故孔子曰："三十而立。"孚祐帝君云："北帝南辰掌内观，潜通造化暗相传。金槌袖里居元宅，玉户星宫降上玄。举世尽皆寻此理，谁人空里得玄关。明明道在堪消息，日月滩头去又还。"皇甫履道云："十二时中无令间断。"玉吾云："天道无一息不运，丹道无一息间断。"横川珙云："洞水无缘会逆流，见他苦切故相酬。西来祖气实无意，妄想狂心歇便休。"《中庸注》曰："持敬所以修德，修德乃能凝道，故尊德性，德乃性功之得矣。若尘念杂扰，将道路错乱，即无德也。"盼蟾子曰："寂照圆融团养功，守持敬奉柔和情。稍似调蘖武炼后，勤抽坎愫一爻雄。鱼食上钩当着力，律竿东岸扶苍龙。以前规规天然理，活泼程途意合浓。"《易》曰："君子枢机发矣。"

周而复始禽自然，

周而复始，乃往来载气之运，渐演归根，动而升，复升乾而降，降合本窍，机禽自然。《易》曰："潜龙"，子曰："乾坤，其《易》之门邪？乾阳物也，坤阴物也。阴阳合德而刚柔有体，以体天地之撰，以通神明之德。其称名也，杂而不越，于稽其类，其衰世之意邪？夫《易》彰往而察来，而微显阐幽，开而当名辨物。"柳华阳曰："吸降呼升者，即先天后天二气之机也。然后天气吸，则先天气升焉，升是升于乾，而为采取也。后天气呼，则先天气降焉，降是降于坤，而为烹炼也。若以口鼻一呼一吸为升降者，则去先天之气远矣。"觅元子曰："乾坤阖辟，阴阳运行之机，一吸则自下而上子升，一呼则自上而下午降。此一息之升降也。"

路泛游问曰："老师所言，有两重之呼吸，但前文其意主宰中宫，以斗柄转心主之，又见其神随先天之气升降，又闻后天之气在息上升降。如老师言，三处都有动静知觉之意，不知其神其意重在何处？又不知其神其意如何分别用度？我闻之丹经曰：'行则神气同行，住则神气同住。'今此分别神意，其不相合，何也？"答曰："子之不明，非经之不明，乃尔之偏见。譬如世人按消息制物之法，如若投机，一扣即应，无处而不动。夫但有先天之气者，则经络自能通应，而又有后天之气鼓舞，安有上下中间不应之理乎？可见先天后天上下中间，皆主乎其机也。若是无其机，焉得应之者乎？"

先后二天神意观。

先天者，乃无极无意而生，斯在恍惚杳冥之现者是真也。后天者，是有极灵觉之照料。二事相兼不可缺一也，惟赖神意拱护，扶上升降灌溉而斡运矣。太初古佛云："一片东兮一片西，两头动处几人知。出有入无真造化，神气相交透祖机。"譬喻乡人织布，其意一发，手足头目俱以发动。发者是谁，动者其神意在何处？若能明此理，则临时而不误造化之机缄矣。故俞玉吾解《阴符经》云："恒山之蛇，击其首则尾应，击其尾则首应，击其中则首尾俱应。"又云："其法潜神于内，驭呼吸之往来，上至泥丸，下至命门，使五行颠倒运于其中，此即周天内外机动而已是也。"又冲虚子云："以意在中宫，以神驭气，其气自尾闾、夹脊上昆仑，复下丹田，周流运转不绝，又何必有疑哉！"

问曰："王胜明乃江西亦能升降，因何几十载不结丹、未成大药？"答云："此人乃后天之意气，亦非先天之神气也。"懔和问曰："弟子稍明此理，盖大道始终机时清浊而行，恳师重宣秘要。"答曰："尔不思冲虚子曰：'当吸机之阖，我则转而至乾，以升为进；当呼机之辟，我则转而至坤，以降为退。'"盼蟾子云："不到斯时枉安排，老嫩迟速细悟开。觉中不觉微微略，法象圆足神寂怀。逐日培德仗天力，若是识觉发徘徊。元神能领先天气，识神能斡转不来。"

后天莫着须枢运，

后天者，乃是觉照之意也。古人云："寂而照，照而寂。"寂者，是先天虚无淳静，一灵独存。若静极而动，必须觉照，矧意之顾，故曰照料，自始至终，不可缺一。若先天机发，虽用后天枢运，尔若太着意念，而河车不成矣。故萧紫虚曰："乾坤橐籥鼓有数"，皆以下言周天之息数。上文言其中卦爻之数，尚未表明，若不用其数，则丹道亦不成矣。朝元子云："劝君穷取周天数，莫使蹉跎复卦催。"盖乾坤者，乃天地之定位；橐籥者，即鼓风之消息。奈何真气不能自返复于乾坤，微赖橐籥之法以吹运之。盖乾坤即橐籥之体，坎离乃橐籥之用，所以乾呼返吸至于坤，坤吸返呼至于乾。乾坤者，乃坎离之体；内呼吸者，即坎离之用。人若能明内呼吸者，则橐籥自鼓，而乾坤自运矣。数者，乃阴阳升降之度数，假呼吸之息数，而定卦爻之揲数。薛道光曰："火候抽添思绝尘，一爻看过一爻生。"抽添者，即真气上升下降之旨也。绝尘者，凡临机时，幻化顿息，则真我不离于气。爻过爻生者，喻绵绵不断之意。守阳云："随机默运入玄玄，呼吸分明了却仙。"陈泥丸曰："天上分明十二辰，人间分作炼丹程。若言刻漏无凭信，不会玄机谩不成。"《易》曰："履信思乎顺，又以尚贤也。"

若无先天立机难。

先天者，乃慧光之主宰，为赖浓睡之时，知止似醉而用之。时至，要规限无差，当垠些觉中照料也。如若独明无慧为之，失却了杳冥之根，而先天机之犹难立矣。太初古佛曰："分明动静应无相，不觉龙宫吼一声。"无相者，道曰虚无，释曰真空，此原无相，因静定而生也。故《玄学正宗》曰："弹指巽豁开。"弹指者，顿然而觉，然不可起太明觉，须要恍惚而待之。若起明觉之念，则后天之气随念而起，包裹先天之气，而先天既被后天所裹，则其所发之气，不得融盛，亦不能采取而行周矣。混然子曰："时至气化，机动籁鸣，火从脐下发。"时至乃橐产之时也。籁鸣者，即元关之机动也。火者，气也。脐下者，丹田也。古人云："时至神知"者，此也。学者苟不知此时之机，则当面错过矣。冲虚真人云："觉而不觉，复觉真元。"喻觉者，知也；不觉者，浑也。若阳气才萌，似有可知，故曰觉也。阳气未旺，不宜急速进火，故此言复觉真元。元者，即真气也。尔若着有形用之，则长邪火，而行之咎也。又曰："采檠归炉。"檠者，真气也。然檠之生时，则往外顺出，故用神气采之归炉。真气既得神气之力，自然随神而归炉矣。刘盼蟾曰："先天初现力未全，采而归炉两忘间。二候长旺三阳泰，斡运斗柄路程虔。紧缓前文安沐浴，升降旋周刻念坚。檠坤潜藏如顾旧，再起规途亦如还。数足阳纯当移鼎，换手工夫景象瞻。"

一爻看过一爻至，

陈泥丸曰："一阳复卦子时生，午后一阴生于姤，三十六又二十四。"冲虚子云："子至巳六时为阳，阳合乾，故用乾爻、乾策。乾爻用九，而四揲之为三十六，故阳火亦用九，同于四揲。又注：子丑寅以次，皆用四揲之，三十六。又云：午至亥六时为阴，阴合坤，故用坤爻、坤策。坤爻用六，四揲之为二十四，故阴火亦用六，同于四揲。又注云：午未申以次，皆用四揲之，二十四。又云：阳时乾策二百一十六，除卯阳沐浴不用，乾实用一百八十也。阴时坤策，一百四十四，除酉阴沐浴不用，坤实用一百二十也。合之得三百息，乃周天之数也，盖闰余之数在外。曰三百数者，实非三百息，皆譬喻辞也。盖修士工行至此，暗合爻度。若不合此机，尔不能成正果矣。《悟真注疏》曰："子进阳火，息火谓之沐浴。午退阴符，停符谓之沐浴。盖息火停符者，停住有作而行自然之妙运，非是停住先天而不行，乃是停住后天之武火。"故履道云："十二时中，毋令间断。"俞玉吾云："天道无一息不运，丹道无一息间断。故卯酉时不行之中，而默运吹嘘，则子午亦然也。"又重阳云："子午冲和连卯酉，春冬秋夏相携。"盼蟾曰："十二时辰文武究，卯酉息数在里投。春冬秋夏看四正，亦非小周换法求。"

继周还源入坤田。

继周还源者，亦非一周而完矣，乃规规无间之法是也。赵大悟问曰："弟子恳恩开示。"盼蟾子云："静则归根入窍，动则越岭行程。紧安前途无二分，合和天然发愤。惺时行周亦旧，盹睡秘藏沉幽。物若不动勿用游，耐等形彰照旧。"于憬和问曰："弟子些悟未能豁达，虽阅丹经大小周天、沐浴起止景象，浑然茅塞，恳恩垂指，恩感无尽矣。"答曰："天道玄科禁重严，自古上圣敢轻传？三教圣经皆譬喻，恐泄天机有罪愆。防后世态人心变，恐后贤愚谈笑瞻。冲虚华阳开笔后，贫道陋志敢书篇。若问大小周天理，不到贤人头错安。小周十二人仙路，大周移鼎是神仙。脱胎神化天仙位，德培圣慧超凡寰。小周运化呼吸力，为赖爻度三百全。大者进土看四正，均平防魔有威权。不信尔看释门法，念珠一百零八全。"冲虚子曰："世称沐浴不行火，且道吹嘘寄向谁。要将四正融抽补，才将金丹一粒归。"柳华阳曰："凡行周天之时，其后天之气有回转之机，故在回转处，内藏阴符阳火之秘机。既有六阳六阴之限数，焉得一息而运至于天哉！纵运亦不成周天之度，而不合刻漏之法则也。"丘祖云："运行周回自有径路，不得中气斡旋，则不转。"又冲虚子云："火候谁云不可传，随机默运入玄玄。达观往昔千千圣，呼吸分明了却仙。"

河车运罢君再睡，

河车运罢者，乃一年之气候，隆冬之期终也，候春复动，名曰君再睡矣。遇时机发亦当枢运，从此周周无间，方可剥尽群阴，始纯阳而返成正阳之躯矣。故纯阳祖师曰："凭君子后午前看，一脉天津在脊端。"又论此子后是阴符，午前是阳火。盖一脉者，即行周天之道路。凡行火时，神气必由此路而运。萧紫虚云："几回笑指昆山上，夹脊分明有路通。"有俞玉吾云："元海阳和动，寒泉气脉通。"此子午当行之道，若神气泛然于道外，不成路矣。或神不知其气，或气不能随神，空空煅炼，则金丹不成矣。守阳真人曰："有两相知之微意"是也。故曰："寒泉沥沥气绵绵，上透昆仑还紫府，浮沉升降入中宫。"圆通曰："群阴剥尽，一阳复生，欲见天地之心，须识承阴之法。"寒者坤也，泉者坎水也，皆喻肾水。肾水果得以前所论之功法，到此自有沥沥波涛之象，乃真阳所产之时也。气绵绵者，续而不断之义。道光禅师云："一爻看过一爻生。"昆仑，即乾也，乾为首。紫府，即丹田也，丹田为坤。升即上昆仑，降即下紫府中宫，即丹田也。祖师教人行火，须上至乾顶为鼎，下至坤腹为炉。盼蟾子云："呼吸反复彻于蒂，枢转斗柄运玄机。二气循还察秘理，乾坤升降十二支。"《金丹赋》曰："子时河车耸，驾火销金，而神气不败，可补离中之阴也。"

来朝天机换接然。

来朝天机者，亦非日时之来，乃是运罢玄机，真气深藏，候其再动，故名来朝也。子思曰："放之则弥六合，卷之则退藏于密。"其味无穷，皆实学也。换乃景象发现，接者续其前法也。盖起火、止火、运火等法，自上圣深而秘之，使庶人无处下手，故德者亦可深悟矣。昔日达磨所云"二候采牟尼"，何为二候者？乃槃生而往外，以用息采归炉为之一候。槃既归炉，封固又名一候。

憬和又问曰："何为四候？"答云："升降沐浴为之四候。"又问曰："何为之闰余？"答曰："即归根还于下丹田之处，故亦有温养沐浴之位也。冲虚子云：'凡一动则一炼而周，使机之动而复动者，则炼而复炼，周而复周。'此祖师之言，凡有气动者，必须炼之，则小周之火容易止之。如若不炼，则火不能速止，而大槃亦不能发生矣。古云：'运罢河车君再睡，来朝依旧接天根。'"赵大悟问曰："小周工毕，大周始续，弟子愚曚不解，恳恩施。"盼蟾子答曰："小周之法，名曰金木交并。盖金木乃克合之相，非斡运刻漏之爻数，不能产大药矣。盖大药名曰四相合和之法，内有四大沐浴。古人云：'大有大危险'是也。尔细悟《西游》，余施一歌曰：观音院中失袈裟，放火谋宝神傲夸。熊罴盗宝金池死，元神复讨三战杀。观音下降把魔变，红入黑中得袈裟。继行高老收八戒，金木交并情性佳。鸟巢受经传心印，流沙河边用木吒。四大菩萨禅心试，四相合和大槃发。中途危险黄风洞，灵吉龙杖把他拿。"

小周功毕现三光，

喻言小周乃坎离交姤，类积阳满，补足先天灌溉之法，亦如赤子圆初之体，亦曰还童也。若到数足物灵，景象自至，不可错过，亦当止火。默觉光透三现，速当换法也。正阳祖师曰："果然百日防危险。"危险者，防时至槃生，而神不及知觉，则错过矣。或不明起火之法，或昏睡而神不灵，此乃失于气矣。或当进火而不进火，当退符而不退符，当沐浴而不沐浴，当止火而不止火，当归根而不归根，则失造化之机，故曰危险也。萧紫虚曰："防火候之差失，忌梦寐之昏迷。"差失者，皆因学人心不诚而意不专。若灵台洁净，火候明白，有何失乎？古人往往走丹者，皆因未明而心不专，故有差失之患。梦寐昏迷者，凡学道之士，宜乎先养神，神纯自然灵觉。神若不纯，睡则生尘妄之心，故有梦寐走火之患矣。故石杏林曰："定里见丹成。"盖丹之所成者，是气已曾圆满，外肾不举，丹光上涌，故有所见也。正阳祖师曰："丹熟不须行火候，更行火候必伤丹。"若知熟有止火候，当用采大槃之法，则小周天之工法无所用矣。若再用小周天，丹不伤乎？曹大溪问曰："何以当止当行？"盼蟾子答曰："静而三秘也。"

涌上目前景莫慌。

涌上者，乃小周天火候足矣。有景照目前，一路光华晃耀，以当求师止火，而后天之工渐渐去也。而先天之法，熟演自然成章。若是童真之体，勿用小周调槃之止火，乃因前精未失，亦恐涂子童女玩性难伏，不然易修易成矣。故萧紫虚曰："切忌不须行火候，不知止足必倾危。"凡炼丹若不知止足，必有倾危之患也。昔日白玉蟾六十四岁下工，已到当止火之候，未及采药，则已倾危矣。又丘真人到止火之候，未防其险，则夜自走失。又曹还阳真人会亲偶见此止火之景，未及采取，亦走失元阳矣。故崔公云："受气吉，防成凶。火候足，莫伤丹。"所以紫阳云："未炼还丹须速炼，炼了还须知止足。若也持盈未已心，不免一朝遭殆辱。"皆言小周天造化，火到丹熟止火之候也。盖止者，不行升降也。虽然不行升降，时刻不可须臾离火，常常温火薰蒸，则难自走矣。冲虚真人曰："有止火之景。"若景到，乃止火之时，采大槃之候也。须求真师口授，方能出炉。若无真传，不知采取之法，亦不知采取之时，故景不得矣。得真传，知采取之法，景到又不可不知也。若旁门认取眼光，静坐慧光，千百种光，则错之甚矣。若前此不知坎离交姤之法，丹田则无药，而外肾亦不能如马阴藏之形。纵有外光发现，此非丹田之苗也，盖属想妄而发矣。若真马阴藏形者，自有异常之景至也。

四大沐浴看四正，

四正者，譬如是子午卯酉，天之四时，乃春秋冬夏。夫以前之工，乃十二月之候，能夺一年之气，令至此四季，能一年之气候。凡采大槃，亦四季中行，内有沐浴，息息在此也。学者当细辨药产之景也，方得步限矣。故《中庸》曰："子庶民则百姓劝，来百工则财用足，柔远人则四方归之，怀诸侯则天下畏之。齐明盛服，非礼不动。所以修身也。"故纯阳祖云："曲江上月华荧净。"又《翠虚篇》云："西南路上月华明，大槃还从此处生。"俞玉吾云："西南属坤，坤为腹。药生于丹田之时，阳气上达，丽于目而有光，故自目至脐，一路皆虚白晃耀，如月华之明也。"守阳真人曰："且待其景到之多而止，大槃必得矣。"又曰："初炼精时，得景而不知，猛吃一惊而已。乃再静而景再至，猛醒曰：'师言当止火也，可惜当面错过。'

又静又至，则知止火用采而即得矣。是采在于至三也。今而后，当如之，及后再炼之不误。景初而止，失于速；若待景至四而止，失之迟。不速不迟之中而止火得药，冲关而点化阳神。凡有真修仙真，千辛万苦，万般可怜，炼成丹，岂可轻忽？致令倾危哉！"华阳曰："自古圣真，不泄止火之真候，亦不泄采大药之真景。真景真候，独赖冲虚、守虚二真人，泄万古不泄之天机，今则尽泄矣。但后学无不沾二真人之恩，若功至知恩也。"

转过一周入中央。

转周入中央者，乃天机秘密为赖，四正火候刚柔无差也。此步是神仙之关节，所畏言者是修仙一定之理。不敢言者，是真修实悟之机，必须后圣勤苦参究，奉持禁戒，体天行道，有功行而不退怠者，奏告上界，而奉天传道可也。马丹阳云："天机未敢轻分付，细细看眼悟不悟。遇有艰难不忆家，恁时指汝长生路。"薛道光云："休将大道付人情。"又云："堪怜自古神仙辈，时故如愚不作言。"禅宗和尚亦云："宁可将身堕地狱，不将佛法做人情。"钟离真人云："三清秘密之事，忘言忘象，无问无应，恐子之志不笃，而学不专，心不宁，而问不切，彼此各为无益。若轻言，闻者皆有天责，名曰漏泄天地之罪。"又云："漏泄神仙之秘术，或妄造邪书异经，有灵曹考之。前圣有犯报之详传记中久矣。"茅君曰："华侨漏泄天文，妄说虚无，乃今父子被考于水官。"张紫阳真人三传非人，三遭天谴。李虚庵真人轻言于叶莫二人之非者，遂有大便屙血三年之责，而叶莫皆亦痢死。凡修士功至而不可不知天律禁重哉！然后世真心悟道者出，吾又不知，恐其无以为辨"有慈悲救世者出，吾又恐其无徵不能见信，故留此一语，以为纲目，以待后来圣真之愤悱者。

左转六六右廿四，

六六者，四九之数。廿四者，四六之数。亦非周天之用，乃取大聚结胎团聚之法也。始由景到入中央之验，而不惊惧，动而并行，切防蹊路危险之患也，乃鼻窍、精门、大便是也，必须用真意渡过恒河之口。盖上下共三窍有通处，亦有不通之处，尔当细悟也。由漕溪而上鹫岭，达须弥而下重楼。须弥者，岭顶也；重楼者，气喉也。盖气管有十二节也，必须穿二喉而过。若不行中路，即是唐玄奘贬悟空独入碗子城，唐僧拜塔之危险也，须夹中往南华花世界。昔日法华会上，龙女献珠往南方，女转男身成证佛位，即此喻也。道曰情来归性，盖南者心窍也，心之喜动而不喜静，喜新而不喜旧，时刻迁移，进出无时，莫知其乡。自无始而至今，四生六道无有休息。所谓人死不知心，而幸得性命来相制伏，变种性为真性，炼识神为元神。前如铅制水银一般，则水银死而无驰弄之性矣。若不得此慧命入于心窍，而亦不能自定，纵有所修，无非后天之识性，非先天之性也。盖先天之性豁地之时，落于命中，故曰天命之谓性。嘱修仙者，自当惺悟先后二天之性。若不惺悟，终无所成也。故《中庸注》云："诚则虚，虚则通，通则能感，故曰'如神'。先知是情，顺万事而无情。如鉴之本空，随物而照也。"盖夫三教若不到此果位，是仙乎？

圣胎结就晓温凉。

结胎者，曰胎位由达须弥，入南华世界，坐登宝殿。宝殿者，心下一窍也，乃养道胎长定之处也。忽然溶溶如谷云，霏霏似春雨，盘旋敛聚于中宫，斯谓之结道胎也。盖金丹坐中宫之时，周身如云之腾，似雨之旋，百脉冲和，畅于四肢。急将心目左旋右转四九而定，右旋左转四六而定，性命盘聚于中宫，结成圣胎矣。又继前文，恐后学忽误此理也，盖入中央者，乃采大槃之工法，是超凡入圣之关头，第一玄机也，安得不为至要？夫火既止，当采金丹大药于混沌七日。古人云丹田火炽，曰两肾汤煎，曰火珠是也。惟有此形，而后能出神变化，故采之至难也。必用采工于七日，方有得焉。不如是，则不能得也。除一日二日三日之前，日少而不能得丹之外，于四日五日六日七日之间，其中或有一日见丹田火炽，两肾汤煎。火炽者内景也，汤煎者外景也。耳后有风声之呼，验于玉枕关上，名玉京山，即脑后之处。仙家有雀声喷喷之喻，言其似有也；佛家有鹫岭之喻，亦言其似有鹫鸣，非实有鹫鸣、所鸣之岭。斯时眼底金光之圆满，乃阳气复还圆满之徵也。仙家有金光咒，佛家有《金光明经》，此之谓也。方有大药一粒至也，丹田有火珠，即一粒刀圭，即所一粒复一粒。从微而至著者，正世尊所谓"火化以后，收取舍利"。盖火化同仙家小周天之候也，收舍利者同仙家采大药得玄珠之喻。盖黄帝以罔象得玄珠，罔象即无为之工，以求玄珠是也。

孕槃备防风火燥，

于大济问曰："师喻孕药，可是道胎否？"答曰："孕药养胎一也。养胎者，炼气化神之喻，非实有胎也。故《太上灵宝大乘妙法莲花真经》云'清静之义'，天尊言专养精神不为物杂谓之清，反神伏气安而不动谓之静，即此也。"又问："既无胎，何云养？"答曰："故借喻以胎孕之理，譬吾道也。以炼气之初，本似胎中之无呼吸，而又不能无呼吸，亦不能顿然全定全无矣。盖此仙佛圣真初习禅定，自然必由此渐法也。若胎孕将产之时，似凡人胎十月满足将生之时，呼吸全有。故初习定似之，且生灭之相尚在也。凡习定之初，求无相而不能顿无，是恐学人妄起旧习之心，须灭尽也。盖出入之迹犹存，生灭者心也，出入者息也，心有生灭，则无以摄息，其息焉得不浩浩然为出入？怀胎者，必存神以摄气，存气以留神，乃可得神在胎中。又曰如理而来，如理而去，来去者即出入习定之理。故《华严经》云："如来大仙道，微妙难可知。'燃灯佛言："诸行无常，是生灭法。'世尊云："有余涅槃'，由此而渐趋也。当悟《西游》五庄观孙悟空盗人参果，死而复活，访求福禄寿讨限，请观音医树。镇元大仙与悟空结拜，言此果与五行相畏，到此防风火之燥，故大仙用袍袖二次装之。"

子息之工紧收藏。

子息者，胎中之蛰音，绵绵微细，息然舍光，虽曰无而不缺，缺则胎死。若念起即胎伤，亦被风火逼散，堕于转劫下乘之果，迷失也。故《胎息法》云："心定则神凝，气住而胎长"矣。胎之长者，由于息之住也。无息则不胎，无胎则不息，即此是也。《胎息论》云："动念则泄真气，故胎息不成，如何得道？"即六祖卢能所谓"禅心无想，禅性无生"是也。若到鼻息无出入迹，得证灭尽为之定也。故心为不生不灭之心，身为不生不死之身，此时神形俱妙。六祖卢能亦谓："心是地，性是王，王居心地上，性在身心存，性去身心坏"是也。张紫阳云："觉此身如在虚空，常至如此，则禅定也。"故仙翁曰胎成也，世尊曰无余涅槃。无余者，无有不入寂灭之心与息也，故而后脱胎出神，世尊谓如来出现。《楞严经》云："既游道胎，亲奉觉应，如胎已成，人相不缺，身心合成，日益增长。"又曰："形成出胎，亲为佛子"是也。此胎息养得神全，即仙家出阳神，称曰神仙；佛言得大定而出定，称之曰佛。即此一理也。故《中庸》曰："至诚无息。不息则久，久则徵，微则悠远，悠远则博厚，博厚则高明。博厚，所以载物也；高明，所以覆物也；悠久，所以成物也。博厚配地，高明配天，悠久无疆。如此者，不见而章，不动而变，无为而成。天地之道，可一言而尽也。"夫无为从有为而来。

法到中乘是神仙，

栗大志问曰："弟子疑闻，阳神与阴神何所分别？"答曰："先天元精谓之真阳，得此真阳而炼性，神通入定而出定，谓之阳神。不得真阳之精，配合性真以入定，得定者名曰阴神。是在中乘之内，大有分别也。阳神者，显然出现，变化莫测，世人所不能为者而能为之，世所无者而能有之，人人共见。此神通之能显于阳世者，曰阳神。若不能以身形显现于阳世，则人不能为者亦不能为，世所无者不能使之有，有者不能使之无，是无刚阳之气故也，故曰阴神，全无阳气，与阳神相反，故不及其神通。若得阳神者，由元精真阳而炼，盖元精是无形质之阳气，能化补其气，能助胎养其神，乃成金丹，成仙道，显神通，变化之真物，故曰阳神。若不真，为之阴神，乃阴浊，亦无虚空之变化，故不成阳神之果也。所以王重阳真人门下孙不二元君云：'偏执性为宗，如何出阳神？十个九个堕顽空。若得命基带了性。'命基者，即真阳元精也。又长春门下徐复阳云：'未炼还丹，切莫内观照，恐出阴神投舍迷真道也。'还丹者，机有将动之元精，用还返之法，化气成丹，丹成以养神，入定用内观照，观此气亦可成丹。若未得还丹，内无所观照，强欲观照，乃无着落，必堕空亡死境，故恐出阴神，乃为性灵之鬼也，故形坏转劫找胎也。"

黄庭国内观紫莲。

翌和尚曰："弟子闻释教曰：'世尊于娑竭陀龙宫说法'，何也？"答曰："此即下丹田之说。"又问："迦罗龙宫入定。"答曰："即仙家中丹田入定之说，乃经七日不起是也。"正和尚问曰："中下二田为鼎器之理是否？"答曰："下田即炼精化气之时已详矣，故《三十六部尊经》云：'真精在肾，余精自还下丹田；真气在心，余气自朝中元。'而《华严经》云：'一切诸佛脐中皆放光明，名菩萨受生自在灯。'张紫阳云：'黄庭为鼎，气穴为炉，黄庭正在气穴之上。'王重阳真人云：'脐下丹田内有黄庭。'故古言：'一点落黄庭'，即此处方真矣。盖下田之理毕也。又言中田之用，而中田则炼气化神也。重阳真人《全真集》云：'姹娘喜婴子，卧搬上中田，总向明堂过。'又云：'拾得真金坚又刚，放在绛宫封闭了。满宫明耀现霞光。'谭长真真人云：'欲觅真空，只在南山尽静中。'《谷神篇》云：'百朝沐浴忙移鼎。'纯阳翁云：'一从提上中宫帐，万里群魔不敢当。'亦有《本行经》，世尊云：'若至恒河水南岸，安隐住定，如须弥。'又达摩祖《胎息论》云：

'炼胎息者，炼气定心是也。常息气于心轮，则不著万物。气若不定，禅不空也。'戊已圭成道人曰：'黄庭大络在中央，女真国君留玄奘。先天偶合无情质，悟空灵变脱艳房。'"

勿助勿忘温柔养，

此时净静太平，常自柔和而温养，以为护持宝珠之坚固。到此身体无所怪见，以意照顾，而勿助勿忘也。且如前大周天之际，文武兼而并用，其中精微之奥妙，又在师传，亦在自悟也。盖行周之功，升降从此毕也，渐却有为之用，渐入无为之道。待至前面火候已足，圣胎已圆，若果之熟儿必生矣。弥历十月，脱出其胞，释氏以此谓之法身，又曰实相；玄门以此谓赤子婴儿。若到移胎换鼎之时，跃然而出，潜居气穴之间，又重开一混沌也。盖此穴原是神长胎住息之乡，赤子安身立命之处。因是熟境，顺路而归。婴儿既宴坐静室，名曰安处道场，须将以玄玄之子息，似有似无觉中而寂，此妙之用两翕成一矣。从斯以进，自一个月而至十个月，行大周天之火候，以不息入无息，炼气化神，气住则神全，是名神仙也。故白玉蟾曰："所谓归性根太始，及未生之已从前是也。斯宝地仙向上进修，用十月大周之火候，气入定化神定，以趋神仙者乎！"我以不息而至息自无，故二气俱住，而呼吸无，神全大觉，亦无昏睡。此所以无呼吸之神，方可作无形骸之神，若出定可为神通无碍之神。吕祖云："日影玄中合自然，奔雷走电入中原。长驱赤马居东殿，大启朱门泛碧泉。怒拔昆吾歌圣化，喜陪孤月贺新年。方知此是长生物，得在仁人始受传。"盼蟾子曰："两相顾之而勿使也。"

寂照含融忘情缘。

寂照含融者，行周以毕，乃一点落黄庭之时，当用抟聚柔固之法。仙家曰结胎，释曰佛在心头坐，儒曰："王天下有三重焉，其寡过矣乎！"过者，大忌有为之功，勿行武火巽风之用。须要物我双忘之情缘，而又不可失嘘失照，亦不可过照也。夫功至此，若甚照者防阴神分界之路，譬如凡胎性急易能小产。嘱修士万不可念动，须合天然之道，尔当慧力早备矣。盼蟾子云："千辛万苦至中乘，阴阳二神在此分。物我双忘由天定，慧觉子息莫念寻。二五月期柔为保，涵养胎络避风尘。若生念急胎上跃，名曰小产是阴神。"

识神彰显伤胎络，

识神彰显者，亦非前尘之旧习耳。夫若有旧习，尔功万不能至中乘之果位。盖此彰显，乃是胎寒胎燥之危险也。或十月之内胎光发现，猛然惊照；或现幻景，而不知是幻景，与幻言谈交合之欲；或视瞻幻物。尔在梦中失却养胎之息，迷昧照料汝之元神，随幻而化为识性，名曰伤胎之患矣。大抵妙在紧收包藏，不着幻化之缚矣。纯阳祖云："黄芽白雪两飞金，行即高歌醉却吟。日月暗扶君甲子，乾坤自与我知音。精灵灭迹三清剑，风雨腾空一弄琴。的当南边归甚处，莫教鹤去上天寻。"子思曰："建诸天地而不悖，质诸鬼神而不疑。"

觉中不觉勿抽添。

觉中者，是微细之神照寂于胎中。不觉者，乃忘机之谓矣。夫若无忘，必受神缚之患。若夫全忘而无觉照者，恐其胎死终不能出神显化矣。古圣云："杳冥中存，恍惚中觉"，斯言也。勿抽添者，乃前功玄机摧定，不可绪动运用也。盖夫起首修时，由下田、中田乃行之熟路，防其下中之春融时刻潮候。尔勿用抽添之法，此潮之机，自有天然之归处。盖潮融之信润胎，长胎之脂露矣。若无润露之潮，其胎必干燥也。大抵寂照而信自润矣。嘱曰："若用前功抽添之法，尔将圣胎逐散，是大危险也。"盼蟾子曰："惊恐梦想伤胎源，气余春融勿抽添。再用卦爻终是患，全凭圣火养赤团。"儒曰："道包天与性命。"

元神住胎端拱坐，

元神住胎者，乃先天之神意与五行相畏，必须一灵独存，住于胎中。喻名曰胎，原无胎也。始由炼精返气，由气返神，三宝凝聚，一团周遍，而后戊己圭成一土，名曰落黄庭是也。夫之前功欲火生土，乃后天之用。既归黄庭，当用先天土中生火也。必须端拱而坐，坐乃吾之神意不离此处。王栖云先生云："初观于窍，终观神妙。"若在中室柔守忘息，而自有息常在于中，故曰端拱矣。《中庸》曰："不见而章，不动而变，无为而成，天地之道。"纯阳祖云："飞龙九五已升天，次第还当赤帝权。喜遇汞珠凝正午，幸逢铅母结重玄。狂猿自伏何须炼，野马亲调不著鞭。炼就一丸天上药，顿然心地永刚坚。"

恢心圣火养真元。

恢心之功，乃心寒如死灰，毫无虑爱。若着些虑，慧光纷飞，易长邪火，尔何为恢心之功矣！夫人之心性刻收于中不可外游痕迹，故古人喻名毒龙。龙性时欲变化，若念动则胎寒火性上炎，若不动则圣火自然而养真元矣。大抵致静为要，静内亦有千变万化之彰显，亦在修士早提防备矣。盼蟾曰："虽然不行火之功，胎息圣火自来风。细悟玄中无为妙，临机防犯堕真空。比丘阴神由此界，皆因无知景象萌。二三之中仙诀奥，抛去中乘觅上乘。"《指玄篇》云："不死金丹种土砂，诸人会得早离家。一心只望长生路，切莫如蜂苦恋花。"

十月之期龙养珠，

十月之期者，乃采大药之后，名曰结胎。如龙养珠之欲，龙乃得珠而蛰化，善性潜志，而温柔以神，尽归于珠内，念离则珠而废也。俗曰："龙能系珠，始而系之，中节盘养，末而喷之"，此物乃天性矣。人欲学者，亦当如法。奈因人心多志，失本迷乐也。盼蟾云："辰土水库东南方，系养盘蛰入黄房。饥餐珊瑚灵芝髓，渴饮碧汁桃琼浆。任凭天地桑田变，欲学不死铁心肠。虽云十月无心记，珠放橘光月盈肪。"《指玄》云："真铅大药本无形，只在人心暗与明。老子怀胎十个月，功圆行满自通灵。"曾子曰："如保赤子，心诚求之。"

紧抱牢封神气握。

紧抱牢封者，神气子息往来而不觉，自然牢封矣。此法乃神不离子气，气欲动而神自握，神欲出使气招顾。大抵二物天然不离刻，要忘息忘志，亦要冥觉其象也。纯阳祖云："龙精龟眼两相和，丈六男儿不奈何。九盏水中煎赤子，一轮火内养黄婆。月圆自觉离天网，功满方知出地罗。半醉好吞龙凤髓，劝君休更认弥陀。"丘祖云："人静月沉花梦悄，暖风微透碧窗纱。铜壶点点看三漏，银汉明明照九华。"盼蟾子云："紧抱须忍志天良，情养性室神莫扬。牢封赤尻绳休解，握因灵明梦寐防。"《易》曰："亦要存亡吉凶，则居可知矣。"

二气培养凝虚嘘，

二气乃子气与母气之谓。夫始则性去投情，终则情来归性。性欲投情潜龙伏虎，情来归性虎跃降龙。而戊己培养虚嘘之功，团相于炉中，亦非初觉之炉也。偈曰："悟空二次天宫返，老子抛下乾坤圈。杨戬施威嗄天狗，玉帝观音视瞻然。缚伏猴王入兜率，八卦炉中合炼铅。到此须学避烟障，故而圆满后返天。"纯阳祖云："津能充渴气充粮，家住三清玉帝乡。金鼎炼来多外白，玉炉烹处彻中黄。始知青帝离宫住，方信金精水府藏。流俗要求玄妙理，《参同契》有两三行。"

性定胎圆阳纯足。

性定胎圆，乃因金丹入鼎息归中是也。惟愔寒热均平，而认邪见之异也。须空逐日一派天理照顾，而将离中之阴渐渐消之。若识阴尽之际，乃纯阳足矣。其时未到，万不可移念。尔中步炼识化善尤难矣。纯阳祖云："乱云堆里表星都，认得深藏大丈夫。绿酒醉眼闲日月，白蘋风定钓江湖。长将气度随天道，不把言词问世徒。山水路遥人不识，茅君消息近知无。"盼蟾子云："炼精化气气化神，神归神室养天真。虽云十月无定准，在己功行浅合深。金箍咒语勤勤念，心猿归善莫外寻。怪现持中神正解，错念金箍著魔侵。"《易》曰："化而裁之存乎变，推而行之存乎通，神而明之存乎其人。"

切忌有为防有用，

切忌有为者，乃不行升降之候，而勿用抽添之法，此时自有呼吸而温养也。防有用者，勿起毫虑，或怪景而至，不可随之，而梦寐之中往往有之。若随邪见，亦恐难进上乘之果。盼蟾子云："有火无候勿抽添，忘机忘时有妙玄。若忘原是无忘妙，不忘之中是忘禅。忘到纯阳盈月现，不可亦忘睡昏禅。缓待斤斗祥云至，悟空变树细悟焉。"纯阳祖云："灵芝无种亦无根，解饮能餐自返魂。但得烟霞供岁月，任他乌兔走乾坤。婴儿只恋阳中母，姹女须朝上顶尊。一得不回千古内，更无冢墓示儿孙。"

觉禅待机莫错乎。

觉禅待机，乃灵明定慧觉照是也。待机而至，莫错其机之景象，而当移鼎也。嘱修士细辨真伪之现，亦不可失寐中之苏乎。夫若错过其机，而圣胎滞于囊中矣，奈因痴迷是危险也。盼蟾子云："太白长庚引悟空，南天门上有阻拥。性急无缓难进步，金星指识见玉容。玄穹殿上朝金阙，敕封弼马任监丞。自立齐天官嫌小，复返离界下天宫。"纯阳祖云："九曲江边坐卧看，一条长路入天端。庆云捧拥朝天阙，瑞气徘徊起白烟。铅汞此时为至药，坎离今日结神丹。功能济命长无老，只在人心不是难。"

除尽胎光霞灿烂，

阴尽胎圆，养成纯阳，其光灿烂似朱橘而放之。此时有三迁三现之景，尔悟《西游》三调芭蕉扇是也。解歌云："一调罗刹犯争杀，神被风吹借假芭。二调悟空牛王变，伪夫姿情顺和佳。元神诱取芭蕉乐，魔王赴会回本家。大力巧变猪八戒，诓骗芭蕉返战杀。三调五方诸天将，极微奥妙众拱拿。元神与魔皆一体，故而无情赌变化。修道至此无芭蕉，缺少甘露火烟发。三扇火息灵种长，寒热均平路上暇。凡学到此须细悟，巧越火山上云霞。"

未至不可移鼎炉。

未至者景象也。斯时热气薰蒸胎络，而纯阳独现，似丙坐于午宫，而炎放无处不燃矣。夫到此须柔伏耐守，而不可移上。待至甘露润洒之降，亦景象二三之间，方可换鼎移炉。尔细悟三缓三急蹊跷之道矣。解《西游》云："火焰山高路险行，火光薰灼须虔诚。缓急火燥当和解，土地护持帅阴兵。"吕祖云："曾邀相访到仙家，忽上昆仑宴月华。玉女控拢苍獬豸，山童提挈白虾蟆。时斟海内千年酒，惯摘壶中四序花。今在人寰人不识，看看挥袖入烟霞。"《易》曰："公用射隼于高墉之上，获之，无不利。子曰：隼者禽也。"

忽然静极天花降，

忽然者，乃景之彰也。此定中有一轮皓月悬于当空，此月之象，由丹田升于目前，以真意留之。又定之间有一轮红日，升于月中，名曰日月合并，亦当用法收于中藏，而定静之中，息乎寂灭而一念不生，还乎浑然。尔真性之虚无，故曰虚空之至极矣。纯阳祖云："莫怪爱吟天上诗，盖缘吟得世间稀。惯餐玉帝宫中饭，曾著蓬莱洞里衣。马踏日轮红露卷，风衔月角擘云飞。何时再控青丝䯀，又掉金鞭入紫微。"盼蟾子云："金乌玉兔二合一，收藏入定待盈时。稍息涌泉银蟾现，白光与胎亲恋翁。"

坤炉移上乾鼎乡。

坤炉移上，乃是超出三界之始法矣，亦不可见景而生情动，必须纯圆足满，静极而待之，为赖寂观于妙境也。且大道无穷亦在空色色之分耳。盖万物极则还源，而大道亦然矣。若静生乎动机，有一点纯阳之物，从涌泉自升于中宫，与道胎相亲相恋，和合为一矣。而大河车之轮，又重转矣。《易》曰："阴阳合德而刚柔有体，以体天地之撰，以通神明之德。其称名也，杂而不越，于稽其类，其衰世之意邪？夫《易》彰往而察来，而微显阐幽，开而当名辨物，正言断辞则备矣。其称名也小，其取类也大。其旨远，其辞文，其言曲而中，其事肆而隐，因贰以济民行，以明失得之报。"

鹊巢鹫岭风云起，

鹊巢鹫岭，乃喻鸟之栖处。盖法轮重转之际，自有风声上行于鹫岭，似碧波而生云，乃枕尽之骨，欲有群噪之嚣也。且碧潭上升之白云，与道胎相合。次白云自往下由尾闾上顶，降于中宫，是为助胎之至宝矣。斯时静而又静，灭而又灭，鼻无出气，手无六脉，则大定矣，而万不可见景急出。纯阳祖云："欲陪仙侣得身轻，飞过蓬莱彻上清。朱顶鹤来云外接，紫鳞鱼向海内迎。姮娥月桂花先吐，王母仙桃子渐成。下瞰日轮天欲晓，定知人世久长生。"盼蟾子云："要妙细悟祭赛国，扫塔缚怪问宝朔。九头驸马窃舍利，碧波潭底配龙蛇。幸遇杨戬嗥天犬，回光复待荆棘磋。任凭千种光来现，天花不坠莫移撮。"

飘绕眉间放毫光。

飘绕眉间，乃是定中一团太和之天理，似醉如薰。释曰三昧大定，且无为之中忽有物焉，亦曰机也。自下中二田亦至眉间，纷纷白雪满空，名曰天花坠落。若无天花，则仙胎不足，尔当寂慧莫离大定矣。故纯阳祖云："五龙齐驾得升乾，须觉潜通造化权。真道每吟秋月淡，至言长运碧波寒。昼乘白鹤游三岛，夜顶金冠立古坛。一载已成千岁蘖，谁人将袖染尘寰？"解《西游》云："荆棘八戒愤当先，木仙庵中论诗篇。劲节孤直凌空子，拂云老叟与杏仙。丹桂老竹腊梅桧，各吟先世合道源。一夜无辞胭粉计，天明悟能筑断栏。"

急超三界婴儿演，

所喻超出三界者，而前言飘飘花雪而降之，乃真景至也，则仙子急当移念。超出三界者，下丹田、中宫、顶门谓之三界也，即释家《华严经》云："世尊从白毫相中放大光明，名曰如来出现矣。"盼蟾子云："自古贤圣谁敢书，五龙捧圣万金无。天律禁重深藏秘，冲虚伍子略喧舒。虽言景至亦当悟，余嘱学人莫粗乎。深观紧要雷将守，弗敢浅露合盘初。"昔日蓝养素，养胎于南岳。十月功成，而不知此，久定不能出。刘海蟾以李玉谿《十咏》寄之，遂大笑而出。故钟离正阳真人云："雷震天关鬼神惊，掀翻宇宙飞白雪。"吕纯阳真人云："寒云散后留残月，腊尽来时向太虚。"王重阳真人云："忽然间振动，天花遍坠，面前有个真人。"

防魔诱远不回乡。

防魔之诱，乃初出之备而不可远游，一念总在神不离舍。斯时天魔施威，不可认去也。盖出神一法，尔当细悟。昔日轩辕黄帝以火龙而出。施肩吾、钟离正阳、吕纯阳三真人，三级红楼出，以七层宝塔出。刘海蟾真人，以白气出，化鹤冲天。马丹阳以风雨雷震出，孙不二元君以香风瑞气出，刘朗然以金蝉出，苏耽真人以白鹤出，西山十二真人王祖以花树出，此有相可见而非身也。丘长春真人，出则通天彻地，见天地山河如同指掌。又云："三次撞透天门，日月自别直下，看森罗万象。"南岳蓝养素先生，以拍掌大笑而出，此二者，无相可见，而亦非身也。

乳哺上田三年正，

且出之初，被防外魔侵扰。若有诸佛圣仙言语，切不可答谈，只提正念，遂出遂入，不可远游。离凡躯二三尺，见一轮金光，本我所有之灵物，取而归之，亦为化形之妙药。且出之初，万物不可著也，只候自身中一轮金光现于中空，将法身近于光前，以法聚光，取于法身之内，遂急法身入于凡身，久久乳汁，则凡身立化为气矣。恐不得金光者，则凡身不能化为气矣，故有留身之说，亦在己之德行之过让。解《西游》云："危险错认小雷音，悟空金铍受难侵。幸遇亢宿阴阳透，弥勒降伏如他音。陀罗庄上七绝衕，朱紫国中医王身。救回金圣乘龙至，继险盘丝防七情。"

静处面壁脱尘房。

此即万古不泄之天机，今则泄之。自初出神，七日一出，至七七四十九日，或百日、千日，而三千，不失于久出促出之危险也。收而养之，子又生孙。且初出定时，原是一身，定久则百千万亿化身。功满之时，隐入深山古洞无人往来之所，兀然端坐炼形，化乎神，亦还乎虚，形亦还虚，是金仙如来末后之事也。吕祖云："箕星昴宿下长天，凡景宁教不愕然。龙出水来鳞甲就，鹤冲天去羽毛全。尘中教化千人眼，世上难知尔雅篇。自是凡流福命薄，忍教微妙略轻传。"盼蟾子曰："百尺竿头须进步，面壁功深万化无。释氏毗卢入性海，大定功完合虚无。"

道源精微歌

仰观天文，俯察地情。太极枢发，物我相同。

知者易悟，昧者难明。天人合发，始由道情。

玄机萌动，太极含精。阴静阳动，摄回本宫。

太极界地，不偏之中。些儿莫错，五行攒成。

三九阳长，春水溶融。潜龙在田，二五合凝。

离沉深渊，坎潎翻澜。周流百脉，静斋薰蒸。

宵冥微照，天地混溶。三才之道，后天归宗。

先天易返，允执厥中。不知照料，落守顽空。

水渭清浊，全凭德宏。若着浊念，执着疚成。

规规自然，卦爻彻通。吾身即天，无二法行。

虽言无极，后天现形。星辰日月，云雨雷风。

河图洛书，八卦列成。二十四气，进土分清。

四立二至，春秋夏冬。共合一处，吾身包笼。

贤者笃悟，准备慧生。莫负圣真，著书济众。

尔不深求，错过今生。任汝富贵，子男公卿。

限临倏忽，素手空行。吾劝君子，回头窥种。

若失今劫，化为泥城。迷言来世，转劫富荣。

不过如此，奔利逐名。莫如身在，速惺修程。

发愤立志，急觅真诚。儒书笃读，道书研穷。

二门一贯，丹经会通。择选静地，弃网脱笼。

尘孽消尽，丈夫豪雄。道成之后，儒称圣宗。

释教称佛，道称仙翁。逍遥世外，万劫本容。

全凭一念，作鬼成圣。尔不实信，细悟《中庸》。

研穷易理，方晓豁明。余不言谬，诓哄学功。

无非守真，志满精盈。神气内贯，百炼自灵。

吾由儒道，遁入玄中。著经画图，警贤归正。

余著三书，无不载明。道源精微，修道准绳。

瀍燿易考，河图辨明。敲蹻洞章，三教说清。

得遇此书，便知易成。叮咛同志，急早培功。

默默怀奋，渐渐挽绳。世事看淡，腔内扫空。

道中君子，方知吾情。

问答说

栗大志七问

问之一曰：修仙修佛可是一法修炼，可是二法修炼？

答曰：知真者，法门不二，三教归一，无此分别。昔日黄帝问广成子。答曰："天下无二道，圣人无二心，总不出积精累气固守元阳，穷理尽性以至于命。"《中庸》曰："故君子居易以俟命，小人行险以徼幸。子曰：射有似乎君子，失诸正鹄，反求诸其身。"

问之二曰：弟子出家以来，凡三教之高人，遇之不少，未闻一人言性命之至理，何也？

答曰：子之不明少所见视，总属垢重愆深。尔又不肯求教高人，前所遇者，流俗之文语。古云："是圣方知圣，是贤方知贤。"盖大道秘密之天机，德广配之。《中庸》谓之："道之不行也，我知之矣。知者过之，愚者不及也。道之不明也，我知之矣。贤者过之，不肖者不及也。"

问之三曰：弟子在儒之时，未闻先生有道之说，无非教人品正忠孝之论，而谈演者多，实学者稀焉，未言生死根本一事，何也？

答曰：子之不明儒道之理。自孔孟历代成圣得道之先贤，显诸书而心法在焉。使有志者，穷理尽性，心正而后身修。《康诰》曰："克明德。"《太甲》曰："顾諟天之明命。"《帝典》曰："克明峻德。"皆自明也。故《中庸》曰："故君子以人治人，改而止。忠恕违道不远，施诸己而不愿，亦勿施于人。"

问之四曰：弟子困而学之，自知其一，不明其二，敢问儒家修炼，何以下手可道矣？

答曰：明德知止为日用，以格物至善而尽命，以安静定虑以保精。《康诰》曰："惟命不于常"。道善则得之，不善则失之矣。若是儒道之高人，无不究论。

问曰：何以达彻？

答曰：此道之深妙，尽在《中庸》三十三章，而《大学》《孟子》，可为一贯。《易经》，此为修道之祖书，今之为儒，以《易》揲蓍求卦，凡真修者少焉。《中庸》曰："素隐行怪，后世有述焉，吾弗为之矣。君子遵道而行。"

问之五曰：弟子未闻释教禅理之宗旨，再恳开示。

答曰：释教者，乃西梵之佛教。自西天二十八祖来入中华，由梁武帝建都于金陵，八年十一月朔日，达摩西来，渡江欲往少林。且达摩乃天竺南印度国人也，得正法欲东游开度，阐扬大乘之气相，凡三周始入中华，嫡传六代，故达摩为中华释教之初祖。后人无知，争论教乡。亦有不真修，失却正理，讹传祖师折芦渡江，而严冬之月，能有芦苇乎？此乃喻性命之至道矣，使人参究，贤愚同悟。故《华严经》云："如来大仙道，微妙难可知。"《楞严经》云："身心合成，日益增长。"此以上之凭据，在《合宗语录》为证矣。

问之六曰：弟子始入玄门，不知道教之模范人品气质如何？再叩精微。

答曰：全真道教，最上一乘之修持。前贤圣祖传教，与世度人，紧持斋戒，正己化人，刻修刻省，直超仙祖之志气。亦非今时出家之人，混乱胡为，少所见识，迷却修命之正理。出家者等等不一，亦有因病者，亦有老迈者，或是贪图庙产，或因食禄衣绵，或因家道不顺，或因凶危困苦，借此门路栖身遁避，日后得地，无法不为，败坏教门，故此难遇宝书，何况真诀乎？祖师云："民间之耗鼠，败教之魔军。"若真修之士，以道德而观心，看富贵如浮沤，遁名利如逃水火，斩牵缠如脱患难，何有欲爱乎？

问之七曰：弟子闻念经受戒、方丈开坛，可是真道否？

答曰：念经者，止欲学贤；受戒者，治伏下根之人，恐其乱教生非。方丈者，作世俗僧道之领袖，阐扬世法，劝人捐资，伪善以为护持常住之诱矣。故释玄二门，捏争方丈，亦将某道士之名字，续在纸上，为接法传法。至修观之，其不趣笑？而他老来呜呼，何足为论！已昧却天道一贯，而不穷究大道，各被情藤欲萝而缚也，亦至幻质倏忽。而妄愚谓死尸成道，尔不悟俗言："无病何能死乎？"盖因病者，俱化异类而鬼去也。

赵大悟七问

问之一曰：弟子闻《中庸》云："至诚之道，可以前知。国家将兴，必有祯祥；国家将亡，必有妖孽。见乎蓍龟，动乎四体。祸福将至，善，必先知之；不善，必先知之。故至诚如神"之谓，弟子愚蒙，再恳法严开注。

答曰：自古上圣，不敢轻泄，故此儒家缺少双修之客。善哉！善哉！吾今泄汝。至诚者，是性命起首一着，将真意入在坤腹之中，名曰丹田，譬如为国。在此用灵神久栖，二六时中，常要觉照。用呼吸吹发其中，绵绵旋枢之意，不可须臾离也。国家将兴者，是静极丹田气动。若真修之士，起呼吸留恋，用武火采摄归源，而鼓动捣炼，名曰前知，得造化之长生，其不是祯祥者乎？国家将亡者，譬如修行之人，未得真诀，不知风火同用之机，亦不知调采之法。或因劳碌身心，或是行功怠惰，而睡浓之时，丹田阴气作怪勾引，心神无主，梦幻妇人，名曰妖孽。若不先知，而阳精一旦泄去，以何为之道哉！其不是国家将亡？若得诀真修之士，以灵龟为验。夫之外阳兴起，龟举为之景象，四体苏麻，祸福至矣。若能知止至善，其不是福也？懈怠无知，则阳精一旦泄去，其不是祸？夫生死之门户，故此至诚如神矣。古仙不敢发明，皆因欲利之人盲诧者重焉。

问之二曰：弟子闻《大学》之谓："缗蛮黄鸟，止于丘隅。子曰：於止，知其所止，何以人而不如鸟乎？"再叩开示。

答曰：缗者，续而不断。蛮者，南离之朱雀，在人为心，古人谓之灵鸟，在实处曰心，在虚处曰灵。黄者属土，在人为真意。丘隅者，在下丹田三岔口之角路，五行不到之处，此谓诚于中，形于外，故君子必慎其独也。此丘隅在空谷生精之所，将黄鸟止于丘隅之处，其不是水火既济之功？守住阳精，永无走漏，始得长生之果也，故曰於止。知其所止，二六时中，以清静瞻彼淇澳，回光返照，篆竹从坎水而出之。苟不可在此死止，急当求师，用呼吸采取，使无形之火，煅炼日久，成为浩然正气。古圣云："松下问童子，言师采药去。只在此山中，云深不知处。"故此人而不如鸟乎？修者如切如磋，如琢如磨，道学也。此乃万古不泄之真机，余天理泄之尽矣。

问之三曰：弟子观《大学》云："於戏前王不忘！君子贤其贤而亲其亲，小人乐其乐而利其利，此以没世不忘也。"叩恳指示。

答曰：此乃修道之至要，起手之津梁。三教之圣真，秘而又秘，此言

道源精微歌

调炼后天静返先天之指。夫欲修真，必须此法，补漏前失之元精，方可返老还童，再加精修以可入圣乎！於戏前王不忘者，戏乃调也，王者心也，用心去制于坎。不忘者，始从有为下手，终从忘，忘而定。先用调法，以精补精，可能还初。古仙云："竹破还将竹补宜，抱鸡当用卵为之。"《易经》云："发挥于刚柔而生爻，和顺于道德而理于义，穷理尽性以至于命。"是以抽坎补离之谓。释教六祖云："情来下种。"道教刘海蟾祖师曰："忙里偷闲调外药。"夫若调药之时，将真意宿在北海。李虚庵祖师云："心空即地归。"孟子所谓"火然泉达"，《易经》谓之妙在摩荡中见之。敲蹻道人曰："拈花全凭志气刚，知止融肩妙善长。闲吹无孔引祖气，戏弄金蟾会玉皇。"夫要工纯绵绵不断，故曰"亲其亲"也。知精生，晓其用法，逆而成仙作祖，顺去生人生物。故曰："小人乐其乐"，以淫欲为之美事，故"利其利"。至老精枯呜呼，而欲利不忘，此以没世不忘也。

问之四曰：弟子闻《中庸》之谓："子曰：素隐行怪，后世有述焉，吾弗为之矣。君子遵道而行，半途而废，吾弗能已矣。"叩启开注。

答曰：此理明现而已。孔子恐人堕入旁门，半途而废，论言素隐行怪。故此后人有不知性命者，盲解讹传，譬如外物尽将修身之天理，变为名利乖猾，倍加欲妄，人多求之。即有学者，易入邪径，或逞奇才，或逞异术，或高满伪明，或觋贡巧能，总属弗知修养，怎得一善则拳拳服膺？故此半途而废。若有缘深悟之士，修养性天，顾守先天真一之祖气，此为君子遵道而行。盖儒教有致中之心法行于世上，初手教人明德至善之地，在此心息相依。《大学》："诗曰：'周虽旧邦，其命维新。'是故君子无所不用其极。"释教曰"极乐国中，妙有真空"，喻之北海藏身。道教曰："真意宿丹田，时刻心火下降，与坎水相合。"《易经》曰水上火下，自然既济是也。凡三教迷却正理，念诵，不修人之根本，另外伪学，老来呜呼，将富贵功名，空遗尘世，故曰："遁世不见，知而不悔，惟圣者能之。"

问之五曰：弟子睹视《中庸》之谓："伐柯伐柯，其则不远。执柯而伐柯，睨而视之，犹以为远。"弟子再叩恩注。

答曰：善哉！善哉！子要谛听。伐柯者，是在根本上用意相征，根乃生人立物之蒂，名曰太极之枢柄。真阳在此栖居，父母未生先有此窍。释教曰净土家乡，道教曰天地灵根。若修长生之士，在此处立基矣，是为其则不远。心肾相隔八寸四分，必须睨而视之。夫人自离母腹，水火楛断，自降生以后，性不见命，命不能见性，而智伎渐长，先天理藏，识神用事，而元神渐丧。心火刻刻上炎，肾水朝朝下陷，此二物非真意莫能相会。如来曰："观自在菩萨"，海潮观音曰："心目所在"，海蟾帝君度马自然曰："回光返照"，又曰："凝神入坎宫，水得火而不下漏"，此性命自顾也，曰之犹以为远。《中庸》曰："君子以人治人"，是求己之道也。

问之六曰：弟子观看《中庸》之"诗曰：妻子好合，如鼓瑟琴。兄弟既翕，和乐且耽。宜尔室家，乐尔妻帑。子曰：父母其顺矣乎！"叩恳开示。

敲蹻道人云：鼓瑟敲竹乐容腮，离女坎男配和谐。乾坤夫妇掌门户，艮兄兑弟济徘徊。此为人身一太极，使阴阳交媾之景，暗合妻子父女纽结一团，其乐无穷，如磁石之相翕。交媾之妙法，在涤虑忘情，二六时中，以清静调息断欲止念为此大要，将真意放在坤坎二宫。《玉皇心印经》曰："出玄入牝"是也。候一阳生，采回本处，起巽风鼓动煅炼，名曰宜尔室家矣。如若积累清阳来复，当行周天之火，顺其乾坤之自然，又曰父母其顺矣乎。除此之外，属旁门是也。

问之七曰：弟子深思《中庸》之诗："神之格思，不可度思！矧可射思！夫微之显，诚之不可掩如此夫。"叩启详注。

答曰：此乃儒道之法门，本不应注，内藏天机踵深之秘奥。余待不注，犹恐失其正理是也，其不误于后学之君子乎？喻言神之格思者，是性命双修之指矣。始起手须要补漏筑基，将神意感动祖炁，丹田自然温暖。日久真阳发现，迫然似泄，急将心火下降，吸采撮闭，摄而归源。用意住在精中，鼓舞炼化，散于周身。先补五脏不足之处，起巽风吹之，外阳自缩。若将前失精气补满，忽然先天发现一阳来复，急起刻漏之火，不然，金流野扩，用真意采取皈炉，炉即丹田。存微细之灵神柔守而定，名曰神之格思。若静定片刻，此物要沉移下陷，夫稍用意拨转斗柄，枢慧逆上，应卦爻之进退。十二时中规规沐浴，进阳火三十六，上升于顶；退阴符二十四，降下丹田。是为一周，暗合先天之度数，内藏自然之天机，故曰不可度思。夫未修道之时，脊中之脉髓滞不通，又必矧可射思，其中玄妙活泼之法，又在遇师之传耳，亦在自己灵心细悟，故曰夫微之显，诚之不可掩如此夫也。

又问曰：何以彻透精微？

答曰：此道之精微，贵乎有德。时发天理之至善，方可开明智慧，达彻中边之奥窍。余愿有志怀贤之丈夫，先悟后受，可为达道之君子，便可登道矣哉！省之思之。

曹大溪七问

问之一曰：弟子恩感，愿闻释玄之理，何为仙佛之分？

答曰：余不敢自作聪明，遵《合宗语录》之奥指，方敢续注。《法华经》云："昔者仙人授佛妙法，如来因之，遂致成佛。"此佛自言得度于仙也。《华严经》云："如来大仙道，微妙难可知。"《华严经》又云："如来十名，或名释迦牟尼，或名七仙，或名毗卢遮那，或称持众仙，或名大仙师。"《梵纲戒经》云："般若兼禅，果证大觉仙。"此皆如来佛自称为仙也。

又问：佛称仙，不知仙可言佛否？

答曰：皆言是一。昔元始天尊，未生天地之时，先有灵炁，以始有之义，而强立名曰元始，化生天地，而后化生有人，分神化现十方无量世界，则佛亦从一分化现也。又佛言从无始以来，天地劫初而化生为佛也。则仙佛原为一人也。故迦叶颂释迦云："观我天尊师，处世离秽污"，则仙佛皆称天尊也。《玉皇本行经》云："帝初为光严妙乐国王，弃位修行三千二百劫，始证金仙，号曰清净自然觉王如来教诸菩萨，渐入虚无妙道。如是修行，又经亿劫，始证玉帝。是此帝也，诸佛之师，众圣之王。"此见皆称如来也。夫若真修之士，一道坦佟，有何彼此之分别？而性命是大事也哉！《中庸》曰："故君子居易以俟命，小人行险以徼幸。"《易经》曰："苟非其人，道不虚行。"又曰："柔之为道，不利远者。"

问之二曰：弟子闻言佛住西方，道在东土，因何为一家？

答曰：自太上昔出函关开度，皆因印度好杀故。周时佛法未入中华，昔秦始皇二十七年癸未，间有西方沙门室利房等一十八人，赍佛经来自西域，敕命囚禁。后遣室利房等并经俱还归天竺国，故汉前中华国皆未分佛。至东汉之初，佛法始入。光武之子明帝之时，佛法始入中国，始有佛称。北汉古赵地，其主刘渊，在晋朝正统之末年，立西梵俗人分别。若真修，无此分别。昔轩辕黄帝问广成老祖曰："天下无二道，圣人无二心"是也。惑愚者无知，性命俗讲，讹伪其知，万法归一法。夫若在道得僧之真指，修成大道，即道是佛；夫若在释得道之真指，修成大道，即僧是仙。此仙佛俱无分别。《中庸》曰："故君子尊德性而道问学，致广大而尽精微，极高明而道中庸。"又曰："故君子之道，本诸身。"《易经》曰："天地之道，贞观者也。日月之道，贞明者也。"又曰："天地之大德曰生。"敲蹻道人曰："自古至今，最上一乘之道果，上合天心，下配地理，中贯三才。凡三教若遇至道，总归一也。"邵子曰："道通天地有形外，思入风云变太中。"

问之三曰：道人争高曰仙大，谓老子度释迦成佛；僧人争高曰佛大，谓仙必参佛而后成真登果。弟子不辨真伪，叩启开示。

答曰：无徵而妄争者，两家俱非。余遵冲虚祖师之《合宗》，方敢细辨。佛生于周昭王二十四年甲寅岁降圣。老子于商阳甲时，入玄妙玉女胎中，至武丁二十四年庚辰岁二月十五日降圣。自武丁起为一君，历祖庚为二君，祖甲为三君，廪辛为四君，庚丁为五，武乙为六，文丁为七，帝乙为八，纣王为九，九君共一百八十年，又历周武王、成王、康王、昭王四君，共九十四年。商周二共十三君，二百七十四年，是老子出世已先已后。即令为佛之师，后人不知根彻皆数妄争矣。《华严经》佛自言仙人授佛妙法。昔老子曾过函谷关时，亦度关令矣。关令姓尹名喜，成道著《文始真经》行于世上，西行可证者。释迦文佛出时西渡流沙，但未闻老子自言曾度佛否，佛亦未言受老子度否。后人故不见犹龙之叹也。丘长春真人，于元朝元世祖四年壬午冬十月，西渡流沙河，止于雪山之阳，从元世祖皇帝征西域之时所请也。亦未闻其言曾度何佛，曾参何佛。亦有世之狂愚宗其佛而勿宗仙，亦有宗其仙而恶佛者，不过为争衣食之计耳。若夫真修之士，道成后欲度释者，释便称佛；欲度道者，道便称仙。此乃实语也。《中庸》曰："惟天下至诚，为能经纶天下之大经，立天下之大本，知天地之化育。夫焉有所倚？"《易经》曰："和顺于道德而理于义，穷理尽性以至于命。"

问之四曰：弟子浅见，无知仙佛之正果，再恳发明。

答曰：《法华经》之说，此仙度佛之有证而不掩者，昔阿般提国有仙于大迦旃延，名那罗尼，依频陀山阿私陀仙，得四禅五神通矣。后归佛修梵行为佛，大弟子又商那和修尊者，乃雪山飞行仙人也。见阿难坐于中流水面跏趺入灭，飞空而至。阿难付于正法眼藏，而为三祖。又弥遮迦尊者，中印度人也。为八万大仙之首。昔生于梵天，遇阿私陀仙授法，已经六劫，投五祖提多迦，得正法眼藏而为六祖。事皆在《传灯录》及《五灯会元》，是证也。

又问曰：《会元》之书，何年所有矣？

答曰：宋朝真宗景德间，吴僧道原作《传灯录》，翰林学士杨亿裁正叙

道源精微歌

之为一。宋仁宗天圣中驸马都尉李遵勖，作《广灯录》，仁宗御制叙之为二。此俗人所作，亦不足凭。宋徽宗建中靖国元年，佛国白禅师作《续灯录》，徽宗叙之为三。宋孝宗淳熙十年，净慈明翁禅师作《联灯会要》，淡斋李泳叙之为四也。宋宁宗嘉泰中雷庵受禅师作《普灯录》，陆游叙之为五也。宋李隐林大川禅师，以五灯浩博，学者难究，乃采辑作《五灯会元》。金国大定时，别有《继灯录》。元顺帝至元间云壑端禅师，又作《心灯录》，皆详录之前事。且自古至今，亦有以盲引盲，使学人无处下手。盖释教之全法，不出《法华》《楞严》《华严》《宝积》，经中有近代六祖所著《坛经》一部，使"有情来下种"，而修舍利，是为正道也。有《和尚语录》《禅师语录》，乃妄语也，难了身心，故此轮转三途，落于投胎夺舍、顽空一徒，其不误入邪径？

问之五曰：弟子不知东土有此事否？

答曰：东土亦有释教参玄者。昔道光禅师，乃陕府鸡足山下人也，始由博学明儒入释，初为僧，号紫贤。先参修岩，闻道眼因缘，金鸡未鸣时如何没这音响之句；又参如环，问之如何是超佛越祖，闻醐饼圆陀陀地之句，遂能宗说兼通，机锋敏捷。诸方无能参悟，怎知极玄之妙处，实难识破正果，而生死难了。薛自叹曰："画饼不可充饥，不能悟出生身立命之事，不过说禅谈道而已，于佛祖超劫寿命慧命全无干涉。"后参张紫阳真人门下石得之真人，姓石名泰字得之，号杏林。因题平叔之诗，机缘会于寺中，得闻仙道而成证佛果，方知投胎夺舍是执空之徒，枯坐无为是五通之阴灵。受仙指觉悟，伏虎降龙，得还丹之妙，豁然憬梦，我教法门，只知悟性为宗，不悟世尊有云先除淫根之妙义。金丹之道得橐为上，然必明心见性为主，方为最上一乘；若以精竭淫身，悟性即成佛，万无是理，佛说落于魔道，若不炼性徒妄金丹大橐，终是渗漏无成。又曰："大丹未现前，大橐未明透，一毫渗漏，抛身入身，圆明照了，兼修金丹，道成十极，号曰真人"，此东土实是佛参仙之有证者，未闻仙参佛之说矣。

再恳发明仙佛虽是一理，弟子不明，何为先后二天？

答曰：先者是先天之元炁，为人之根本。此炁养身立命之种，自父母交精之时，感太极真阴真阳，胎满月足，脐蒂揸断，先天真阳之炁，藏于杳冥不测之地，医曰："两肾中间生祖炁"是也。有此祖炁则生，无此祖炁则死。道家曰："闭塞命门保玉都"是也。释家曰："龙宫说法，龙女献珠"，又曰："慧命可保寿命"，此是先天一边之理。

问曰：何为后天？

敲蹻答曰：后天者，为培养之基。自感成胎之时，全仗母之血气耽养之功。十月胎足，瓜熟蒂落，团的一声，先天埋藏而后天气接矣。喜乐忧恐渐渐攻发，日就月将知识开扬，时刻先天消耗，至老先后天不能相会，故曰："人死不知性命。"吾今谓汝略起身心，常潜北海时刻潮候为调补之法，亦可还初。盼蟾子曰："念起急觉在玄关，稳坐桥边志要坚。先使观音往北度，后移坎门入坤田。"

问之六曰：弟子无知古圣从道，与今时出家之人，原是一理，因何成道者稀焉？叩启发明。

答曰：子之不明古圣根深志大，亦非俗流之辈，皆弃凡世而诚心苦志真参实悟，故得遇真仙来度。遵古有云："稍些牵连尘缘计，爱欲缠身仙怎来？"自古圣弃尘之修，如玉帝弃国王，如轩辕黄帝弃位，如李老君周朝柱下史官而弃之，如玄帝弃太子以修真，如老庄弃大夫而从玄，如东华帝君弃周朝之元帅，如尧舜夏禹弃位真修，如尹喜真人弃东宫宾师迁函谷关令而从太上真修，如许旌阳弃旌阳县县令，如钟离真人弃汉朝之将军，如吴猛真人弃西安县县令，如彭抗弃尚书舍妄修真，如张天师道陵弃巴郡江州令，如王子乔以太子而弃帝位，如刘宽之弃司徒太尉，如刘道成弃陈州刺史，如张三山弃大司空，如吕纯阳祖弃德化县令，如刘海蟾祖弃辽国宰相，如王重阳祖弃宋徽钦时领兵校尉、万贯之荣富，如马丹阳弃宁海半州之富，如张紫阳胸怀五车之饱儒。自古成道者数万余家，拔宅者数千余人，悉皆舍妄归真，弃富贵苦心学道，故得金丹而成道，遇仙人而传道，亦非今时居官而不弃官，恋家而不舍家，只愿永得富贵，两妄不舍，亦无古人之志行，神仙望望去远，安肯显身度之？偶然遇之，不过是伪法方士，巧诈谋进内贪计利，轻者受害，重者误己性命，何不自己思之？

又问曰：何为五通？

答曰：阴神者，亦有神通矣。头一通神境通，变化无穷也；第二通，宿命通，能知自身之前世及后事，过去未来，一一皆知；第三通他心通，知他人诸谋之事；第四通天耳通，遍闻天下人物之声，俱可远听；第五通天眼通，能视天上天下，有形无形，尽可一见，观人观物，亦无障隔。此为五通之果，仙佛称为二乘之小道，世称五通之灵鬼，侵淫女人，到处伪仙。此修之果为次矣。

问曰：何为六通？

答曰：六通者，仙佛起首所修，用虚灵之神意，固守阳精，文烹武炼，静定照顾，采取抽添，加减风火，沐浴温养之进退，要合自然之天机，捣炼日久，方成大聚。服食怀胎养慧，合于虚无，神全炁足，阳神出现，多此一通，名曰漏尽通。因起首断淫止欲，永无走精之患。若有此一通，为仙佛之六通；若少此一通，为五通之阴鬼。因此由少此一通，皆因无法保漏，偏修心中之阴神，阳漏枯竭，死而为鬼，必然是此理也。若有生死者，皆非仙佛之道。太霄琅书太极大法师云："五通尚在三界，未为仙也。"夫天仙无不无，有不有，能觉有无之间，于其际而无际，乃能超出三界。若得嫡指，阳精无漏，则成漏尽。此通一成，即得长生不死，为天仙与诸佛世尊之基。若精漏不住，难得此通，则不能长生，有死者，即有转轮。世之愚人，不知有逃轮回之道。古仙云："留得阳精，决定长生"是也。专有一等狂愚之人，以枯坐歇精为之道，不然以投胎夺舍为至道。或又演习死后转入王公大臣，其不舍身投身，又劳后世之父母？《无上内秘藏经》云："法无二念，当知三界之中，有漏众生，无方便慧，终无悟解。"且佛教中言阿私陀仙迦游延等，得四禅五通，所少于佛者，即漏尽通矣。正是淫欲未净而阳精之漏，故成阴神之果。以上之谓，不敢伪传，俱印证也。

问之七曰：弟子愆深，不辨真伪一事。自幼在儒之时，闻僧与常人言，昔日吕祖戏牡丹一事，可是真否？

答曰：孽哉！纯阳翁乃唐朝德宗贞元十二年四月十四日巳时降生，于唐朝文宗开成二年丁巳举科进士，是年此时四十二岁，为德化县令。出城游庐山，遇异人，自言是钟离权，其话有契。吕遂弃职随之七八年，而闻至道。后修成大道，于六十四岁五月二十日，黄鹤楼前飞升虚境，超出天地五行之外。世人皆知，不可昧矣。况牡丹乃宋朝第十代孝宗皇帝淳熙年间，出此异事。有假道严洞宾，习旁门之邪法，用采战之外道，后遇国朝访剿，而外道遁避，隐藏真姓，显其假名。世俗人称为洞宾，其不知严洞宾戏牡丹是实也。后来严姓遭遇天诛，此事俱有凭证。观看《神仙通鉴》与《列仙传》，辨其真伪矣。

又问曰：世俗人与僧家，常言有吕祖访黄龙求法，黄龙不传，吕反用剑斩之，可是真否？

答曰：黄龙者，在豫章南昌府宁州东乡，有一座黄龙山，寺僧晦堂和尚，亦非大乘之道。僧乃俗耳，与黄庭坚居乡邻，为言语文字之友，同习灰心死坐之功，皆宋朝真宗景德年间人也。岂有大定出神之工？能历过五百余年，一定之不死者，吕翁也！吕因何反求五通有死之道？僧以学死后转福之念耳，怎放阳神，去来无碍，与古佛天仙并驾矣，是为最上无上之上乘？况吕翁至今屡屡显圣度人，由已得定出定，不落生死之轮回，独超万亿之浩劫。且黄龙死后，至于今独不能显一圣之灵，能如世尊之度人，能如吕祖之度人？僧反毁显圣之天仙，而凡僧毁谤，黄有何足之荣，吕有何羞之辱？细观黄在未死之时，不能神通，如吕已死，后又不能复出现化于世上，此乃死后入轮回，胎去久矣。弥勒佛所谓终是落空亡是也。自古难逢大乘之正宗。马丹阳云："师恩深重真难报，誓死圜墙炼至真。"说此仙佛之正机，不二法门是也。

自太上传之东华帝君，东华传之钟离，钟离传之吕纯阳、刘海蟾二人，遂分南北二宗之首领。吕纯阳又传之王重阳。重阳初授之和玉蟾、李灵阳、史处厚、刘通微、严处常，相继授道；次又传之马、谭、刘、邱、王、郝、孙，为北宗之七真。及其下至大明之时，裔传王栖云、尹清和、宋披云、虎皮张真人、李虚庵、曹还阳、伍冲虚、伍守虚、徐复阳。盖冲虚子在大清之时，又传柳华阳和尚。马丹阳之门人宋披云，即黄房公，在大明之时，又传李太虚，李又传张紫琼，张又传之赵缘督，赵又传之上阳子陈观悟，陈又传之刘玄谷，是为北宗分支岔派。南宗者，刘海蟾翁传之张紫阳，张又传石杏林，石又传薛道光，薛又传陈泥丸，陈又传白玉蟾，白又传彭鹤林，彭又传萧紫虚，是为南宗之开教也。自古历代秘附本音，此以上未书者诸祖千百余家，余不能繁述矣。

于大济七问

问之一曰：弟子浅见，有一先生传人，教人泯目端坐，眼观鼻准，鼻观心窍，谓之水火既济。若外阳举发之时，用意后升前降，转睛补脑，谓之还丹，可是真道否？

答曰：此人未得真传，不知确实，总属盲讹教人，以文字之毁揣。不明先天返还之理，又不肯低心求教高人，其不自误今生，以盲引盲？盖大道初手用五行归根之法，将心目沉潜于海底，以真意为火，住养锅底，水得火而温暖。要知玄牝之门户，必须使橐籥之风箱吹入炉中，火得风而焰灼，方可有萌动之机。久久捣炼，非一朝一夕之工夫。功纯志坚，性灵诀真，自有真种产焉。采取归炉，入鼎烹薰，鼓动煅炼，是为化精之具。若到采聚不化之时，先天景至，另有口诀在焉。起开阖之机，行周天之秘秘，内有爻度之法限，非敢妄行升降。若错差毫厘，而金丹不但不结，反生恶患，其可不细察之哉！

问之二曰：弟子闻打坐之人，凡有走漏，是何故也？

答曰：此人空坐，水火隔断，不能心肾交合。又加强杀死坐，上耗心志，下陷真阳，劳其精神，无所安栖。《大学》曰："於止，知其所止。"且又不知风火玄关之妙窍，日久尪羸，性命不能久居。

问曰：亦有不泄漏者，是何故也？

答曰：或因老迈精枯，或因病患阳痿精绝，或掩昧弗说逞己之能坐，犹恐老来悲哉。尔其知以精生为自本，古曰："本立而道生"是也。释教曰："情来下种"，道教曰："有聚方可求道，无聚难得求真"，此理不虚也。

问之三曰：有一先生教人子午端坐，存想元神，叩齿漱津，搅舌下龙泉之水，分而送下丹田，然后从尾闾用意返转泥丸，复又咽津照前一样，每日三时皆是行之。可是真道否？

答曰：此系止念少虑之法，名曰空转津液。此法不能成道，亦无大害，无非操劳后天。若精生无法治之，其不知天地间，有形者皆然有坏，实有无极之道，万劫常存，亦非自作聪明。偈曰："五行山下制猴王，幸遇取经唐玄奘。伏虎降龙收八戒，沙河悟静始从刚。"

问之四曰：弟子闻言修性者，必须高庵大寺，或栖穷谷深岩，不然肩担远奔，朝山驾海，谓之修道，可成道否？

答曰：此人浊多清少，慧力闭塞。或己之俗愆垢重，故而迷言。盖大道有三事为要。

问曰：哪三事？

答曰：第一者，法财侣地。第二者，德广善宏。第三者，格物贯通。夫若真修之士，道在自身，修炼何必在外觅求？凡一人身之内，阴阳五行俱备，上合于天，下配于地，中贯三才之体，为人一身，全凭精气血液元神统领。若以奔走劳碌，或沽名逐利，以伪作真，与道远矣。尔不思寒热暑湿不正之气，若夫染着，其不苦矣。愿君子惺而证之。

问之五曰：弟子再叩开示。凡三教工夫一体，喻名不一，因何道曰金丹，释曰舍利子，儒曰浩然正炁？恳法严注示。

答曰：道曰金丹者，金乃西方之正色，生水之根源，水从人身，名曰坎宫，又曰丹田，故人起手先修此处，炼精化炁，变成小緊，故曰先天逆行，水能生金。捣炼日久，名曰金丹，可以入圣乎！释曰舍利子者，是西梵之语也。舍乃元神所栖之宅也，如来佛曰净土家乡，中华曰丹田，此处神养固守，偶合日久，产为种子，譬如积宝重利。子者，坎宫子位是也，故修炼名曰舍利子矣。儒曰浩然正炁。浩者大也，犹如水之涌会出自然。正者乃不偏不倚中宫是也，医曰命门，又曰丹田。性未变情之时，原是先天祖炁，炁乃无形之火，常居命门中间。若得真师指示，使浩与然二物相交，名曰既济之功。三教之修，原属一理。奈人无知，偏弊自惑，分门立户，短论争长，总属俗流之辈。若真修之士，无此分别之论，总要自己尽性了命，而逃孽海乎，其不是丈夫也！

问之六曰：弟子闻古圣云："松下问童子，言师采药去。只在此山中，云深不知处。"可是《千家诗》之注解矣？

答曰：《千家诗》注解者，套语文字，不知此诗，大有秘奥，内藏性命之道。松者，金公木母为交并是也。下者，地坤是也。童子者，是二目之双眸子也。师者，施也。采緊者，是阳生也。凡修行人，若知阳生不失其时，采取皈炉，小则延年益寿，大则亦可成仙成佛，此为真緊矣。亦非医学后天之草药也。此山中者，是人之法身，譬如须弥山。《易经》曰艮山，采緊即在山中是也。释曰龙宫，又曰极乐国；道曰产药之川源，又曰丹田。云深不知处者，譬如盲修之人，不知精生之所，亦不知归根之处，亦不知采取煅炼之法。此诗大有深指，遇真师方可晓用矣。

问之七曰：弟子闻古儒云："月到天心处，风来水面时。一般清异味，料得少人知。"再恳发明。

答曰：月到天心处者，是禅定中之景象，现于中天，犹如潭月双辉是也。风来水面时者，是元神坐在坎宫子位之中，用子息吹嘘水面，静候机时而采大緊矣。一般清异味者，是太极旋枢浓合融会之妙意。斯时极乐难以言语形容，故曰异味矣。少人知者，亦非俗人能晓，或成仙得道者可以知之，或大工至此亦可知之，或得诀之人稍以晓用，除此之外，少人知矣。

五等仙

五等仙者，天仙、神仙、地仙、人仙、鬼仙之目。世人知之有仙，不知修仙不一。仙虽五等，而其种则二，阴神阳神之不同矣。鬼仙者，阴灵也，皆因阳尽纯阴，虽然有灵，终是纯阴之鬼。天仙、神仙、地仙、人仙者，阳神之种类也。此四仙得炁之全足，原属一本所修，内有浅深之不同，证果有大小之异。初登人仙进至地仙，再进修神仙，修至极处名曰天仙。夫大修行者，学仙佛之正道，谈仙佛之正理，持仙佛之正戒，行仙佛之正行，能采取肾中真精之阳炁，配合心中本性之元神，载运呼吸，而为小周天之火，薰蒸补助，补得元圆充满，如十六岁童子纯阳之体，所谓二八一斤之数，名曰铅半斤、汞八两，又曰上弦八两、下弦半斤，仙佛曰："丈六之金身"是也。夫四仙起首，炼精返炁，固守下丹田，炁久固而身亦得久固，所以成人仙矣。不失人身，亦不能离人身，此为初机小成之果耳。

若大仙之道，即上关中关初关之所修成。初关乃炼精化炁，守之则保长年。栗大志问曰："用何保法？"盼蟾子答曰："炁欲动则使之不动而还静，精欲化使不化而仍为炁。若蘗生，急采取烹炼于下田，归其根，复其命，命长在而载命之身亦长在也。若不守真炁，复泄真精，则与常人生死之同异也。所以云：神驰则炁散，眼耳鼻舌意内炁亦散矣。神若外驰于淫，则内炁随而散于淫根，而用触六根之尘，皆能令我炁散，最危险所当防之。夫精由元炁化而为精为髓，以护人身之宝。精若生则炁根为旺，精髓若竭，则炁根无而不生，故而亡矣。"《道藏妙法莲华真经》云："魂劳神散，炁竭命终。"陈希夷云："留得阳精，决定长生。"

夫炼精化炁为之人仙，由人仙用工采大蘗，服食化炁团丹，淫根自除矣。如来曰："马阴藏相"，古仙曰："金龟缩首"，为之地仙。由地仙之位，养胎化神，移胎出神，显化为之神仙。由神仙面壁还虚，入毗卢之性海，去来无碍，天地劫终而元神独存，为之天仙也。若夫知人仙不求上进之功，久则不能固守。或遇水火刀兵之劫，或遇天地九阳六百之劫，或四时不正之气。若夫染着遇着，失却自身，落鬼道轮转一徒。急当早叩天机，虔修超脱冲举，与天地无为之果证矣。《太上洞玄灵宝智慧本愿大成上品经》云："立三百善，功可得长生，存地仙居。一功不全则灾从一始，而都失前功矣。"常有其念在于心膂者，则是也。善功者，是大修行人内炼精炁神之善功。三百者，大概言之。《感应篇》所谓"欲修天仙者，当立一千三百善"，此上言捣炼大槃，不失其时，功满德备，有所望焉。

天仙口诀云

天仙大道听我说，只要金木无间隔。
灵父灵母神炁全，乾男坤女不精缺。
真铅真汞须实认，魄髓乌肝药无别。
两弦混合共一斤，二炁贯通如圆彻。
先天祖炁别无诀，一粒金丹倾刻结。
离中阴汞借此乾，渐渐黑铅上枯竭。
姓名标在仙籍上，不遇知音莫轻泄。
十洲三岛任意游，跨鹤乘鸾朝玉阙。

神仙口诀云

神仙之道理分明，本与天仙道亦同。
铅汞两般别无槃，阴阳二炁是玄宗。
初时下手剑要灵，不是梅花与鹤翎。
炼成慧剑随人意，曲直刚柔掌中存。
施展宝剑运神功，一阳初动觅真精。
采取坎户真精液，补我离中腹内阴。
鼎炉造化神炁精，乾男坤女配黄庭。
若非戊己为媒聘，争得金丹满鼎红。

地仙口诀云

地仙之道别有说，指出三关真妙诀。

夹脊玉枕昆仑上，吞入华池把命接。

坤坎二窍玄牝穴，精关尾闾休轻越。

肘后金晶从此飞，须识任督两道脉。

神灵炁全精不泄，既取玩赏西江月。

虚心实腹谷神存，利锁名缰须解彻。

德配仙缘炼服食，地仙可登天仙客。

走霞飞云任往来，且在人间经几劫。

人仙口诀云

人仙之道须养气，水升火降为既济。

丹田温暖病不生，心清性静固根蒂。

八段锦练六字气，卫生歌诀须频记。

谨身三戒休要忘，大喜大怒并醉欲。

春要听肝秋呬肺，这个玄机须可会。

夏呵心病肾冬吹，四季常呼养脾气。

斩断贪嗔绝思虑，利锁名缰须频弃。

忠孝双全急培补，耋颜不老当在世。

鬼仙口诀云

鬼仙之道天最禁戒，今以失却真传。

鬼仙修道要真传，只在中黄理自然。

鉴形闭息思神法，弗遇真师莫强言。

须着慎醒勿贪眼，气聚精凝神自全。

六字真全为至宝，四门要诀有开关。

移居可返借尸还，投胎夺舍有何难。

来来往往昏无昧，万国游嬉一瞬间。

朝上玉帝赴琼筵，也无坐诀各家禅。

若悟鬼仙真玄妙，常玩蓬莱一洞天。

女真修

　　夫女真修炼，先要却病，调准月信，然后炼己，斩断赤龙，与男子伏白虎其理一也。故男子乃太阳纯圆之体，而阳精日日能长能泄，借此长泄能补成乾健之体。且伏虎之工，志刚之丈夫方可为也。女人乃太阴纯圆之体，其癸水一月一潮，故与男子初下手行工不同。若斩赤龙之后，与男子行功一理，自小周天起手，至出神还虚皆是一也。盖妇人月信多有不调者，乃任脉、带脉有亏盈之瘀血，必先用草药治其有形之病。先服通窍活血汤一剂，此剂用真麝香五厘冲，南红花三钱，桃仁泥三钱，赤芍药一钱，川芎二钱，姜三钱，老葱三根，红枣七枚，共三物碎切，用黄酒半斤，并药同煎，煎一半盏去渣，对麝香再煎三沸服之，使周身之血窍无不通达，兼治劳症。然后再服加减四物汤，调治气血，无溢无亏，信来颜色鲜红，日准为度，方可炼己。若月信不准，不敢断斩赤龙，定是此理也。四物汤者，当归身三钱、白芍二钱、川芎二钱、生地三钱、人参二钱、白术二钱、柴胡二钱、白茯苓三钱、半夏二钱、香附三钱、炙甘草一钱五分、姜三片，若气虚加黄芪五钱，连服二三剂，亦可气足血盈，便可下手斩断赤龙。急刻求师指示炼己修真，坤返乾健之体。

　　妇人为太阴修炼，以经水为本，血为少阴之经络，与带脉、任脉并行周流，又为天癸降潮之海，又为之首经返还往来、周流不息之路。但女人每月受信水一升三合，经行而脉亦行。自幼女子本无经行，只因十四岁知其男女交合之意，欲情亦动，浑身发热，炁脉通畅，以至天癸奔涌。欲修长生之道，必须静室之中，绝无男女往来，断交世俗淫荡之妇，口不乱谈旁非之事，目不外视远近之色，耳不外听一切诸声，炼神于两乳之间，默默忘情绝念，心不外游。每遇凡欲情动，即当正念治之。每遇淫根发动，急用鼓琴招凤之法，使武火住养北海，起巽风吹发其中，使慧光返照龙宫，存神于两乳之中。若无决烈之志，性变情流，赤龙难斩矣。假如前月初一日信来，至初三日至，即当初三日行功，初次为斩其尾。次月即当初二日行功，而斩其腰。次第三月即当初一日行功，而斩其头，则赤龙亦断矣。若过七七之岁，癸水已绝，遇真师指敲琴唤凤之法，将赤龙调出，然再斩之，可为真诀矣。

若童女亦不必斩赤脉之功，由此直超圆沌，是为童真修炼，与男子采槃之工相似也。第一要炼己纯熟，方有妙用，一毫不差，不失槃产之时，此乃太阴炼形之法。情欲一动，真炁已至，便行父母未生之前，所产槃炉之真炁，用力一提，以意采摄，送至左乳房，三十六次。以右手搓摩左乳三十六遍。故要采提真气数足，如此六次，共二百一十六次后，以默坐闭住息数，以两手抱定两乳，静坐片时，息定。复又真炁已至，用力从父母未生之前，产槃炉之间，一提真炁，送归右乳二十四次。故要采提真炁数足，如此六次，共一百四十有四次。仍照前闭住息数，以两手抱定两乳，默坐片时。二六时中，工夫已毕，合周天度数之火候。每日以此行持，可待次月初二日照前斩腰，至第三月初一日以可斩头。第四月如赤龙斩住，再不可行此工夫。却用两手抱住双乳，闭息静坐，每日忘情涤虑，一切尘念不关于心，逐日加工，不可懈怠。自然槃生，从玄牝之间，阳炁冲透，自尾间扶上夹脊，通过玉枕，直上泥丸，与男子工夫一般，开关得槃，交姤下降黄庭，浇灌五脏。如此不可缺断，必须加工上进，方得婴儿成就调和温养之功，仔细察其男子用工之诸节，必须晓用此法。遇至诚之烈女、善德淑贤之妇人，方敢诀破，甚之秘之。若传淫俗诡诈伪善之妇女，必遭天诛而谴也。

盖最上一乘之妙道，先天大觉之金仙，自西王母嫡传与骊山老母，骊又嫡指崔道姑，崔又授与李道姑，李又授与陈仙姑，陈又授与杨赛花，杨又授与黄花姑，黄又授与麻姑，麻又授与王金莲，王又授与杨仙姑。以上皆系口口相传。

大志问曰："男仙可有传女仙者否？"敲蹻答曰："大乘之道，男女一理。若知真诀，男可传女，女也可传男。昔日吕纯阳祖师，嫡指何仙姑，次又指与张珍奴，又至于王重阳祖师嫡传孙不二元君，此乃男传女也。亦有女传男者，是孙不二元君立派，名曰清静派，至今接引后学弟子无数，此是女传男也。"

又赵大悟问曰："亦有自悟成道者否？"答曰："昔日魏元君名华存，字贤安，乃汴梁城人也。父魏舒字元阳，晋成帝时为左仆射，进位司徒，封剧阳县开国子，薨谥文康，母德庆夫人。元君生汉献帝建安十八年二月十五日，天才卓易，幼读黄老之书，性嗜神仙之术，修真慕道，常欲居静。父母苦阻，二十四岁，强通太保夫掾刘义，所生二子。夫刘早逝，自二子长子刘瑕安城太守，次子刘仆从事中郎。此时元君复却脱尘，急办修真，于晋世祖司马炎太康九年戊申岁十二月十六日夜半，道君得仙秩之千卷投之元君。此书授与西域真人，并口诀。又授戚姑三女，又授与灵昭女，皆行此道。元君成道后，作《玉剑金书》行于世上，位登紫虚。元君领南岳上真司命，将望于斗牛之间，直超飞升，在晋成帝太宁九年九月十五日玉诏，有《劝世文》留传一部。

其一　太阴炼形歌

女人学仙指掌间，奇门二穴通泥丸。
常依潮候调真息，神归天谷自盘旋。
先将真火烧两乳，移入丹田化作铅。
至诚炼就纯阳体，返老还童寿万年。

其二　太阴炼形歌

精炁为根立性基，澄心内外照无为。
绵绵呼吸收阳水，默默调元配坎离。
饥渴饮乾真土液，醉眠穿领火龙衣。
翻身剑卓天王塔，化作成仙丈六梯。

其三　太阴炼形歌

乾坤妙用应方圆，握住双关炁脉旋。
倒卷黄河三尺浪，掏回玄谷一抅泉。
净瓶开仰收云雪，清笛吹时应地天。
二八丹头吞入腹，形躯倾刻化纯乾。

其四　太阴炼形歌

闭户开关百脉通，子前午后默持功。

炼形斡转奇门穴，运火抽扇橐龠风。

调就纯坤洞里虎，一卷套住震宫龙。

地雷发令云施雨，洗濯黄芽穿九重。

其五　太阴炼形歌

固命先须调本形，忘言绝念不着经。

鼎煎八海红尘水，口吸三山碧玉精。

五彩玄珠穿赤壁，一枝柳叶插金瓶。

佳人施展神工巧，刻竹为箫品一声。

其六　太阴炼形歌

阴阳消息托黄婆，默默真情两意和。

老虎饥餐雏凤髓，红蛇穿透黑龟窝。

五彩互体无魔障，入水归源绝浪波。

云布龙吟飞白雪，牧童横笛转西坡。

其七　太阴炼形歌

炼形须固本根源，脉息旋行聚上玄。

擒住赤龙田里隐，牢关白虎洞中眠。

启请仙客青娥女，随伴真人白玉蟾。

口口传符通一炁，相吞相啖转回天。

其八　太阴炼形歌

神女吹箫二八时，清音嘹亮应华西。

玉童惊起离龙穴，金母邀归兑虎基。

百窍灌开旋一炁，九宫闭息斩三尸。

天关地轴通消息，颠倒阳回少人知。

其九　太阴炼形歌

自从三藏取经行，撞倒西天九曲城。

重整乾坤须积炁，寻添水火补元形。

三周不问神功备，一刻相符造化成。

依旧春风迎宇宙，超凡入圣永长生。

自古女真修，万万难拔一也。赵大悟问曰："妇人欲修大道，以何为先？"答曰："扫尽欲念为先，斩尽恩爱为急。"又问："何故？"答曰："欲念不除，其经不绝；恩爱不断，大道难明。此二者，死生之种子，轮回之根本，故此二事为先。若能断除欲念，斩绝情爱，弃其贪嗔，志其形体，何虑大道难成、智慧不生矣！虽有愚拙，依诀而行，若能采先天一回，尔慧悟增长百倍。诗赋文章，不思而就，不学而能明。譬如凡夫情姤生子，顺出者以可生人，逆回者助与自身，增长灵慧，久而变化，可称仙佛圣贤是也。吕祖曰：'欲脱轮回苦，先把无明灭。一点操持心，坚刚加钝铁。些点男女心，烈火温不热。人情并富贵，荣华都收折。遁避尘寰中，忘人并忘我。'"

道本无名，修之成形。在夫一志，惺觉真宗。

因何有身，太极之能。人小天地，五行攒成。

父母两仪，窅冥真精。方有四大，色身胞脓。

五官四肢，渐长成形。瓜熟蒂落，自现体容。

欲渐灵觉，喜怒哀情。知事识物，俱备灵通。

至少而壮，愤发七情。天性改换，识性分征。

欲恣慾发，名利心重。万万难脱，一大关中。

故而俗言，生死造成。贤圣不忍，使人脱笼。

著出丹经，钓贤归正。重入胞胎，神息调踵。

与精相合，凝结圣婴。法在默持，思想本容。

父母根本，即是佛种。父母极乐，是吾根宗。

以根超凡，以根成圣。不与凡交，心姤肾宫。

二炁来往，阴阳乐容。犹如父母，授我身形。

君子成道，俗夫贱情。志刚丈夫，方能忍性。

治己最难，无德放空。物来知止，至善摄烹。

全凭两忘，入蛰寒虫。真意为火，呼吸为风。

不失期时，候地雷鸣。采归煅炼，鼓舞吹笙。

物伏泰定，温存勿惊。倾刻勇壮，极急归窍。

二候团聚，牟尼成形。真师口授，逆转上冲。

先后二天，一处混融。三转九还，七返炼成。

释曰舍利，道曰丹成。儒曰浩然，永劫神通。

至大至刚，善德培成。

又吟：

三教禁秘今著篇，河图洛书谓此源。

儒曰二五凝妙合，道曰河车运周天。

释曰鹿车法轮转，万古不泄余尽传。

吾愿知心同志友，至修实悟细辨参。

妙合图

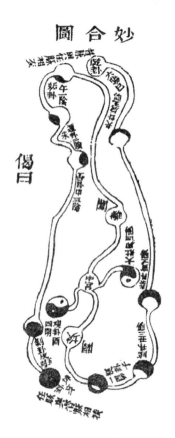

偈曰：

　　一阳复卦起玄机，吸升呼降合坎离。
　　静极之动清中觉，无动欲动浊中机。
　　德正瞩物合天道，搬运导引后天迷。
　　有慊无治先天散，有治无慊守空蒂。

夫人身虽与天地相同，而不与天地形象相似，故而寝失者多矣。余辨此图显然天理，自古仙佛圣贤，秘而单传，不肯共同大众，故著经书千譬万喻，而后学无能从入。余今好事将洛书二五妙合阅辨归书，是图也，惟愿潜心愤悟，而自登圣域矣。有志者，不被吾图所惑；无志者，惑吾图矣。

偈曰：

> 息数爻度合天机，迟早沐浴自然时。
>
> 后升前降有刻漏，阳火阴符要细知。
>
> 不真莫采分清浊，呼吸权凭斗柄移。
>
> 若无后天难运转，缺少先天怎立基。

大槃图

图槃大

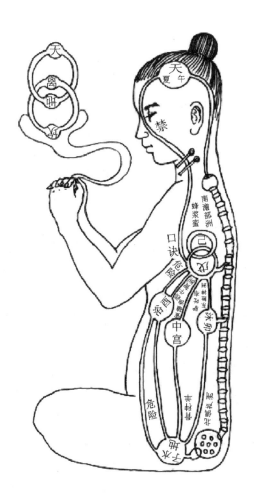

道源精微歌

夫起手运南离之火，以炼北方水中之金，是为以红投黑，则凝神入坤坎，方能生药也。工至载大药之时，当运北方水中之金，以制南方火中之木，是为以黑投红，则凝神入乾顶而丹成矣。紫阳曰："依他坤位生成体，种在乾家交感宫。"崔公《入药镜》曰："产在坤，种在乾。"乾居上为鼎，坤居下为炉，非猛烹急炼，则药不能出炉；非行倒撑逆旋，则药不能升鼎。铅乃其性沉重之物，若不得火何由而飞；汞者其性飞扬之物，若不得铅，何由而结？以用聚火之法，最为紧要。何为聚火之法？即达摩、海蟾二祖曰"吸、舐、撮、闭"四字诀是也。吸者，鼻中吸气以接先天之炁也。舐者，舌舐上腭以迎甘露也。撮者，紧撮谷道是也，亦曰："内中撮明月，辉辉顶上飞。"闭者，"闭兑垂帘兼逆听，久而神水落黄庭"。故翠胡云："下不闭，则火不聚而金不上；上不闭，则药不凝而丹不结。"此聚火之法，乃采取烹炼之要务也。

若恍恍惚惚，乃采药之时候；猛烹急炼，是采药之工夫；吸舐撮闭，即是烹炼之嫡指也。夫采取之法，贵乎知时。不可太早，太早则药嫩易升也；亦不可太迟，太迟则药老成质。必须要铅华吐白，玄珠成象，方是采取之时节。故张紫阳云："铅遇癸生须急采，金逢望远不堪尝。"张三丰云："电光灼处寻真种，凤信来时觅本宗。"电光灼处者，则杳冥之际，恍惚之间，一阳爻动之时，乃珠落华池之界。此时急用《参同契》拘束禁门诀曰："紧塞太玄，闭任开督。"急忙鼓之以橐龠，吹之以巽风，煅之以武火，炼之火炽则水沸，水沸则驾动河车，载金上升泥丸，与真汞配合，汞得铅降，亦不飞走。如此渐渐抽添，渐渐凝结，自然铅则日减，汞则日添，久久铅尽汞自干也。阴尽阳自纯，至此则金丹大药成矣。此炼大药别无异术，只是采取先天一点祖炁以为丹母。故祖师云："炼大梵炁飞肘后之金晶，存帝一之妙相，返三素于黄庭"，此是口诀中之口诀。夫学者徒知铅汞交结为丹，不知采取抽添烹炼火候，各有次序法度。

盖采取以作其始，抽添以成其终，此中调停，全仗火候。所以紫阳云："纵识朱砂及黑铅，不知火候也如闲。"朱晦翁云："神仙不作《参同契》，火候工夫那得知！"薛道光云："圣人传药不传火，从来火候少人知。莫将大道为儿戏，须共神仙仔细推。"盖火候之法，有文有武，不可一律而齐也。若静中阳动金离矿，地下雷轰火逼金，此第四节之火候也；慢守药炉看火候，但安神息任天然，此第六节之火候也；阳文阴武无令失，进退抽添有驭持，此第五节之火候。成性存存者，儒家之火候；绵绵若存者，道家之火候；不得勤不得怠者，释家之火候。三月不违者，颜子之火候；吾日三省者，曾子之火候；日知其所亡，月无忘其所能者，子夏之火候；戒慎乎其所不睹，恐惧乎其所不闻，子思之火候；必有事焉而勿正，心勿忘，勿助长者，孟子之火候。发愤忘食，孔子之武火；乐以忘忧，孔子之文火。不知老之将至云尔者，至诚无息，而火候纯也。火候纯，则大丹成，而作圣之功毕矣。

玄珠串贯直指

太极直论其一

元炁初生，一团混沌，萌而未萌，用而未用，廓然空虚，不著一物。至有一点灵光，无形无影，孤悬于恍兮若有若无之境，气清明则现，神昏浊则沉。故《太极图》曰："太乙含真炁，精神魂魄意，静极见天心，自有神明至。"太极者，天心也，虚无也，惟有一点阳含于其中，所以动而阳生，动极而静，静而阴生，静极复动，动静相应，阳变阴合，而生水火金木土。夫产万物者，由此太极之中一点阳精发生。人得其秀最灵，自怀胎之时，感太极真一之气而成形，阴阳五行之理悉具。一身之四大内外上下，皆属后天昏浊，而先天一点真阳，藏于杳冥不测之内。而元精本一，至明至显，与日月周旋，与天地同悠。夫得之则生，失之则死，不可须臾离也。愚人无知保守，欲慾情动极胜，利害态而交攻，斯天真渐丧，而妙体弗全，与道远矣。贤者兹欲全真还本，则当收敛身心，是以清静为要，莫与俗夫缠扰。故长真谭祖《水云集》云："丝头莫向灵台挂，内结灵丹管得仙。"孟子曰："求则得之，舍则失之。"而变化之妙，无不由阴阳而得之，是宏德而达道矣。

阴阳直论其二

《易》曰："夫乾，其静也专，其动也直，是以大生焉；夫坤，其静也翕，其动也辟，是以广生焉。广大配天地，变通配四时，阴阳之义配日月，易简之善配至德。"太极动而为阳，静为阴，阴阳属气，而太极之动静则属理，乃玄中一点之呼吸，往来之升降。虽不离气，始由身中一点真阳而运用。所谓"一阴一阳之谓道"，得其道者，在乎保精定静，凝神入于窍中。夫凝神则真息自住，息住则真静，静极则天机自动。始从虚无之内，得神乘动之机，以鼓其中阳精，而从逆摄取归源之煅，复而静混之中，得炁结合，可入虚无之境。方知氤氲之妙，可得一太极之化，而总不出于坎离之中也。

坎离直论其三

先天卦位，乾南坤北、离东坎西，一变后天，乾坤退位。离本乾体，故曰："太阳受乾位而成离，离乃少阴"；坎本坤体，故曰："太阴受坤位而成坎，坎乃少阳。"离为火，火性上炎，则其易腾也；坎为水，水性下润，而其堕。然坎中一点阳精，长得离火相蒸，而始得长生之由；离中一点阴神，长得坎水相润，始而不死。位虽相隔，而使气长交，但后天皆属昏浊，群阴之内，阳气难生，非得真火煅炼，而坎离之气终不能旺，何以能得交姤？道在洗心涤虑，保精调息，神守中宫，一意不散，则真火渐生。功纯火盛，则真水上腾，火入水中，水与火交。交姤日久，天机忽升，坎中一点真阳，点化离中之阴。离还是个离，体不实其虚；坎还是个坎，体不虚其实。心肾相合，而得坎坎离离之妙，变成乾健之体而为仙矣。夫修丹之士，多言心肾非坎离，以呼吸为坎离，此非真也。不知坎离之体，乃是乾坤之用，大抵人身不出五行也。

五行直论其四

太极化生，故有五行之理，人身亦有五行之义。以太极之五行，返求一身之五行，自合先天之卦位。夫人心曰守灵，居乎上，属南二之火，我之神也；肾曰育婴，居乎下，属北一之水，我之精也；肝曰含明，居乎左，属东之三木，我之性也；肺曰虚成，居乎右，属西四之情也；脾曰黄庭，居乎中央之上，我之意也，意属土，土为信。金木水火，非土无所成，犹如仁义礼智，非信无以立也。盖天一生水，地二生火，始生气流动闪烁，其体尚虚，其成形犹未定，迨生生则确然有定形矣。水润下，则居下；火炎上，则居上。然火虽在上，而根于阴；水虽在下，而根于阳。阴阳本配合，只为阴气不能下降，斯阳气不能上升，全凭真意，居中无偶为止水掩火之乡。故下窍阴中有阳气升，摄归得中土即止；上窍阳中有阴气降，蟾蒂得中土即止。艮止之极，阳气上蒸，木液下变，是为真汞；阴气下注，金精上升，变为真铅，此乃真土之功也。古云："真土擒真铅，真铅制真汞。铅汞归真土，身心寂不动"，五行之用土也，是为成始成终。而修丹之士用土为先，当识生克之理矣。

生克直论其五

人生化育于两仪，混一于五行，非生克不能得制相生。渐至相生而极尽，安能相恋而成丹乎？盖肾神逆转于心，水克火也；心神顺转于脾，火生土也；脾转于肺，土生金也；肺转于肾，金生水也；肾受脾所制，土克水也。古云："五行顺者，金生丽水；五行颠倒，水中生金。"此乃《阴符》之立旨。

玄旨直论其六

神仙传法无多语，只教凝神入窍中。

若得真师传真窍，上下中间悉洞晓。

自把元神藏到底，变化玄玄达上天。

盖窍乃产槃川源，阴阳交姤之所，若不得火炼，则水混浊。若不专心致意，则火散漫，大槃终不能生。此先天从何而来？滋萌者神，潜于丹田，鼓舞即是。以火炼槃，取实填虚，久而弥满，至于周流运转，内真外应，结成金丹，体变乾健，盗天地之精华，夺五行之造化，尔不枉千辛万苦。道至在单嗣授受，而其中妙用，总不出玄关中可得矣。

玄关直论其七

古圣云："欲学还丹微妙法，先求虚中一秘窍。此窍非口鼻，非脾肺，非脐轮，非关元气海，非尾闾，非膀胱，非谷道，非脐下一寸三分，非明堂泥丸。能知此一窍者，则冬至在此，聚物在此，火候在此，沐浴在此，温养在此，结胎在此，脱胎在此。"盖此一窍无边无傍，无前无后，贯通上下，灵变无穷，不能以法度而已。揣度亦可慧悟精寻，妙在身中求，不向身外作。余今略述其象，一似空悬黍珠，绵绵络百脉，神运其中，意此起者，是窍也。古云："未有此身，先有此窍。既有此窍，方有此身。"

慅泫居士问曰："何也？"敲蹻答曰："父母交姤，两情合畅，男女意到，精血所至，命根在焉。"又云："窍取生身受气初是也。夫生身之处，正是元始祖炁，又曰本来面目。居一身天地之中，而虚中一穴，方广一寸二分。意到则成窍，机息则杳茫，开阖则有时，此乃自然之用，是为虚无谷者是也。试取鸡卵熟而剖之，必有小隙空处，即其未熟正中虚处是也。若无此虚处，则不能成鸡也。夫人身空谷之中，亦如是矣。上由绛宫以透泥丸，下接丹田以至涌泉，上彻下空而中连焉。借此物以明之，何异又口乎？虚其中则张，实其中则弛，窍之能张能弛，亦复如是。切莫泥身著形，泥境著物。四维不著，玄关可得。如识此窍，能培养此关，尔三宝精气神凝翕中也，乃自作性命，自立胚胎。修者当觅中黄也。"

中黄直论其八

中言其信，黄言其色。究竟其所，中无定位，黄无定色。位无定位，有所以定者为真黄，黄即中，中即是黄，不偏不倚，无乖无戾。故达中者而不中，忘其为中，不以中之位居也；达黄者不黄，忘其为黄，不以黄之色泥也。无位无色，是谓其得，得其所得，即为得一。若得真一，而自知窍矣。

知窍直论其九

夫人身有四窍，除泥丸一窍成丹之时所用，别有三窍，是下手之处也。上一窍是为天枢，属心，藏神、藏血、藏性、藏汞，能使幻意移念，周行于一身。下一窍者，是为天根，属于身，前对脐，后对肾，稍下空悬，藏精、藏炁、藏命、藏铅，能上行勾引心中之真液，凝结成宝。中一窍，是虚间之地，若能知中黄者，亦晓阴阳出入之门户，将心中之神，放在身中下下之窍内，而神始通达无漏固元，真灵明通穴。

通穴直论其十

中宫为藏炁之穴，尾闾为运精之穴，上腭为降珠之穴，顶门为出神之穴。能用中黄者，可采先天混元之祖炁，融会氤氲，和合阴阳之妙机，以调燮而为炁，以炁成而炼元精，以元精捣炼化而成珠，是为结胎矣。月满胎足，亦可飞升冲举。夫四穴者，深秘最重，干涉非小哉！由始亦在虚危穴中。

虚危直论其十一

虚危穴者，即地户禁门是也，上通天谷，下达涌泉。盖真阳初生之时，烈火焰风，斩关透露而出，必由此穴经过，故曰干涉最大。昔日吕祖度刘海蟾曰："水中起火，妙在虚危穴"是也。故海蟾子长坐阴跷，品笛敲音，鼓掌盼乐，故此转老还童矣。而精炁聚散，长在此处；水火发端，也在此处；阴阳交姤，也在此处；有无交入，也在此处；子母分胎，也在此处。故《黄庭经》云："闭塞命门保玉都"，是其穴也。即觅任督中间。

任督脉直论其十二

督脉行于背部之中，起由骶骨至顶。任脉行于腹部之内，起由胞中，上行承浆，分岔枝而入两目，是谓之阴脉之海也。人身任督犹如天地之子午，任督行于腹背，子午定于南北，而阴阳不杂。合之者浑沦无间，故群阴篆内，会合阴穴，鼻至唇中齿交为止。督者行背，会阳维、阳跷、太阳、冲脉，并行交会，惟有督脉由尾闾行髓路，并绕脊里，上风府入脑，故取阴阳交接之意。夫看鹿之睡时，鼻入肛门，运尾闾通其督脉；龟鹤纳息，通其任脉。此三物俱有千岁之寿，而人能通此二脉，则百脉皆通，自然周流一身，运转无停，永无壅滞之患也。而河车辘轳之道在矣。

河车直论其十三

河车者，喻言坎水逆升之意。如农家水车灌田，由下而能上也。夫人身万阴之中，有一点纯阳之气。纯阳者，即元精而能上升，薰蒸胎络，自肾传肝，自肝传心，自心传肺，自肺传肾，非土莫能运转，为之小河车是也。若肘后飞金晶者，自尾闾起下关，至中关，至上关，归上田，至中田，至下田，是为河车。而纯阳下降，真水自来相投，而上升，真火自起，吸升呼降，十二楼前颗颗还丹。若现金光万道者，名曰紫河车。总言积精累气，神全气极，发动犹如车行，喻名河车也。而车又分羊鹿牛是也，此皆能卷澎淘之水，亦灌天门。如风回之山谷，如马骋于平沙，迅速无停。然非戊己之功。

戊己直论其十四

夫以坤交乾，乾金炼成戊土；以乾交坤，而木液炼成己土。在坎为戊，即肾中壬水所化；在离为己，即心中丙火而生。夫虽然水火分为上下，金木列于西东，全凭戊土上行，己土下降，此时方能水火既济、金木交并。所以六戊六己，掌坎离之门户。龙之头为己，虎之头为戊，龙之性情长在于戊，虎之性情长在于己。须要留戊就己，通戊土而先起之，伏己土而后合之，方可成丹。且戊己之用，乃丹家之至要，乃三宝之功臣。

三宝直论其十五

夫因神生气，因气生精，神中藏气，气中藏精，翕然三宝合一之用，始有分别乎？何谓气生精？此精本无也，由吾之气运用而结，故曰气中藏精。神之动处即气，气之动处即神，精之结处即气，气之结处即精。神为气之母，精为气之子，二者相应相行，莫不由元神之主宰。神譬国君，气譬于民，古圣有云："要知行气主，则神为重神。"是至言哉！

重神直论其十六

气无形，以目神得形；精无质，因气得质。二者虽重，尤重一神。始则引神入胎，以静极生神，以神灵生气，以气萌生精；终则调神出壳，以精还气，以气还神，以神还虚，此乃神之妙用，其功甚速。偈歌云："始终修道本元神，灵明变化别有分。凡有识神应百事，圣炼虚灵会元神。只在先后二天用，彰显收藏在己存。借假修真凭神慧，节节危险神防纯。汝若不信斯言者，请观《西游》行者孙。自始至终灵无赛，逢魔遇怪先知闻。若人识得神用法，渐渐缕缕澄清纯。识死神活成法象，玲珑妙体称能仁。自古修仙生慧者，道德宏仁扶元神。悟此极微通妙处，深参火候辨明存。"

火候直论其十七

火候者，即玄妙之用矣。气自往来，槖产不失其时，恍惚薰蒸，不失老嫩，故而言其时也。若觅其候，无形无象，安有候焉？盖元神散则成气，聚则成火。火性若大而炎灼，小则而寒，总要调得中和，故火迟速中间曰候。候者，吾身中之节候，与天地同其息也。夫十月工夫，存杳冥绵绵之意，寒温调养，全仗其力。审其火之未然，藉巽风以吹之；察其火之既然，资神水以沃之。若太过则损之，若不及则益之，度得中和，而无火燥火寒之病矣。然次序法度不可一律而齐，静中阳动，金离矿地，雷从地起，当用聚火载金之火候。古云："漫守槖炉看火候，但安神息任天然。"若灵丹入鼎，当用养胎之火候，阳文阴武勿令失时。若进退抽添，有驭持之火候；若乾坤交妬，当用去矿留金之火候。虽然诸法种种，不过借此摄心之功，其实真火本无候，而大槖不记斤两。纯阳祖师云："卦爻终是幻，火色亦非红。卦终即火足，火足即卦终。卦终与火足，参透真聪明。会得斯言者，方许下静工。"

静工直论其十八

清静玄工，非吐纳也，非摩擦也，非搬运也，非枯坐也，非空转存想也。能识工夫，则与道为一矣。秘诀曰："澄心涤虑，绝欲保精，用志不分，凝神端坐，将神意入于下丹田，名曰回光返照。每日跏趺，含光凝耳，忘言调息。息若不调，恐有闭塞之患。若合眼之时，当瞩眉梁中间一所，用意将眼光交合一处，略下即是鼻准。在收拾念头，待身心安和，方须垂帘，微微下照。从心后转下，念止隔北海。"细将周身之神意寂归此处，而心目所在，一呼一吸调归此处，息念而自住。念住则精住，精住则炁住，意炁住则神亦住。神乃心空之灵，将灵虚不昧之正念，入于水中，名曰水火既济，即孟子所谓"源泉混混，不舍昼夜"。昔日地藏王菩萨，用目连和尚使锡杖，楯开地门，说法超度是也。虚谷子曰："回光返照，长宿坎宫，待枢机之候涌泉，溯而逆之，此乃内景氤氲，阖辟无穷。"而造化之妙用，且问调息也。

调息重论其十九

调息始则用意，久而自然。每日临坐之时，宽放身体，顾守三关，候定心平气和，微微呼出几口浊气，细细吸入几口清气。呼则欲从肺管由喉中而出，吸则存想丹田而止，名曰开肺法。肺乃五脏之华盖，常人初坐，恐心意麻乱，浊气烦急生燥，必使吐浊还清之法，然后定念。若忘若存，便是调息。倘一时未能，须要宽心用志，任其法自然而然矣，以细心澄住气穴。若久坐觉体倦气粗，急可放下，轻行片刻。然后再坐。若夫强杀死坐，反长邪火。又不可拘住坐时，行住坐卧，俱可调息。盖从心起，若息之不调，犹恐心浮亦不能气沉海底，故用闭口垂帘，泯目摄心，返照龙宫。若是心浮念起，用数息之法，数在气穴之内。不过百数之内记，自然将呼吸引入丹田之中，而神气相恋，亦不必数目数之。夫先天之息有四个往来，亦非常人之息。若一往一来，此为后天之呼吸。夫若见先天，尔当留心筑基，诸工可得矣。

筑基重论其二十

筑基者，如筑屋之基是也。凡有志载道者，必先扫除人事，为入道之阶基。喻造屋者，先要深固墙脚，布定柱磉，然后能围，内外坚牢。然丹家以筑基为首要，此法只是收拾念头，不可纵使识神。识神者，乃原习之旧弊，稍有牵连，于道远矣。盖此筑基一法，是积精累气，一身之内，夫寓尘不染，在色不可迷著，未死学死，逢生杀生，而阴精自然牢固。古云："牢固阴精莫外游，巍然静坐知添抽。后天勿劳方存守，心肾相交得自由。炁血周流调采补，形神俱妙永无忧。水火相交是筑基，神气相并结希夷。只将四物合一处，欲无漏精炼己兮。"

炼己重论其二十一

炼己之法，只是忘情止念，心死神活之谓。心若不死，元神不能活矣。故神仙教人炼己，物我两忘，时刻敛收，将此念潜归丹穴，神与气两交一矣。久而自静，是为清虚之际也。太上曰："虚其心，实其腹。"李清庵与前功所谓："青阳洞里须调炼，采补还初老返童。"夫若念不止，则神不灵，恐有复泄真元之患。问曰："何为炼己？"曰："每逢念起，急当觉之。不然睡浓之时，颠倒梦幻，识使淫欲，难免犯戒矣。"夫学道者急刻省察，故长真祖师云："修丹炼己辨工夫，癸地殷勤立鏊炉。若能不炼之中炼，自然正念合虚无。"

癸地重论其二十二

癸地者，喻言坎宫祖窍是也。始学之时，以调鏊起手，意息并住。心目所在，呼鼓吸吹，久而混合，勤慷无怠，百日之内，将后天补满先天，忽然一吼，神焱发现，周身苏麻，快乐不能禁止。古圣谓之"铅遇癸生须急采"是也。盼蟾子云："癸亥补尽一阳初，甲子急刻用工夫。摄住白虎田中引，清灵杳冥入鼎炉。"又云："二目专眸候自衡，从督上升六规中。乾顶稍溶覆降下。六规还原入坤宫。"夫真修之士，到此须知三昧真火。

三火重论其二十三

夫人身中有三昧真火，心为君火，膀胱为之相火，即臣火，周身为之民火。大肠之下气从肛门奔出，即为民之不安。若能君臣不动，真气薰蒸，使神交合，方能结丹。遇有民火门户不紧，火炽猖狂，长有走失之患。凡行住卧坐，须要紧摄谷道。如若奔走之时，将二目上视顶门，则民火浊气徐徐而出，清气缓缓上升，然后方可觉魔。

觉魔重论其二十四

修道容易觉魔艰难，色魔食魔易于制伏，惟有睡魔难以驱逐。何也？

此乃炼心未纯，昏多觉少，才一合眼，元神离舍，睡入魔境，魂梦纷飞，无所不至。必须存想元神，夫存神则灵觉，使神意并住丹田，睡时想，想时在睡，久久灵觉，魔自退矣。再用丹田呼吸，为风吹动其中真火，烧得里面神号鬼哭，阴魔消散矣。尔独存周身之正气，此乃觉魔之妙法，在蛰魔之功勋矣。

蛰魔重论其二十五

夫人之元气，昼居于首，夜居于腹，故卧则用意将元神引祖穴而栖，免受水寒之患也。凡睡时侧身而寝，不可仰卧伸足，如龙之伏蛰，以一手枕头，以一手搭膝盖之下，曲身圈足，泯目回光返照海底，舌舐上腭，使呼吸吹发气穴之中，则神气并住于此，一意内守飯中，微微觉照，常灵常醒，亦无睡梦之因缘。尔当渐习静坐之法。

静坐重论其二十六

凡初习静工，先安坐处。务须平稳，次当正脚。若半坐，以左脚至右脚上牵来，左脚与右相对，右脚与左相对，右脚与左相齐。如若全跏趺者，即左右跏盘。次当宽衣放带，总要周正自然，勿令坐时脱落。次当安手，以左手至于右手上，重叠相对，自可正身端如磐石，一心内守，回光照于海底，灵慧止于蟾宫，身心合畅。而身不可妄动，动则虎走精失，铅游炁泄；心不可妄动，动则龙飞神散，汞逃不守，而灵明亦不能忘形养虚。若神凝而后，身心泰定，便可种槧之功。

种槧重论其二十七

种槧者，静工也，即炼己安炉立鼎是也。以后天之精气，培养先天之真元，如若水源混浊，神火未盛，不可妄行升降。夫初静工之时，在纯阴之下，用火煅炼，阳气渐荡，生旺谓之夺造化之功矣。尔忽然命动，以意留之，此炁一萌，灵觉守之。候阳韜旺猛吸摄之，而不可慢聚。夫采补之法，如农家种禾去草，勤而锄之。守阳子曰："槧生迅速，如发弓之弩，旺瞧此机，逆而抽摄。"玄督子曰："灵慧觉醒引规中。"吕祖曰："一团生意在双眸"是也。元炁欲行故合太阳三十六，太阴二十四，刻刻璇玑，枢开关捩，而神息天然，起止绵绵不绝，群阴剥尽。且先天自虚无而来，是为子炁感母炁之始。顺其自然，不可欲速，定中之动处，方是大槑初萌之际，工不可遽采，致丧天真。

采大槑论其二十八

采大槑者，动工也，动而采取坎中之阳。法在火候不老不嫩，阴火常降，时时吸纳阳炁，刻刻热炁薰蒸，自然感动坎中一点真阳发现。此乃内槑与外槑混合一团，不觉渐渐上升，升至丹鼎，薰蒸心肺，是为铅来投汞。而心肺中真液，被此真炁勾引，必然下降。用微微存想混合，待其铅光闪灼如月之象，汞气飞扬如日之光，待日月交合之形似一点红光，圆陀陀，光灼灼，照耀上下，名为内真外应。霹雳一声，槑自外来，是为母气而伏子炁，自然感应。当其交合之候，乃先天适至之时，泥丸生风，谷海沉波，此身如在万里大海之中。自知有火，不知有天地物我，浑如醉梦，正是龙虎交媾之际，金木相啖，水火相激，景象发现，迅如雷霆，急速采取。盖采取之妙，如发千钧之弩，惟用一息之机，不采而采，似采而非采，不采而实采，而大槑自得矣。苟惑言大道易者，亦非真参之士。

得槑验论其二十九

得槑者，乃胎息之工，归于中宫，与元阳真炁相接。此法在息息相见，下能升上，上者能降下，不期而会。此交媾纯阳之气合，上下薰蒸五脏，有盎背睟面而达于四肢之美，口出甘液快乐之妙，胜于人间夫妇之交媾，至此方名坎离交。得此工候，如醉如痴，头目光彩，精神加倍，腹中长鸣，关窍开通，血气周流无滞。夫关窍既开，则下一窍有路降下，后三寸通乎尾闾，此为下关。又再先跏趺大坐，使下关骨节揎开，待窍中槑物动荡，斯时先天炁发，两肾暖如汤煎，膀胱如火气潮露，丹田犹如火珠，须臾之象，薰蒸上腾。一道热汗，经至下关，潮游少时，升于夹脊，透入泥丸，任其自然而至神守泥丸存化。其气时起时止，而不可急下。此是阳炁到天，头如颠峦之状，口似酥蜜一般，身如坐虚空之象，快活无边，满头如蜘蛛蝼蚁之行痒急难当，散至印堂中间，须臾如蛛放网，满面挂来，先印堂、次鼻柱、次眼眶、次两腮及两颧骨，次口中津液满口，咽不能尽。若能如前调息之工，而快乐之景象满身散去，手足有无边之美趣，口亦懒开，身亦懒动，亦不知天地之象，两忘之后，方知无我无人，此身全是太极圈子一般，为之得槃。此时男子有怀真金流布而自结胎矣。

结道胎论其三十

道胎者，乃取先天真铅之炁，合于中宫，交妬纽结圣胎也。法在得槃之时，即使运动南离之真汞，气至玄关，以意迎真铅，铅腾汞翁，二物相扶，冲历双关，过银河，上至玉枕泥丸，循明堂下入重楼，穿二喉走夹中入于绛宫，送归土釜。意注黄庭，存守片时，急刻交妬，用心目左旋三十六而定，右旋二十四而定，息注于中，而胎自结也。盼蟾子云："天机寂默洽灵合，譬若唐僧女真国。留戊就己召皇帝，全凭悟空计逃脱。若无真诀有危险，琵琶洞里遭风波。悟空特请昂日鸡，屏去邪色入正柯。"以温养之工，其可少哉！

温养证论其三十一

温养者，乃圣胎炁成，前工无用，静虚含光，如鸡抱卵，如龙养珠，行住坐卧，抱元守一。到此步位，先天元神刻刻相合，渐渐相化。古云："但安神息不运火，而火自运。"又须顺其天时之寒热，按其阴阳之卦爻。知阴阳者，防虑危险。不止为物所败。二六时中，不起他想，只是饥来吃饭睡来眠，至月满而已。古仙云："养育灵胎须要温，卯酉之月刑德门。若还加火防亏损，此理须凭达者论。"

刑德直论其三十二

卯酉之候，有刑德相负者，何也？盖德主于兴起，属二月为卯；刑主杀伏，属八月为酉。卯中有刑，升中有降，如二月三阳和暖，花木开放，忽被阴风寒雨催之，故有损伤。试观榆荚随信乎，德中有刑也。酉中有德，降中有升，如八月三阴温凉，万物肃杀，忽得天和气暖，花木回芽再放。试看荠麦秀信乎，刑中有德也。夫若调于神炁之时，若念生欲邪，譬如风雨之催也。须要凝息正定，是为阳和之回也，故卯酉亦当沐浴。

沐浴直论其三十三

沐浴者，不行火候之谓。洗心涤虑，专气致柔，以守静也。夫秸摩心地谓之沐，涤虑尘劳谓之浴，此即薰蒸之法。其法不必舌舐上腭，伐去有为之武火，柔守而待之，此身不分四大，独有真炁充周，盖溢无处不有，则中宫所积之炁皆然，旁通四肢，如沐如浴，故曰沐浴。沐浴之功深，便可移胎上行清静虚灵之境界也。

移胎直论其三十四

移胎者，换鼎也，乃迁其胎于虚空之处，以避罡风，恐气之所伤。其法全在一意，意行则气行，意住则气住。凡前十月之内，先于下关住意百日，沐浴两月，共记三百六十日，一年火候足数。若有念起，业垢而无则也。若功勤志坚，景象必至。尔当移丹于泥垣之上，剥尽群阴，体变纯阳，而色空无所碍矣，渐渐婴儿成就。谭长真云："婴儿移在上丹田，端拱冥心合自然。修道三千功行满，凭己作佛或称仙。"盼蟾子云："移胎换鼎细搜寻，虚无寂静念要真。恐惧爱欲毫莫染，顾守人门暖仁心。二窍温柔休寒燥，细悟金鼻老鼠精。镇海寺中唐僧危，无底洞内默参情。地涌妇人设香案，悟空移鼎入天门。上告托塔天王女，玉帝准本捉妖精。假中求真功日久，三年九载脱胎形。"

脱胎直论其三十五

脱胎者，乃十月满足，婴儿成就，自然脱其胎也。此以上玄机，别无口诀，只是守静工夫。是要知时知节，可炼三转七反九还天地之数耳。其法先于下丹田，驻深静意，志守千日，此为炼天地五行之术，使五气百神俱化为虚。正所谓一了百当，悬岩撒手时也。无滞无碍，不染不著，与天地相同上下，与虚空相为出没。若在人世，礼法相束，工夫不能到家，必须入山谷苦炼穷究，神灵慧妙，自能飞升羽化而登仙矣。古圣云："九年无为山中坐，忽然一朝顶门破。天门跳出小神童，却遇天仙皆来贺。"

登位终论其三十六

道成之后，须要积德累功，却来尘世普济，利人利物，开坛演法，广度有缘，著丹经接引后学。辟除左道旁门，诛一切邪教妖言，劝迷人弃伪归正，化贤良觉知魔事。功行以毕，听诏飞升，以登天仙之位，起死拔斋，免堕尘轮之苦，何必烦劳后世父母，再投胞胎，而红尘之道，苦之至尽矣。吾愿大丈夫大孝子，精心细悟，前后搜寻，节目次序，不可一概混含。启道友观余之书，若不了然，觅瞻古人之经书，两相参看。盖古书至佳者，有近代柳华阳祖师所著《金仙证论》一部、《慧命经》一部，又有《前后增补危险》，附在二书之内，以补不足之处，此三部功速玄妙至矣尽矣。盖华阳柳师之心法，慈悲之舟梯，称然贤愚之同度耳。

跋　要

　　夫大道者，包罗天地，运行日月，统理万物之造化，养育群生之根核，周流无息，轮转四时之往来，无处不在，无物不有。人能修之，可夺造化之机。尔能扭摄精气，亦可了脱性命，小则延年益寿，大则亦可超凡成真。故修道为天下第一件大事，又为天下第一件难事。何谓大事者？人生在世万般皆假，惟有性命最真。所谓难事矣，步步要脚踏实地，处处要返朴归醇，与天地作对头，与阴阳争胜负，故修道谓之修真，又谓之修行。欲想修真者，性情不和而必修之于和，言语不信而必修之于信，心地不善而必修之于善，意念不定而必修之于大定，气质有偏而必修之于无偏。凡一切贪嗔痴爱，是非人我，明欺暗昧等等，乖张之心肠，尽皆除去，归于无识无知，本来天真之性，而后必有望焉。

　　盖大道自古以来，愿人人闻之。三教之经书并行于世上，经书虽是一体，而人悟之不一，用有不同，皆因气禀不一，德之浅深，大抵粹戾之分耳。《论语》曰："道不同不相为谋矣。"《孟子》有云："人之有德，慧术知者。"《中庸》云："故大德者，必受命。"使有志之君子慧而察之，量而悟之，德而培之，善而养之。殊不知色身乃天地间之委物，暂时之旅寓，三寸气断，而真灵不返也。只有一团脓血臭肉，落于冥空异类，随风而化去。劝修大要急早快涤，人寓世间，不过几十春景之日，速而猛醒，回头修真。己知聪明伶俐，不可妄用；视听言动，不可随心；损人利己不去做，伤天害理而不可为，见有善事速必要行，见有恶事必须远避，世人好的不可好，世人图的不可图，常人不能受者我能受，常人不能过者我能过，有才而不可使，有功而不可伐，治己最严，待人最宽，不违师命，不哄十方。凡一切不明不白不中不正、瞒心昧己、丧德失行等等，糊涂固执之病，尽皆改过，归于光明正大，而后渐进大道。专有一等愚夫，妄想作仙，不思性命为何等大事，又不思自己身分为之何等人物，又不肯向古人经书上细心搜寻，辨别邪正理义是非。偶遇僧道两门之人，讹传几句顽空小法，以为真实，如获至宝，心高气傲，假装有道，再不低求至人。叹天下学道者，大半皆然不虚矣。又有一等累债庸夫，既已出家苟图衣食，不信世间有延年之道，搭伙成群，东拐西骗，碌碌不休，功行不行，罪孽日积，反谤学好之人。闻人言道，不知自悔，且生憎恶，殊不知自修自得。譬如农家苦力，种瓜得瓜，种豆得豆，实言不虚也。

余遵此理，即壮岁弃弁职，尽归于道，抛别小业，急悟寻真。吾身皈依谭祖南无道派，朝夕问己。余自知德薄俗愆垢重，自恨浮生一大虚幻，孽深障弊，难以消涤矣。余豁然憬梦谭祖南无二字，祖师立派，大有深义。南者离也，离为心火，无者火灭，故曰南无仙派。传教后裔，永皈遵守，紧持五戒，不可有始无终。

道者以诚而入，以志而守，以默而用，培德克己为根。若有贤士入道者，先体南无二字，即是性功为始，无人无我，两忘皆空，起止如一，正念刻存，涤除一切恩爱，斩断牵缠，欲情自然遁避。古儒云："至诚之道，可以前知。"修心之说至矣尽矣。全在己之真意，又在由浅入深，自己诚格领会，然后再觅真长之路，祖裔弗死之道，万劫常存。不死者，曰寿命，曰慧命，曰飞升，脱胎神化，去来无碍，是为炼命之真旨。命者根于肾，肾为坎水之源。将离火入在坎宫，水得火而融暖，释曰"火入水乡，龙宫说法"；道曰"抽坎补离"，又曰"水火交姤"；儒曰"水火既济"，孟子曰："火然泉达。"必须用真意为土作黄婆，传信交合，调而自济。上古之至人，将自己原失之元精、元炁、元神三宝复还，凝聚一团，终日默默息言枯槁，回光返照寄灵，念住于丹田，并北海，一路调融，存细微之元神，入于祖窍之内，儒曰"知所先后"，释曰"净土家乡"，道曰"玄牝灵根"。是要正念于归中，久而自现真如。静极天心自动，此是一阳复始，释曰"情来下种"，道曰"采槃归炉"，儒曰"道善则得之"。此时当用武火，使志刚之心，鼓动巽风，猛烹急炼。不然淫念顿起，将真性变为识性，枉费逐日凝神之苦志，一旦从阳关泄去，以何为道哉！

若夫采炼之后，又当使泯柔之心，文火温养，静寂两忘之后，方得槃炁薰蒸脏腑，助而后天培补先天之源本，再候复动，继使玄功。若志大之君子，知止至善，意马牢拴，二六时中，有事无事，永守先天，儒曰"常存君子道"，释曰"和合凝集"，道曰"念兹在兹"，此乃性命双修之真指。除此之外，尽属旁门。盖大道是愿人人知之，亦当择人而授之。一择仁义道德，不亏伦常；二择志坚愿深，聪慧灵悟；三择从善怀贤，端严品正；四择五戒紧持，毫无贪染；五择永远护师，遵规重法。此五择深关紧要。盖全真大教，老昙之家风，踵深秘密之天机，最上一乘之果，是为上天之要事，岂传无德之妄人！太上老君《清静经》云："能悟之者，可传圣道。"因何所谓能悟之者？皆因有德便生慧悟，实语不虚也，殊不知道情与凡情大隔天地。偈云："道用阴骘生慧，尘凡奸巧为伶。不论天阔才子，若无道德难明。"

于憬和问曰："儒道之饱学吟诗论赋，欲取第一名之科进，其不是天才圣道乎？"答曰："学儒者，亦有二途，进法不一。亦有出世之儒，究先天考《易经》、河图洛书，求取返还归真，抛名利恩爱，可谓心正而后身修，故此与道为一。亦有在尘之儒耳，以诗文求取名利。盖诗文者，乃外实而内虚，与身心性命全无干涉。道之诗吟者，外虚而内实。若能悟之者，亦可了脱身心。必须断诸邪障，以仁治欲止念，以义协摄至善，可为修身之正路，余不妄语也。"

古圣仙祖，又不敢发明大道，教人受时考之久而诊之。昔日祖师张平叔，号紫阳，三传匪人，三遭天谴。又李虚庵真人，轻言叶莫二人之非，遂有大便痾血三年之责，而叶莫戏道诱真，皆以痢死。故此真道难闻，善德志贤实在难遇矣，故无人指授矣。余一字一泪，怎不叹惜乎！悲哉！痛哉！即其知者，虽身入道，不知甚么为道，气浅根薄，遇而不识，亦有识而不遇，总在先世源头。余思古圣从道者以仁为始，以德为基，慈善克己为日用，三教经典无不达彻，立苦志抛弃红尘，遁避名利。近代出家者志至少焉。原由病患衣食老迈，或因贪图田园庙产，而身虽出家，伪心扮道，所作者不合，天理昭然，日久得地，败坏教门，故此明儒轻之。皆因蠢愚之辈，腹无实学，怎能参悟天地之真机？正所谓"博学之，审问之，慎思之，明辨之，笃行之"，是实学也。

又调云："穷理还当彻始终，须明一宝辨三宫。先将微物看成假，次把尘缘扫个空。足色真金从火出，纯阳寿草冬至丰。欲求结果收园好，大造炉中早下功。"盼蟾子恳启同道之贤友，与饱儒之君子，并同宗之道伴，恕吾愚心拙笔蠢志，盲撰以上之章句，亦非文字之广篇矣。勿劳好事加笔增减巧注，是贤也。若有确真道成之仁圣，亦可自著本书，传教接引后世。或读过几卷丹经熟语，或仗己之文深博学之义，或观余之书不合己之圣意，乞君勿遵，亦不必加注。余撰著此书，倍劳厴神，天谴于吾，何劳贤君增添，岂不被余连累矣。余乃亲自著时发笔，上告先祖仙师，誓立贤君仁人闻道，是吾愿矣。余亦恐浅学被书所惑，尽将先祖之真籍开列于左，预贤士觅阅，群瞻增长神慧可进矣。

《灵宝金诰》元始天尊著

《灵宝玉书》元皇道君著

《玉皇天尊胎息经》

《浮黎鼻祖书》广成子著

《阴符经》黄帝著后有注

《灵宝真源》太上著后有注

《道德经》太上著后有注

《黄芽歌》太上著

《庄子南华经》后有注

《河上公过明集》

《尹喜真人文始经》附大丹歌

《黄庭经》东华帝君著，有注解

鬼谷子《九转还金歌》《金丹歌》

《胎息伏阴经》

《玉清内书》

《太霄琅书》

张果老祖《牧牛图说》

葛仙翁《大还金丹书采金歌》

《万天师玄玄歌》

《太微灵书》葛仙翁著

大罗苏祖，释教称达摩《胎息经》

《玄帝胎息经》

魏伯阳《参同契》后人有注

正阳帝君《灵宝毕法破迷歌语录》一集，附救劫篇

魏元君《玉剑金书》《金华女丹经》《修真文集》

《太清修丹秘诀》

虚静天师《管见歌》

萨真人《指迷血论语录》一集，《铅汞歌》

范文正公《渔庄录》

《大还心鉴书》

许旌阳真人《石匣记》《神楼赋》《三药歌注》

谌母元君，授许旌阳《铜符铁券》并《思仙歌》

吴猛真人《直指灵文》，即《铜符铁券合》

袁天罡《胎息经》

纯阳吕祖《浑成集》《金丹秘语》《本愿心印经》，《全书》一部，《纯阳文集》一部，注解《金刚经》，各种道歌一部

《太始氏胎息经》《九转琼丹论》《谷神篇》

高象生《金丹歌》《洞灵仙鉴》《书泳去集》一部

刘海蟾帝君《还金篇》《见道歌》《戏图注语》

《金碧宝鉴》一部

崔公，名希范《入药镜》

《道源一气》《篡书内图说》

李长源《混元章》

陈默默《崇正篇》《内观经》

许栖岩《胎息经》

张鸿蒙《还元篇》

罗公远《弄丸集奥广集》一部

王重阳祖《前后全真集》《韬光集》《云中集》《分利十化》一部

曹文逸《大丹歌》

张紫阳《悟真篇》《金火大丹歌》《金丹四百字》有注

萼绿华《气穴图》《大成集》各一部

张景和《胎息诀》《枕中记》一部

王方平《胎息诀》

刘峰真《白龙洞》一部

天来子《白虎歌》《玄集》一部

彭晓真人《明镜匣识》一歌

程昭《析理真诀》一部

《冲碧经秘指》后有伪注

《地元真诀歌括》后有伪注

《三元枢要》一部

李灵阳《玄灵备览》一部、《祖窍歌》一部

马丹阳真人《金玉集》《渐悟集》《行化集》《圆成集》《精微集》《思仙歌》《醉中吟》《语录》一集

刘长生真人《鸣鼓集》《众肱游》《游有仙乐》《太虚盘阳洞鹿安闲修真文集》一部

谭长真真人《水云集》一部

丁野鹤《逍遥歌》一部

王果斋《铅汞论》一部

邱长春真人《鸣道集》《西游记》《清规榜》《垂训文》《语录》一集、《金丹论》一集

王玉阳真人《云光集》一部、《要异录》一部

严君平《铅汞论实秘诀》一部

孙不二元君《修真词》一卷、《女丹经》一部

幻真先生《胎息铭》一部

郝太古真人《太古集》《救苦经》《注解心印经》《注解太易图》《注解示教真言还丹至要诀》一部

石杏林《还元篇》一部、《龙虎还丹诀》

薛道光《复命篇》一部、《虚中诗》一部

陈泥丸《罗浮吟》一部

司马子微《真道歌》一部

白玉蟾《金华冲碧经》一部、《语录》一集、《入室歌秘指》《品法歌》《回光集》一部

李莹蟾《道德颂》一部，附《炼虚歌》

李道纯《元道歌》

司马承祯《坐忘论》一部

李光元《海客论》一部

李清庵《中和集》，附《火候真歌》

张三丰《无根树》《火候歌》《玄要篇》附道歌

李云乡《石函记》《语录》一集、《妙解录》《解旁门》

悟玄子《还丹至要篇》

百玄子《金丹真一论》一部

元阳子《还丹歌》《大丹篇解》《五金八石之毒》

抱一子《显道图注解》

梅志仙《采药歌》

张元德《丹论诀》注解

陈自得《敲爻歌》注解

《丹论真诀》一部

《群仙珠玉歌》一部

《金笥宝录》一部

《起信论》一部

《纯粹吟》一部

《翠虚篇》

《玄学正宗》

《指心宝鉴》

《珠玉集》

《无一歌》

《击壤集》

《醉眼诗》

《金丹赋》

《解迷歌》

《金谷歌》

《竹泉词》

《北塔祚》

《横川琪》

《登道歌》

王栖云《盘山语录》

林太古《龙虎还丹歌》

《七真金莲正宗》注解

王敬所《金丹捷要》

雷一阳《黄白术破愚鉴形法》后有伪注

陈至虚《语偶说》

《樵阳经》附《八百真仙》一部

尹清和《性命圭旨》

虎皮张真人《金丹火候》一部

曹还阳《金丹直论》九篇

罗念庵《胎息篇》《道歌》一集、《四果玄遗》一部

赵缘督《仙佛同源》一部、《金丹难问》一部

陈观悟《判惑歌》

觅玄子《语录》一集

刘一明《道书十二种》一部、《西游注源指》

萧紫虚《大成集》《大丹歌》并《语录》一集

伍冲虚真人《天仙正理》《仙佛合宗语录》九章，上中下三套最佳

徐复阳《金丹秘诀》

柳华阳禅师《金仙证论》《慧命经》

偈曰：

> 余感先圣恩露深，各著宝录惺迷津。
> 婆心度世凡流尽，愤志培德早搜寻。
> 默思往圣昔年愿，弗肯独善附自身。
> 故笔发明传贤士，受书虔瞻静问心。

又偈：

> 余避桃源十有三，穷研极髓纂丹篇。
> 朝夕苦志良心喻，惟愿同人立升天。
> 笔帛心法书浅露，愿君培德洗陈愆。
> 体此蠢著精微理，缕见诸节怡细参。

又偈：

> 余博集书绪筏梯，欲怀传劫永远谊。
> 幸遇葛刘曹白赵，王于刘郝共资宜。

（秀峰、义山、大溪、大慧、长明、大坤、大澄、大森、文利）

镌板周行了心愿，预后修士恐误期。

陋粗言浅君念悟，再再节目熟读齐。

全真南无派　　领戒　　盼蟾子敲蹻道人刘　撰著

后序一

　　余侍恩师有年，弗离左右之膝也。自悔愚蒙，无一日不思丹篆并吾师之恩语，朝夕参悟。余常时誓立于空志愿，惜人惜物，亦恐愆咎；咫尺神目，亦恐天责。忽一日师出一诗，命余序跋精微之理。余志忐对曰："恩师宝录前详已尽矣。集解自注，乃骨髓中之骨髓。愚生无处下手，弟子无奈，陋一浅歌，惟之序。"

　　要惺悟，莫粗废。六字为题，随成歌句。望习圣之贤友，恕吾苦口是良药矣。

　　一要筑基似起屋，地磉不坚难久固。借假修真兼盒法，集养调质知止足。

　　二要炼己莫看轻，看轻人各遭魔弄。强凝想质为浊泉，常有走失怎成功。

　　三要细寻穷妙处，天地人我慧源初。各弃学生迷待死，早培至德受心图。

　　四要遇俗休谈道，莫当儿戏逞玄操。正道愈晦伪道显，余劝道友谨慎学。

　　一惺书理要多读，剥去皮毛搜髓路。不可荒速称了意，性命大事非浅俗。

　　二惺遇人细盘桓，莫逞高手自误年。父母生身不管死，如遇真师必超然。

　　三惺三教道理全，缺一岂可称贯然。博儒狂道余皆遇，难了身心欲弊牵。

　　四惺大道莫邪为，研究先天前补亏。若遇真师精微问，己不会问谁敢谓。

　　一悟人身一小天，与天表里五行攒。风云雾露流星月，四时寒暑悟心间。

　　二悟修身所为何，譬如诸虫入寒蛰。知所先后有终始，坎离黄赤越归柯。

　　三悟大道笃中行，不可觑奇沽外名。文章盖世无凭证，惟有真道无二径。

　　四悟真修细追求，节目层次有刚柔。七十二候有进土，大小周天卦爻搜。

　　一莫偏弊自惑真，儒释与道一法寻。若是通儒不通道，固执之病堕偏门。

　　二莫逞己知的多，狂慧荒花难结果。自古大道是嫡传，脉脉继受修太和。

　　三莫藐视相陋人，一面难知学浅深。久而诊之察至理，起止品质配贤人。

　　四莫朗言称才高，人道弗齐敢逞豪？先学作德培道体，慈悲至善配天昊。

一粗不思天地人，三才相并无二分。后天有形人能见，先天无极怎搜寻。

二粗心惑不辩真，幻景形像误自身。不可认贼为恩主，博览勤读访至人。

三粗快惺默问心，识神聪明莫当真。寸土培直开圣慧，在明明德晓修身。

四粗改细是吾友，精心参悟格物求。大地山河如指掌，必感接引入圣俦。

一废皆因自满夸，不肯低心求作家。己奇饱学才儒士，颜闵何曾羡自夸。

二废学道人颇多，皆因仁亏道不合。盲讹糊猿浑含讲，丹经譬喻当真说。

三废已说大道明，自愚心弊解不清。岂知最上无二法，八十一难分三乘。

四废之心千万勾，细揣灵觉炼丹头。行住坐卧合天道，瞻彼畜翁牵白牛。

后学正和觅源子栗大志歌补

时在光绪戊子年甲子月望日蠢愚道人惟之序

后序二

盖大道自古无二，圣凡之修，起手一矣。世人紊谓多有不穷极矣。余默思之，天者，即我君主，性寓其内，俗曰心也；命者，即我祖炁，情寄其中，俗曰肾也。使二物交合情性为一，而我身命存焉。譬如父母未生之先，乃鸿蒙未判，混混沌沌，杳无朕兆，故曰无极是也。夫无极一萌，而太极枢显矣。斯时感而情性相通，故曰："一阴一阳之谓道，继之者善也，成之者性也"，而日新大业盛德，生生有象也。夫学道者，穷理尽性以至于命，亦可登仙入圣乎！盖时至之际，亦在半息间。无志者堕然失之，大抵学贤之士，以此为之，大要是在省察，逐日培养天德，而浩浩然然，致中和，亦有定焉。故先儒云："修道之谓教。"教者乃离火下降，是为母气而感子炁，自然坎水上潮，亦无外耗，所为真教也。尔当时刻虚心实腹，晦养以候机时，故曰不可须臾离也。惟愿道中之君子，早修为要，意惜光阴何能久在矣！

余叹吾师敲蹻老人数十年心无他用，苦志无怠，素禀灵根，穷籍于世，愍吾后学，慈悲尽矣。亦恐后来习圣者，错入曲径，故而心法浅书也。《灡燧易考》解明先天易贯。《敲蹻洞章》乃修道之准绳，戏蟾图奥，喻大小之周天。《精微歌》直论始终之注解，字字言浅而近秘奥，大小图式，洞泄真宗，玄珠贯串，问答决疑、五等仙说，并女真妙诀，解明三乘，功合九步，绪前祖之未绪，泄仙佛不泄之真机，吾师今亦泄之。望后来诸仙友，得遇此书，勉志精瞻。大抵性命不出书中之范模，万望贤者心领神会，久而极研，无不明矣。

余自幼屡悉之命，忧患弗久，类搜庸易，愚而懵懵，无所觅求。至壮岁，心如剖剧，幸遇吾师桃源观中，片言相投，已怞五体投地，感问修真一大因由。吾师怜悯无弃，施余根宗妙蒂，余豁然惺悟茅塞以后，读书心镜开朗，方知性命之学不外乎元精元炁是矣。而后镌行，方敢惟之序。后学全和溯濂子曹大溪叙。

时在光绪戊子年戊午月二十三日陋笔。

敲蹻洞章

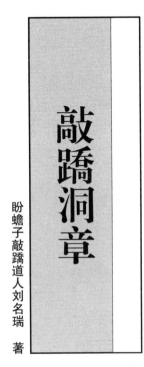

盼蟾子敲蹻道人刘名瑞　著

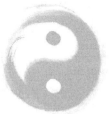

序

孟子曰："夫道若大路然，岂难知哉！人病不求耳。"又云："夫道一而已矣。"由此观之，圣贤何尝秘道？近世通儒，讲论性理大道者，固是不少，而求一诚修大道，实难得也。何则？盖因相沿之习太甚，不求真实之理，以致传讹务假，讲论虽然滔滔，考其实行实迹，得乎天心、揭其窍妙、洗发骨髓者，诚为至鲜。

余虽年幼，留心性命。盖孔孟心学失传已久，允执厥中之法、先天至真之道，实为圣人心传。寰宇之中，六合之内，继圣脉者代不乏人。而近世异端之学、旁门之法，惑世至甚。维我恩师敲蹻老人，冷淡功名，抛弃富贵，由假中而寻至真，砂内而淘精金，名山巨川，无不参访，幸遇至人，得受先天正学。存心克治，立德立功，誓愿洪深，未遂其意。因年力就衰，不便游行济物，退归深山，修性炼命工夫之余，建论著作以度后学。所著三种，一云《道源精微》，已行于世；一云《瀊熻易考》，尚未就样。

今以《敲蹻洞章》授澄，并嘱小序。澄金台下士，识见庸愚，以天人合发之道，三教至真之理开发澄心。若此洪恩，诚为至幸。澄敢不虔心实述其事？《洞章》之内，揭示先天妙理，至精至粹，至真至奥。无论在尘出尘，皆当奉为秘宝，实与佛经仙典共之。其间九章捷径，修真之道，条分缕晰之。筑基炼己，三极会源，二五妙合，周天火候，大聚玄机，温养工夫，出定调演，回室安神，忘神合虚，无不指示明白。且日月盈亏之理，太极两仪之象，诚为发前圣所未发，接后贤之梯磴。凡我同人，幸获此书，立誓奉读，必能生发智慧，得受先天，足了性命，沾恩佩德，岂浅鲜哉！况生圣世男儿，正宜鼓舞精神，真履实践，不负我恩师苦口婆心、济物利人之愿。澄书数言，用规同志。

时光绪十七年岁次辛卯一阳之月及门后学柳大澄薰沐敬书。

自　叙

　　夫至道之原，本于无极，无极一动则为太极。太极者，乃时至之笓箸也。而以此机至之间，亦当协摄复静，静则天中有地，动则地中有天。动静之中，一生二者，两仪是也。于是静专动直，静翕动辟，而广大生焉。由此而后，乃分阴阳四象、五行日月，运德之变换也。夫以通玄达妙转运乾坤者，视此为明证矣。然古云："道可传乎？道不可传乎？"谓此学人中下之谓耳。故昔日虞廷十六字，乃为传心之祖。嗣后孔门授受，亦是止一贯之言耳。故子贡曰："夫子之言性与天道，不可得而闻。"故《中庸》一书所述者，皆仲尼之言也。或曰："释玄之道，与儒不通。"此系迂腐之言也，殊不闻体会诸子之群籍，尽合释老之修养。此理不达，故有偏谬之见。评理云："青牛西去玄学著，白马东来佛法兴。天人性命原无二，至道归一德自明。"因儒书之外，复集释典丹书，亦无非善诱掖脱尘障，守真志满，诚一不二之道耳。励修者契而合之，必然复见天地之心也。惜哉！昙老之书，尽被后学执着，而错悟相习之弊深而且固，愈久愈速，愈众愈杂，故而分门别户，伪异丛出。此又儒教之异端也，譬如二帝三王之道，本无千歧万派之分，至今亦有异哉！皆因不识大道之宗源，甘为三教之裔绮，可不痛哉！

　　故此后学进道者不一，圣人思维立教亦是不一，此三教之迹所以异也。盖原为善不同，同归于治。若穷其至妙者，而不出于一心。此三教之理所以同也。此心此理，溥之天下未尝有异也。迹虽有异，若推极学必然尽同。盖圣人之生，岂择中国之与他方哉！况乎东夷西戎南蛮北狄，莫不有上智者出。出则随其品类，顺其土俗以行其教，而化愚归贤，挽回善意。奈因良莠并生，愚贤同世，故而教相不能不异。其流传之弊分争违忤，固逐名逐利，昧却真宗，可胜言耶。若有得本而忘末者，亦不可以为常道矣。至若穷理尽性之士，必然直趋至善之地，则为殊途同归，而无彼此之隔碍矣。夫四海之内，不啻数千万国，民俗之不同，不啻数千万类。若礼义至隆者，中华也。近无鞅者，夷狄也。盖因其识见有大小偏正之殊，故为教道亦有浅深之异。若随机顺俗者为权为浅，若清本达源者为实为深。教之异如百川，理之同者如一水。顺俗之教，不过行于一方，穷源之教乃可顿悟万类。智者不局于一方，达者遍行于宇内。是以学人在乎发愤立志，由浅而入深，必求理之极致，造乎实行甚深之地，此教之遗世者，于是乎明矣。

盖立教之道，岂易言哉！故圣人取信而立教，实有验证不敢自为说也。孔子云："凤鸟不至，河不出图，吾已矣。"且画卦明畴，历代圣贤岂不能哉？非述河图洛书之证，则道之统源无自而来。孔子曰："夏礼吾能言之，杞不足徵也。殷礼吾能言之，宋不足徵也。"无所凭证而言之，则疑惑者众，争论者起，以何取信而行之者乎？原夫贯一之学，莫不达乎至道。若出道范之外，乃为文字习见，何以谓之一贯哉！若夫体天道者，必慧阴阳之奥妙矣。阴阳非他，即造化之机也，乃是生人立物之本，与天地同一无二者是也。故圣人得以备言，赖其文而证其道。希贤之士，寻章揣度，识此潜神而格物也。春信一至，乃其候矣。斯时也，必须心息相依，方有氤机萌动，随此动机，斟酌老嫩，而速摄妙鼓。盖此时之生机，亦在倾刻之间，而化后天。志修者毋使智氤变为有形之渣滓，方谓之逆修也。如此之际，由乎性德而合天心。一动一静，承物载氤，自然返还而无疑者也。

大抵人处道中，而不知有道。故《易》注曰："百姓日用而不知。"不知者，视天地为天地，视人物为人物，未曾会得天地人物，一理一道而归一者也。一者何也？仁也，诚也，元始也，无极也，祖氤也，金华也，异名多端，皆是一也。至若浅见寡闻伪诚之士，必不穷究实理，印证真师，而以性命之学戏娱，获罪招咎岂能小哉！或偶闻一言半语，自谓大彻大悟，即便冒然下手，无怪误入曲径，而懵昧一生，至死无成，空怀虚度，岂不悔哉！或有知性命为阴阳，亦不知真阴真阳，而失却一瞬之机缄也。亦有揣摸后天有形有象，认鸟为鸢，指鹿为马者，正是真假混淆，邪正莫辨，此为正道中之异端耳。既不识得阴阳，安能知得性命？譬如倏忽限至，而生死以何究竟也？若夫乐道之君子，必能心领神会，处静返察而觉照中思之也。盖古圣立教之道，亦有内外之不同。故造理之规，亦有浅深之异义。喻演范模之妙谛，因人而教，量才而施，故谓此随方之遗指也。若夫求之内者，归根复命也；求之外者，学解吟咏也。故孟子所谓："君子深造之以道。"大抵灵通则万法圆融，执着则目前自昧。呜呼！外求之失，斯为甚矣。其究心学，则皆茫然矣。

夫欲修尽性至命之道，莫不由诚格而达天理，时时默默存焉。功勤志专，一旦感机遂通，时至神知，而发隅节中，斯为天地位焉。此法之玄妙，亦在速起合符之用耳。故《易》注曰："枢机之发，荣辱之主也。言行，君子之所以动天地也。"天地者，太极之彰也。太极者，由无极中来矣。夫始而律积精盈，复有坎离颠还之象，而既济方得乾坤之化育，此为吾人修性命之龟鉴。尔时聚翁之妙运，亦在藏之于密，何必远取诸物？莫如近取诸自身。大抵一道而贯无穷之道，一心而统无数之心。斯时纵横顺逆，左右前后，黄芽满地，白雪飞空，而信步走去，无一非宝。到此地步，方知头头是道。

余自尘醒之时，愤志潜究，力搜三教之金言，刻刻参悟而怀念焉。敲乃初读冲虚伍祖《合宗语录》，会阅华阳柳祖《金仙证论》并《慧命真经》，洞泄真宗，此三集丹经，可谓慈悲中慈悲矣。夫出世之道，非真言不足以证行持。仙佛垂世之教，非实语不足以辟绮妄。世间岂有仙佛执绮妄而为至道哉！余将平生所得之心学，并吾师授受之真诀，浅言露泄于斯。集分为二卷，皆有条理，名之曰《敲蹻洞章》，亦名《盐铁录》。凡识此浅解者，便知和盘托出，惟愿后来知音之贤契，勿以言鄙见弃而误性命。必须熟玩而后有得，方晓吾道之真伪也。若夫理豁道明之人，得之而为印证，是余之厚望，亦余之报答仙师渡我之宏恩，伏愿诸山同志之君子，勤加策励。仙真果位，人皆有分，何不勉旃！

时光绪甲申岁次仲秋望日集成。

北平西南天寿山桃源观敲蹻道人盼蟾子刘琇峰自叙。

原心章第一

凡八万四千法门，同归方寸一念，故首列之，故曰"原心章"。

夫心之虚灵，乃先天独存，历事变而不朽。先际者无始，后际者无终，廓彻圆通，灵明虚湛。所谓体也，不疾而速，不行而至；所谓用也，造物无方，灵变莫测；所谓神也，凡五常百行之德，由其所为。万物万事之态，尽其所能，正谓此道心也。夫人未生之初，杳无朕兆，何有名喻？故曰本来面目。然体用浑融，万殊一致，虽不可得其名状，心非无也。既生之后，如月当空，随水现形，人各禀受，无欠无余，圣智非增，凡愚非损，心非始有之心乎？若夫静者性也，动者情也，动而不止者欲也。盖性情欲三者，同出异名者也。性固善，情欲一萌，而有恶焉。情动欲萌，知诱物化，物化不已，心存无几。溺于尘缘，移于气习，染习既深，而自昧本真矣。若圣智善返，则为圣智；而凡愚忘返，则为凡愚。圣智、凡愚之分，返与不返耳。返固善也，不返忘也，悲夫！

究竟章第二

既知道心，便当究竟生由何来，死由何去，故次之以《究竟章》。

道也者，心之虚灵不昧，乃日用常行之谓也。于眼曰视，于耳曰听，于鼻曰臭，于口曰言，于手曰举，于足曰履，饥则思食，渴则思饮，冬则思裘，夏则思葛，行住坐卧，苦乐逆顺，无往而非，莫不由道之所在。若昧性者，何能究竟也哉？故习昼夜之欢娱，倍加忧苦之思劳，则贪耗无休，而元精大本渐日消磨。凡事数端，日用常行之念，亦当究竟体认，深可悟惜。苟知其所以然，则于道思过半矣。

实证章第三

究此天理，以悟为期，剔伪辨真，故次之当亦以为《实证章》。

学贵实证，道贵实悟。学非实证，安能识得确理？确理者，亦非口耳文字之谓也。道非实悟，何能了脱身心？身心者，内功外德，以义辅仁，培植真慧，而自然如云开日现。斯时天理生发，便得真悟，非是情识意解之谓也。夫欲实证实悟，亦当坚其信心，确其素志。既坚且确，而无难焉。盖大道虚无不可名状，无声色接于耳目；可以见闻，无法度授于学者；可以造进，贵在自证自悟耳。若夫坚其信心，确其素志，而能坐进是道者，未之有也。所谓实证实悟者，非枯坐灰心以待其悟，当于日用常行之间，尝尝体认，尝尝提撕。力到功深，自有所得自得之妙。若获拱璧，如归大家，如大梦之初醒，如积冰之已泮，其乐不可云喻矣。故儒家所谓"寻仲尼颜子乐处"者，乐此者也。禅宗所谓禅悦法喜者，悦此者也。道家所谓"当此之时喜极难言"者，喜此者也。

盖学道参禅，不得其真，而自谓实证实悟者，是自诬也，自诬可乎？既得实证实悟，见得亲切，认得的当，通身手眼，全体金刚，一切处所，皆知下落。才到此地位，便得实证实悟的道理。尽情贬向无主国里，切不可执为奇特。如此方有少分相应，所以古人道："认着依前还不是。"若也认着执着依前，只在妄想情识中来，未免亦被识神搬弄，引入阴界中去，辗转轮回，无所休息。学者切宜慎之。

千峰养生集萃

破幻章第四

　　既得实证实悟，尔当识破万幻，庶不为万事万物之所累，故以《破幻章》为第四。

　　凡一切世间皆同幻化，以有形者故不能长久。草木禽兽之脆，蜎飞蠕动之微，固其宜也。至大者天地，至坚者金石，成住坏空皆不能免，况于人乎？若不明此身是幻，以五尺有限之躯，与天地间无涯事务，交相酬应，加以功名利禄，富贵声色，互相煎迫精神气血，阴消阳耗，而不知觉。毋怪乎渥然丹者为枯槁，黟然黑者为星星，一旦忘形弃质，同于臭腐。虽亲于妻子，亦掩鼻而不敢近，睥睨而不敢视，当此之时，禽兽不若也。未审平生所好所尚，果能与生死抗敌乎？夫惟不敢抗敌，致有随业流转，随入深轮诸趣，生已复死，死已复生，生死相继备受诸苦，亦如循环而无有休息。是故至人知一切物为其幻化，一切物如同梦境，一切物犹如空花阳焰，一切有为如镜中像，如水中月，以是故尘视珠玉，铢视轩冕，以声色如涂泥，以生死如浮沤。其应物也，如鉴空衡平，妍媸轻重，来则应之，不来勿求。过则化之，既化勿留。能转于物，不为物所转；能应于事，不为事所应。以其生也，由太虚而来，故同太虚无碍；及其死也，复归太虚。噫！彼圣人者，果何为哉？识破万幻，不染诸缘，君子以是知其然也。

安分章第五

　　能知万幻，当知一切皆有数定，则不生希求之心，而自然虑念绝也，故次之以《安分章》。

　　富贵贫贱寿夭，分也；生死祸福荣辱，数也。一饮一啄之微，莫不皆然。从生至死，一定而不可易也。安其分，则不为富贵贫贱寿夭之所累；知其数，则不为生死祸福荣辱之所怵。然虚无所累，静无所怵，故静极虚笃，可以入道。然人之有生也，被此幻体所拘，孰能勘定分数，而任其自然？所以有颠倒梦想，心为形役之劳。及至到头，空作叹息而已。故孔子曰："不知命，无以为君子也。"学人识此，摒除一切妄念，则心自净而神不劳矣。

神气章第六

论性不论气不备，论气不论讎不明，故次之以《神气章》。

神者，性也，首章言之详矣。然性之说有二，有天地之性，有气质之性。父母未生以前，即天地之性，万殊一本者也；父母既生之后，即气质之性，一本万殊者也。天地之性善，气质之性恶，善恶混淆，以其禀二五之气，有刚柔缓急之不同耳。所以然者，何也？曰："非性之咎，善道之则，天地之性可全，气质之性可泯焉。"有天地之气，有父母之气，天地之气真气也，父母之气凡气也。盖人上于母腹之中，受父精母血而成其朕兆，所谓凡气也；父母未交之先，一团氤氲，逼促而成其灵性，即是真气也。夫惟赖混合空洞，帝真九气，而全真体段，由假而归真也。

自一气胞，二气生胎，第三禀长灵明仙之气而生魂，性始来寄，以体段未具而灵迫。凡四气生魄，五气生五脏，第六禀高真冲和之气而生灵，体段始具，具则动，动则初生，初生性灵至九月气足，十月胎圆，然后降生。经曰："上丹田为性根，下丹田为命蒂。"故白玉蟾真人曰："人生在母腹中，子之脐蒂，与母脐蒂相连，母呼亦呼，母吸亦吸。及乎降诞，剪去脐蒂，然后各自呼吸，而受父母一点之凡气，则栖于下丹田中，而寄体于肾。"下丹田者，亦名玄关，前对脐，后对肾，稍下空悬，前七后三，与坎连环，而周围应有八窍。前后二窍，应乎乾坤，上通泥丸，下彻涌泉；旁有六窍，以应坎离震巽兑艮六卦，以通六脉。凡医家有云："少阴、厥阴、太阴、少阳、阳明、太阳是也。"夫一身之气，皆萃于此。如水之潮东而渡榖也，故下丹田以为命基。其性者，即泥丸，而寄体于心。泥丸者，在人之首，即明堂中间，而六合之内，谓之顶门，故世人亦称囟门是也。囟即性也，囟开皆知夙世因缘等事，合则忘之矣，故泥丸谓性根。能知性根命蒂者，始可以言修炼也。故丘祖所云："劈破窍中窍内窍，踏破天中天外天。"

盖天地之气有二者，人之未生以前谓之先天，又谓之母气。其为气也，至大至刚，充塞天地，周流六虚，昼夜不息。凡受胎之始，便禀此气，亦曰后天，故谓子气，亦曰日月发生之气，即前所谓混合空洞、帝真九气是也，其实乃一气也。夫此气充塞人之腔子里面，每遇子时，斗柄所指之地，而先天炁随斗柄，从九地之下发生，故能周流六虚，造化万物。子时者，非天地之子时，乃二六时中，常常收视返听，顿觉身中暖气冲然，即机萌之候也。故海蟾子云："精生有时，时至神知。百刻之中，切忌昏迷。"天地之气既生，则人身之子气，以类感类，而自然由涌泉上升丹田，点化凡气以成人身之造化。故曰："形者，神气之舍；神者，形气之主。"形气非神，块然一物。呜呼！神非形气，茫然无归。呜呼！寄神气，即寄性命，二者不可偏废。修性而不修命，紫阳真人所谓："精神属阴，宅舍难固，未免常用迁徙之法。"修命而不修性，释氏所谓"炼气精粹，寿可千岁，若不明正觉，三昧报尽，还来复入诸趣。"所以先儒曰："论性不论气不备，论气不论性不明。"要知性为主，气次之。

是书也，故《原心章》首之混合神炁，仙家谓此炼金丹。形喻之鼎器，气喻之药物，神喻之火候。要在忘机绝念，收视返听，使精神魂魄意。五者不漏，此谓照顾鼎器也。昼牝夜玄，与心摄归一处，终日默默，如愚如痴，候采药物也。惺惺不昧，了了常知，神不外驰，其气自定，乃文火之功也。是以圣人忘形养气，忘气养神，忘神养灵，形神俱妙，与道合真。彼所谓忘者，非若槁木死灰、墙壁瓦石，懵然无知之谓也。若必口诀，动而复静，必有事焉而勿正，心勿忘，不游于外，老氏之忘也。胸次间常露豁豁地，不忘怀不管带，释氏之忘也。夫是谓之真忘，若以虚化神，神化气，气化形，死矣，是谓众人也。

修幻章第七

　　神炁真也，形气幻也。借幻以修真，假去真存，自然坚固。故次之《修幻章》。

　　世之学佛者，率以形同幻化而不顾，且鄙学仙者有为，自甘流于空寂，枯守顽空。世缘既尽，坐脱立亡，遂指为奇特耳。殊不知此理乃先圣之所嗤，从古祖师盖无一取。如九峰虔侍者，语第一座曰："汝若会先师意，吾一一依先师礼待之。"问曰："凡数及皆不契。"座答曰："汝若会，妆香来，炉烟起处，若不脱去，是不会先师意。"侍者抚其背曰："坐亡，立亡，即不无。若论先师意，未梦见。"

　　昔有一僧，依一长者，安禅入定，衣服饮食，卧其医药，悉以资给。如数年，密遣一婢，往试之。挑戏之余，凝然不动婢。谓之曰："枯木倚寒岩，三冬无暖气。"婢持此语，归告长者。乃呵其僧曰："养汝数年，犹作这般见解。"斥而去之。正坐沉空寂寂之病也。即达摩只履西归，普化摇铃升天，此岂沉空滞寂者所能为之也？又如大通智圣佛，十劫坐道场，佛法不现前，不得成佛道。于是跏趺坐，身心寂不动，遍历十小劫，已得成佛道。所以释迦称赞："诸佛世尊，一大事因缘，甚深难解，不可妄传于人。惟佛与佛，乃能证知。"舍利弗等诸大弟子，闻佛所说，深自克责，自谓空法得证，已得寂灭之乐，不复妄志，求阿耨多罗三藐三菩提。

　　凡今时那知寂灭，非真寂灭也。设使不闻佛法最上一乘，乃秘密之藏宝，其能终止于空法而已？故圭堂和尚曰："世尊末年说《法华》，所以再发重关之秘。五千退席者，乃重关前事。入法华者，喻重关之后事也。"故如如居士云："饶伊大通大彻，担板只见一边直，而须大法明了，方晓教外别传。"圭堂如如，此理岂无深意焉？盖佛法既运于世，皆以存神运气、揠苗助长之说，指为教外别传，簧鼓后学。疑团不破，遂以修仙之法，谓之有为而不为，甘心于沉空滞寂之域。不知佛家自有修仙之显诀，特为寻常而不究竟者乎！自古从上祖师，立坐禅一法，以授徒众，至今丛林行焉，实谓暗合妙道。不然，何以禅椅禅床，厚铺坐褥，宽解衣带，端身立脊，唇齿相着，而法使之谓舌抵上腭，微开其目，常视鼻端一所，而垂帘沉照，止隅至善之地，亦待其动机候物之耳。盖厚铺坐褥者，使形体久坐而不倦；宽衣解带者，使气血不阻滞也；端身直脊者，里通气达，上下不窒塞也；唇齿相着，舌抵上腭者，防重楼浩浩而去也；微开其目者，使黑暗之下，亦无昏患也；候动机之物者，乃采取无失之时至也。

　　盖祖师与众人指出修仙之法门，奈佛家之喻，隐而不露，使学者默而会之。忽然契合一拨，知有动取之道耳。故道家之说；虽显易晓，未免以文字传，而反涉支离，或被伪学方士诓诱者也。故吾至道难免疑惑，所以修性了命者不多见矣。盖修之至要，佛谓之慧命，仙谓之性命，儒谓之至命，其实一也，特所从言之异耳。安得圆机之士，与语仙佛之道耶！

静通章第八

夫次第节缕在此，能悟之者，便知静则动，动则通，通则久，久则变化无穷焉。故次之以《静通章》。

天地之外曰太虚，亦曰太无，总谓虚无，以其无心是也。故虚则能容，无则能化，是自以可知其物变，各付物事，各付事形，各付形气。使天地自然载覆，日月自相运行，阴阳自然升降，寒暑自然往来，四时自推迁，五气自顺布，飞潜动植自形包虚，而妙空者，一何容心焉！此虚空所以长久也。

盖天地大虚空，而人身以为小虚空。虽曰虚空，凡人身不能与天地同其长久者，以其有凡心耳，故不能如虚无者哉！若能虚无而久久行持，斯时元神自来归谷，而元炁自来复物，始可以言修持也。若夫欲修者，当先谨言语，其次节饮食，再次省睡眠。此三者，乃修仙成圣之关键也。故老子曰："玄牝之门，为天地灵根。绵绵若存，用之不勤。"玄牝者，乃神炁之根蒂也。口鼻者，神炁之门户。凡出息入息，长收缓放，待机笕萌。而采繋时至，捣之炼之，方能归根复命。故紫阳真人云："道自虚无生一气，便从一气产阴阳。"夫人日用发生之气，以虚极而生，若虚腹便思饮食，亦当节之。故简庵德禅师云："学道之士，如鸡抱卵，使神意暖气续而不断，方能赚他性命。"若夫贪睡，则神离于气，气无所主，奔溃肆逸，欲望凝结，其可得乎？

故次之戒语、省睡，然后固鼎采繋，亦当深觅诸节并图，两相参悟以次第而行，则外之先天母气下降，而内之后天子炁上升，聚会于中田，点化凡气。日久月深，凡气炼尽而真气充实，其气浡然而生，莫之能御。自双关深入泥丸，与神交姤，所谓："追二气于黄道，会三姓于元宫。"夫交姤之后，化为甘露，自玄膺而降下，复入中宫。一升一降，成其造化也。

但明觉一动一静，然后相应。不然，则鬻物耗散，而火候差失也。故此古人所谓："毫发差殊不作丹。"此法用先天之妙，不然而然，亦不可存想妄运识神。不然，揠苗助长之说同日而语。

以要言之，动极生静，静极生动，一动一静，互为其用而已。亦如天地之妙，其动也辟，其静也翕。不辟则不翕，不翕则不辟，辟焉翕焉，造化之无穷焉。夫静工至极，则元阳之气自生也。故《道德经》云："致虚极，守静笃，万物并作，吾以观其复。"《法华经》云："身心寂不动，为求无上道。"故古德云："直须大死一回，绝后再生。"斯言尽矣。气之生时，乾坤震动，山岳感摇，龙虎争驰，风火相击，似失似泄，实未见其泄。至此冬至一阳复生，而行周天之往来，阅此火候图，亦晓周天之法律也。

戒行章第九

形者宅舍也，心乃主人也。戒行若缺，则藩篱破矣。藩篱若破，形神不能俱妙也。故次之《戒行章》。

欲了向上事，须先持戒，次以可下大功。持戒者，目无妄视，耳无妄听，口无妄言，身无妄动，以卑自居，以谦自持。彼以恶来，我以善受，贪嗔痴爱，人我愤高，一切放下，此其大略也。若初行持者，见人饥寒思极济之，见人疾病思救疗之，见人忿争思解释之。凡一切为人方便者，量力而为之也。力有不及，常劝人为，此亦大略也。苟持戒而不修者，是厚于持己，薄于待人，别有外魔；修功行而不持戒，是优于利人，劣于利己，则有内魔。内魔外魔，皆道之障也。所以古者学道之士，初发道心，便持戒行。凡日用二六时中，未尝枉用其心，朝炼夕磨，不记岁月，成与不成，亦无妄取。必期功行圆满，神气自壮，然后感召巨眼宗匠，以可点化，一言半句，便跻寿域，以非一朝一夕之能也。今之学者，不思体质凡陋，根器浅劣，未涤前染尘愆之咎，而无寸长片善以及于人，亦无涵养内功，倍加贪嗔痴爱，人我是非，勃不可遏。苟不思古人道成如是之易，我成者如是之难，遂萌妄想侥幸点化，欲以积年耗散之气，累岁昏乱之神，成就于片晌之间，以求出世之道，愚已甚矣。正所谓点石成金，蒸砂做饭之理。及其无成，便生谤黩。噫！可悲也夫！"若非积行修阴德，动有群魔作障缘"，斯言尽之至矣。

三教一原说炁

　　夫教之宗原出于天，立天之道而后有教。道与教，其体何异也？故所谓天道与教，而数理同矣。譬曰无天亦无教，无教而亦无理。理也者，即道心是也。故老君曰："大道无形，生育天地；大道无情，运行日月；大道无名，长养万物。吾不知其名，强名曰道。"故道与教，本之于无极。无极者，乃虚极静笃真乙之炁是也。一炁若动，而为太极，次动则变而成两仪，两仪化生四象，四象彰生五行，五行备而万物孳萌。若未判之先，斯时太极如卵，内含阴阳混沌，故曰鸿蒙未辟。自静极清炁旋发，立名谓之开辟，由始而分天地，两之矣。故轻清为天，重浊为地，天垂象而有日月星辰，地奠形现质于山川土石，此两仪四象之功也。

　　四象聚，而五行有生。一生水，水全清，未有渣滓；二生火，火则薰灼溷浊而将凝也；三生木，木则半柔半刚而体质成也；四生金，金至刚而体质坚实；五生土，土则重大质厚而成形，乃五行备矣。五行既备，则阴阳有交。自交之后，化生万物。盖万物者，均禀天地中气而生，得理气之全者，三才之体乎？夫既阴阳承受，亦发阴阳交合之意。有交而后生，即分男女之形质。禀乾道日精者为男，禀坤道月华者为女，乃钟五行之秀，得气化之至灵者人也。夫人虽配与天地，而不能与天地常存者乎？盖天地之玄灵，本清静而无为，若静极旋动，亦有四时之交，而本情运用，亦无些子之漏处也。故此玄玄曰："天易能常存者乎？"而人玄灵本浊，欲动慾盛，而恣识发融，始因血气中来也。大抵良戾禀受，亦有不同也。清者顺理而慧，浊者逆理而愚，故此人各。时欲妄想，情欲交攻，或使偶合而撒之，或因弥溢而漏之，故有过不及之患，亦不能寿久也。

　　幸哉！天地初劫，慈悯人道，尔时天降上圣垂指，名曰玄玄上人，亦名万法天师。次而降生五老，一曰水精，二曰赤精，三曰木母，四曰金公，五曰黄老。五子之玄妙，乃天圣也。复运五行之气，始生种嗣。而后复降盘古氏，天生奇智，教道始为人君。复亦降生三皇，尔时亦无房屋、衣冠、烟火等类，日食树果，以叶为衣，与鸟兽同栖，而何有三教之分耳！嗣后复降燧人氏钻木取火，有巢氏构木为巢，伏羲氏辨图画卦，女娲氏炼石补天，神农氏采药济苦，有熊氏养植五谷，亦制衣冠，而世范大备也。复继裔少昊、颛顼、帝喾、唐尧、虞舜、夏后、成汤、文、武、周公，大兴圣道，时乃国慈民贤之善教也。

以前未闻三教之论，亦未分各国之说。由商纪阳甲时，乃老子始显诞迹，乃以前历劫，未阐姓氏遗传于世。或曰太上八十一化，而所化者，乃真性一炁是也。亦末劫寄胎于玄妙玉女身中，妊至于武丁庚辰二月望圣降，道阐于周初，任为柱下史。初号伯阳子，系亳邑之乡人，拜太乙元君，指明大道。复得元始教化，勤修自觉来因，阐道显德于西域，而度人无量矣。偈曰："老子始去西域国，函关尹令受缘和。道德五千传中土，至汉释来演弥陀。"又曰："老子始不西去，达摩因何东来？"迨至周昭王二十四年甲寅岁，乃释迦文佛圣降。自商至周，而人世利欲盛兴，故圣人思议三教，分宗阐扬。因是而各立其教，逐邪挽善，量人而施矣。夫至道之原，本乎一也，亦在贤愚之悟耳。授贤者三教归一之指，另有教外别传之寿命也；愚者不敢轻泄天机，故遗譬语公案之传也，至此盲迷者多，固执而受弊焉。

若夫通释理而不通儒，总属狂慧之流；若通儒而不通道，必受固执之病；若通道而不明诸家，何以为之至道也？大抵三教之后学多中伪教讹异者众焉。古圣曰："正道无二法，有二即旁门。万万总归中，正法原无二。"无二者，是一也。盖至儒莫不以《易》为之首务，亦当省思默会古圣作《易》之心法："幽赞于神明而生蓍，参天两地而倚数，观变于阴阳而立卦，发挥于刚柔而生爻，和顺于道德而理于义，穷理尽性以至于命。"此谓发明性命之学。道也者，阴阳刚柔仁义是也。仁义配阴阳刚柔，亦如春生秋杀，其理一也。而法之秘奥，仁体刚而用柔，义体柔而用刚，故扬子所谓："君子于仁也刚"，末句不言仁义，是亦阐明修士揲蓍求卦，协刚柔，顺阴阳，而仁义之道自得矣。

夫道之体用，亦能弥合天地，统理三才，故君子诚人以为贵，无所不用尽也。故伏羲因此而立卦，其象乃先天之学。乾南、坤北、离东、坎西、兑东南、震东北、巽西南、艮西北，起震而历离、兑以至于乾，数已生卦；

自巽而历坎、艮以至于坤，是推未生之卦。盖《易》之生卦，则以乾、兑、离、震、巽、坎、艮、坤为之次，故皆逆数也。而"雷以动之，风以散之，雨以润之，日以晅之，艮以止之，兑以说之，乾以君之，坤以藏之"，喻此修性炼命之道骨也。尔勿为阴错阳差，而理豁得诀者，使之无差，亦无错也。盖羲皇卦位发明对待之体，文王卦位言流行之用，故而兼喻道之运住耳。喻贤者，始学流行为蒂，终以对待为根。不然，何能得所而成卦矣？若夫返此颠倒，而始终总属异也。

故《中庸》曰："道并行而不相悖，小德川流，大德敦化，此天地之所以为大也。"故《易》之所谓："乾，健也；坤，顺也；震，动也；巽，入也；坎，陷也；离，丽也；兑，说也；艮，止也。"以此大小之体，变而察用，方知性情有此化育。故"乾为马，坤为牛，震为龙，巽为鸡，坎为豕，离为雉，艮为狗，兑为羊"，此乃远譬诸物，莫如近取诸身。"乾为首，坤为腹，震为足，巽为股，坎为耳，离为目，艮为手，兑为口"，此八则，布列于五行，返还四象，而自然三才灌溉。尔遇时得隅，中土一合，方能济成两仪，两仪之愫洽，而复还亦成太极是也。太极者，始从无极中来，故谓此无形，而造有象也。喻言此理，三教无不明乎！若夫有象，而反成无形之用者，凡皆罔然。

盖大道之权柄，必须仙圣佛贤之嫡脉，方能达乎至道。不然，或天德培固，而一旦豁觉，自悟幻身之危寓，誓愿修真；或发良志，类搜经书之秘奥，久则亦可生慧焉。盖三教之集著，伪作者多也。故罗鹤林先生云："绘雪者，不能绘其清；绘月者，不能绘其明；绘花者，不能绘其馨；绘泉者，不能绘其声；绘人者，不能绘其情。然则言语文字，固不足以尽道也。"故盼蟾子与贾圣堡答高广文云："三教鸿才谈一贯，说者容易知确难。欲考实修性命少，譬如绘图识庐山。道书集须道人著，道诗精微俗不繁。秉中天理发手笔，敢私偏弊谬圣凡？"

夫修道者，察乎至道之理。人与天地原无二体，故《医源志》曰："人生面有七窍，下有二空，共成于九。八脉居中，合乃周天。阴蹻百通，知乎的路，仙道易成。"盖生死之化育，亦不出丹田而纳峀也。故元海十二经络，由此而拱之。凡父母受胎时，亦不离此。若夫尽性而命何愁不立，如此虔修，亦可登仙入圣乎？夫为而不察者，失却觉敬动止之根基，因事而有所错矣。

盖立儒之范模，由文武体尧舜之道，继传之后，圣贤甚也。其称名者，苍颉、仲尼、颜、曾、思、孟，重演圣训，阐扬三极之道，内隐致中之心法焉。贤譬曰："放之则弥六合，卷之则退藏于密。"又曰："知止至善，安静定虑，而道善则得之。"此谓二六时中，喻人瞻彼淇澳，而篆竹从自身坎水中笋出。盖瞻彼养竹一法，奈因久失心传，今时凡学者，以谓典古，惜哉！圣贤之恩谕，便谓爱竹之景旷也，亦不思先儒所谓："知所先后，不可须臾离也。"故《中庸》曰："伐柯伐柯，其则不远。执柯而伐柯，睨而视之。"此乃喻修初工之心法，使学人亦在根本上用志相征，而精气常牵，勿自外游也。必须潜神入隅伐柯之所，而元神亦不致外耗，"故君子居易以俟命，小人行险以徼幸。子曰：'射有似乎君子，失诸正鹄，反求诸其身。'"故《易》注曰："复从天地，更端说起。自万物出男女，自男女出夫妇，从夫妇推出父子君臣上下礼义，可见夫妇所关甚大。恒所受有，咸无所受，与乾坤等，故亦不名。盖乾坤为万物之父母，咸，人之父母也。坎离之交者，生生不穷之所自出，犹以为有穷而以恒也，喻此坎离者，乃人之心肾也。"心肾若能时交，而既济之功得矣。夫心肾二物，相隔八寸四分，犹以为远，非观莫能得会，亦必须真师授受。

　　故孔子曰："德不孤，必有邻。"有邻者，以心肾时刻为侣，使土德镇于中央而道自顾也。凡今时误解，以居邻择友，亦为获德，而执遗之讹错也。盖德者，乃修道之心法，所谓性命中之德耳。譬曰若邻有德，己之无德，与身心性命而有何益乎？或曰释玄二门，唱念圣号，而耗其血气，或往往孤坐而无为，以念观心，亦不知既济侣之功，而一世空劳。呜呼，何能有邻！其不是德之孤矣。而不然，谬谓修身之道，乃虚寂之谈耳。反言先贤诸人，俱殆丧也。苟不修至德，而至道之精微，岂能贯哉！故《中庸》曰："惟天下至诚，为能尽其性；能尽其性，则能尽人之性；能尽人之性，则能尽物之性；能尽物之性，则可以赞天地之化育；可以赞天地之化育，则可以与天地参矣。"故知敲跷解曰："至诚者，无欲之谓也，专用一点神明之真慧，含栖命蒂之所。"故《玉皇心印经》云："绵绵不绝，固蒂深根"是也。此为守定阳精，亦无些子漏处，故为之尽性，亦可复命也。能尽物之性者，乃阳精发生之时，而意不可缓，斯时危险亦在霎刻之间矣。必须至诚天理，方能得清中之至精，不然，而水涸浑浊，如何可用也？既识清浊，亦当急刻摄纳摄补之法，乃鼓动生精，而精化尽返亦为炁，炁归运用，其不是救命之宝物矣？

盖人由此阳精立于形质，由形质逆此阳精，而立吾之性命。其生也者，莫不由此善养。而法之玄妙，在乎捣炼一着。故昔日东方朔，有偷桃一法，谕人学之，而后人错悟，岂知本身自有之灵物，是桃也！而迷士以作公案流传耳。夫果若真修，以此生机之际，采取归浥，补足前失之精气。补到百日，气满精盈，而先天发现。儒曰："浩然之气至也"；释曰："菩提种子发现"；道曰："先天絫生，灵根恍惚"是也。此法自孔子传教之后，以至唐宋，历代成圣诸翁，不敢轻泄此道。自香山乐天白居易、渊明陶翁，并出文集，王、孙、徐、宋、张、刘、曹同著歌诀，并行于世。亦至苏东坡、陈希夷、邵康节、司马光、程伊川、欧阳修、林和靖、陆九渊、刘贡父、罗鹤林、崔希范等，道成后，各自阐扬经教，亦有实语而显化，亦有譬语而藏微。若得知识慧悟，体此虔修，亦可跳出幻境。愚迷者，难解其详，故此至真之道，妄发者多也。故孔子曰："道不远人，人之为道而远人，不可以为道。"此道乃修性炼命之的旨，此法奥妙，必须贤传贤受，而受之者必然相应，亦非余今好事。诚恐后学不辨真伪，故而浅解一篇。

余立书时，誓此惟愿，不畏天责，著明三教，理备法全。若有知音之贤契，体此以为绳墨矣。故志之曰："物举潮来神牵定，一炁真火夜三更。天地人物萌时复，若无风吹枉用功。"盖至道之要，乃风火同用之机，但凭时至神知之枢轻，亦在遇师之真伪也。故孟子曰："如火之始然，泉之始达。"又曰："人之有德慧术知者，恒存乎疢疾。"《传》曰："周虽旧邦，其命维新。是故君子无所不用其极。"盖曾子之言，乃双关之义，恐人执其一偏之理，故补物之未发则当调之。又云："缗蛮黄鸟，止于丘隅。子曰：於止，知其所止，可以人而不如鸟乎？"余解之曰："缗者，续而不断，数息之照也。蛮者，南离之地，在人身曰心。心在实处曰血心，心在虚处曰灵鸟。使修者，必须用真意降潜灵鸟。真意者属土，土即中黄，在五常谓之信。故先师曰：'民无信不立'，是此黄鸟，正所谓信心无移。止于丘隅者，乃坎户三岔路口之地也，亦似空谷传声，信感而神自应之。应则必通，通则必明，明而后动，此是的诀。盖此地之秘密，乃生精、生气、生神之元窟。子曰於止，将黄鸟止于丘隅之所，则水火自济，而灵根自固也。"夫人时刻止于至善，而精气长旺，日久产生先天，以为人道之阶基。若以空言，以何为之道哉？自古三教得道成圣高真，无不是这里所修。尔若不知止处，向外觅求，费尽心机，总属旁门。故曰：人而不如鸟乎？

殊不闻鹤鹿龟三物，能通任督二脉，俱有千岁之寿，何况人乎？若不知性命之修持，任尔富贵极尊，千般乖巧，难免倏忽，无常到日化为异类。大抵人皆乐时忘悲，而悲临头上，悔之晚矣。余将此大要，与人通一线索，以作管窥之视，亦似夜行而云开见月，如蹬岩迷迹，而遇樵人指路。若此者，必然急归正途，故而特所浅集一书，剥去皮毛，独言骨髓。愿后来之贤友，慨而省之。余不敢妄撰为非，乃遵古圣之遗证，故言浅而易悟，以包万卷之经奥矣。其言是法，而不是法，明眼之君子，自验之，亦知其妄绮不妄绮矣。

释教者，乃西梵之译文也，与中华之称不一，名虽不一，而至道无二。若修性命之禅僧，其体一也。原夫人处于天地之间，无不是父母所育留，故此修命之法，亦是一理也。盖西梵之始，以瞿昙、燃灯、弥勒、接引为尊，至中华则以释迦文佛教下皈依，开坛阐扬三圣之旨。自西天二十八祖，继东土单传六代，将嫡指之真机，并大乘之妙果，散在《法华》《楞严》《宝积》经中，且有《华严》一藏，字字真诠，实言性命双修之旨，无不洞泄。又自近代六祖《法宝坛经》一部，妙喻"有情来下种"，奈因学人识性缠扰，而天性迷失。故今世俗僧，弃而不取，抛却印证，以伪传讹，而谈演世法。不然，多生人我慎高之病。盖原不穷理尽性，而至诚修命也。是甘自误，老病枯寂，与轮回有缘，而天堂之路迷尽矣。即有好学，无非念诵经文，口禅三昧，已往公案耳。苟不思远近得道诸祖，历代成圣高真，莫不嫡传秘付，莫不以格物穷源，莫不以培仁植德，莫不以舍己从人。如轩辕走膝而问礼，如仲尼不惮虚衷之劳，如世尊叩求雪山六载，如达摩在少林九年，如四祖不传五祖、哀吁誓死之愿，如六祖访求十五年、路逢客人刘志略，而何等忍辱藏垢？

凡今时俗学，其知性命之道、得遇真师者鲜矣。天地之雨露甚深，吾愿贤友急觅真师。盖三教中俱有高人隐土，不可偏僻自惑。若遇真师，须要讲明般若，而法之筌蹄，必须先用观自在菩萨，亦可喻明甚深法界。故知六祖所云往北接度，而后方能因地果还生。《心经》有云曰："时照见。"凡若真修者，由地藏王菩萨，会马道一，笑使目连和尚，用锡杖往来为交，须得金蟾子之指实，故菩萨而后证果，求如来应之。若有雷音吼者，因弥勒尊久与观音筵会，故《宝积经》云："和合凝集，决定成就。"《法华经》

曰："北海龙宫说法，龙女自现宝珠。"故《易经》所谓"说乃兑卦少女之喻"，亦非远取之用也。《楞严经》曰："雪山界地，收取大力白牛"，皆是也。

此谓始修之基，因世尊拈花笑，与观音说法曰："昔日对斗明星而悟道，吾喜阿难，跏趺入定，坐于中流水面，故舍利子从此而修。"余解之曰："水者，即丹田之水也。水宜收而不宜流，故用坐法是也。盖"坐"字，人、口、十、一成为中土，一乃不偏不倚者也。面者，目前当悟，此字丁与囬相连，而妙义之玄微，知何少焉？"故玄门所谓"坎水之中，巽风吹动"，又曰："水面用阖辟之间，在一念而自返还，是真道也。"故儒曰：源泉，亦曰："风来水面时。"释曰龙宫，医家谓之命门是也。对斗者，即在北极转枢之处。释曰极乐国，道曰家乡路，儒曰至善之地。故孔子曰："回之为人也，择乎中庸，得一善，则拳拳服膺而弗失之矣。"明星者，即丹田之暖信，若返照之时，有白光发现，能见之者，为得真静。果得真静，必能清阳复生，顺此生机之际，用杳冥之先天，逆旋归伏，急行采取。不然，化为有形之漏尽，而以何为之道哉！

盼蟾子云："红蛇黑龟战一窝，观音倒坐礼弥陀。真武指定荡魔剑，虎跃龙蟠出浪波。识得拈花含笑意，便是上乘脱森罗。如若枯坐装外相，泄精无止昧心说。"故《华严经》云："如时常转妙法轮。世尊曰：'微风吹动，火化以后，收取舍利。'"盖火化者，亦非今时俗僧死后焚尸之谓，乃禅定中，用三昧之火，烹炼坤炉之真中。必须使呼吸为风，自涌泉复后而上行，喻言芦芽穿膝，方能渡过恒河之岔口乎。此以上之蔵微，乃千佛万祖秘密之天机，余尽泄于集中。若有缘得此浅著，贤愚均可彻悟，是吾道之验也。奉嘱大德，省而察之，同登彼岸，学得如来不死之道，莫弃释老之宗风而作废语也。余著此纲领，以待至修之释子，勤苦培补，以戒行笃持，而访求至人，时刻克己忍辱，念恋而不违也。亦当死心塌地，返己涤愆而待时。必感真师授受，方晓无去无来，圆中之寂灭。斯乃真释子之所为，而自然皈依矣。

道教者，乃中华之源脉，以元始、灵宝、太上、玉帝为尊。自老子西度五印，出函谷关，嫡授关尹，次授东华，以东华帝君为玄门领班之始祖，化行三千大千世界，无量广度。自帝君一脉，五传之下，秘附七真，接引后学甚重。莫不以修持行力而得，并从志戒刚强，而种种之慈悲，换转天心，亦可变达气质。而一旦德弥之期，自感至人，诀破方晓修性炼命之的由，而单私授受，实证下手之关窍，亦不外乎先天真乙之妙用也。盖此大道，不过把原失之精气神三宝返还凝聚，而炼成金刚纯阳之体，与天地古佛金仙齐位也。故经云："百千万劫不坏之金身，岂能附传无德之狂人矣？"

夫凡世中无所不有，故再再秘嘱于同人，必须防虑不肖之后嗣，而败坏吾教之宗风也。今时尘寰之中，方士伪学假貌全真，绮妄之流甚多。或学一点运气之术以为奇特，或看过几篇丹经而记几句熟语，或看经中之譬语而当作实语，岂不执着错悟？若此等辈，易能哄人而误己也。可将真实次第之工夫，谓为后天皮毛之理，自逞讹言巧诈。又加口头公案，谈天论地，一切无考之事，与此修身之道，岂不大谬矣。殊不思己之僵终，以何究竟？不然自是紊为造作。或有枯坐无为，而持心空寂者；或有观脐摩顶而守肾者；或有坐守庚申，运精补脑者；或有用意搬运周身，谓之九还丹成者；或有念住两肾中间，采取祖气者；或有子午卯酉，而行功打坐者；或有两眉中间以为玄关者；或有用女鼎采战，借阴补阳而陷淫邪者；或有烧铅炼汞食秋石，而作服食者。若此之辈，焉知大道乃自然之天机，自然而然、默舒罡枢，先天之用矣？

余故明详辩解，亦恐后学之贤友，真伪不辨，错入曲径，故此概而证之。祖师张平叔云："道法三千六百门，人人各种一苗根。惟有些子玄关窍，不在三千六百门。"《皇经》云："九十六种外道，内有二十四观旁门，最是害人之毒药，陷人之火坑。"譬如下学浅见引入套语之中，必然受此绮法之障弊，而懵昧一世难归正途。呜呼！岂不痛哉！故吾敲蹻调云："故大德者必受命，若无真善道难全。撅土早培怀真志，亲近至人访良贤。若遇明师须叩问，理合三教祖根洏。儒以《易经》为首务，《大学》《中庸》一贯诠。释有《法华》与《楞严》，《华严》《坛经》是心传。道家丹经有深浅，八百余种难尽言。至显要妙书于此，华阳柳祖泄机关。《慧命真经》说奥窍，《金仙证论》《危险》纂。除此经书行远路，弗知下手是旁参。运气枯坐装外相，意鼓吸吹弄后天。浊念捣灌为进火，后升前降当周天。积雪作粮饥难解，磨砖做镜照面难。贫道喻此良心话，博学深悟觅至贤。自古大道非儿戏，开辟以来是嫡传。旁解瞎摩自误己，精微不彻结幻丹。"

大抵误修之士实在如是，故马丹阳真人云："诀破断欲师恩重，誓死圜墙炼至真。"萨真人云:"道法于身不等闲,思量戒行彻心寒。十年铁树开花易,一入丰都出世难。"马抱一真人云:"天机未敢轻吩咐,细细着眼悟不悟。遇有艰难不忆家,恁时指汝长生路。"薛道光真人云:"谁将大道付人情",又云:"堪怜自古神仙辈,时故如愚不作言。"故钟离真人云:"三清秘密之事,忘言忘象,无问无应,恐子之志不笃,而学不专,心不宁而问不切,彼此各为无益。若遇无德而言道,尔犯漏泄天地之罪。若轻闻者,亦犯无德无志之罪,不足以载道矣。"夫欲修避隐者,无论三教之上士,亦必须紧持斋戒,精勤参悟,奏告上帝。若有不奏告,而敢私授受者,则泄道及窃道之罪尤速矣。故《三元品诫经》云:"或得仙经秘法,妄传匪人之罪。或妄解经义,不合仙圣之心法,并属天官三十六度,风刀之考。或漏泄神仙之秘术,或羡显宝藏灵书,或妄造经纶以盲引盲,毁谤玄元圣道,罪非浅也。并属三元灵曹考之,各有轻重之分耳。"

栗大志问曰:"古仙有愿曰:度尽众生方自度。因何泄道有罪乎?弟子叩乞开示。何以谓之无罪矣?"答曰:"有罪之人,以妄为常,而慈逊恻隐不观乎心耳。或阔谈圣道之理,而不行圣道之事。此人外恭内伪,暗计诡谲,处事人面善朴,默地不思天理。自称修真入道,而欲弊贪爱照前如故,憎高觎羡,而假貌道相,内不畏愆咎,外假称善化。盖此等之人,易能诓骗迷士,故孔子曰:'素隐行怪',道宗曰:'正道愈晦,假道愈显。'此之谓也。若此之徒,遇至贤安敢度之?如若度之,亦是前因,故谓此真道,立面难闻,故言有罪,无德一偏之论矣。若无罪之正士,乃仁贤也。始而志诚欲道,必先立起功行,涤愆断愆,斩尽牵缠,时刻返己,仁慈忍辱,而渐渐变达气质,怀贤奋勇,类搜丹经之秘髓,而低心求教,而己之前习,无一毫之乖戾,此为有德之上士也。亦可悟大道,亦可传大道,亦可修大道,亦可成大道。如此施者、受者,何罪之有也?古圣曰:'彼此同登正觉。'盖喻大道亦不易传,是谓最上之上乘,亦非二乘、下乘之法耳。凡狐疑不信者,难将三教至真之道喻之也。"

人道犹难,世有几全。圣道简易,知真稀焉。

果若能行,万一觅艰。说道者多,三教皆然。

遇究实理,如哑疯谵。不思古圣,传教慈言。

恩婆度世,遗书万卷。所谓济急,何曾外言。

迷不参究，祈福唱念。道教丹经，幽情格言。
玄歌妙喻，天人法券。释教大乘，梵语戒禅。
中土谓解，鸠罗摩辩。达摩复至，东度中原。
阐明梵语，汉文注纂。法华楞严，华严经忏。
宝积心印，佛说涅槃。六祖坛经，指明根源。
以上实语，使人慧参。禅师语录，真伪各辩。
后人偈句，贤不足观。除却劝资，余者公案。
儒家易理，天地一贯。曾子十章，中庸道范。
孟子七篇，绳墨规传。先儒歌赋，唐宋诗篇。
诸家子书，暗喻钓贤。明人感悟，秉浊错安。
名利心重，理作笑谈。伪和乱解，将道注散。
文深疑惑，学浅难参。利笔生华，巧辩谬言。
先圣心法，执着相纂。以为典古，传裔讹偏。
弗思己身，能久世间。至老呜呼，骷髅暂惨。
迷言来世，转劫福田。口美心畏，人各惧焉。
若此真畏，当出迷团。静默深思，三教宗原。
先祖法律，刻念诚虔。寻根搜蒂，极细精研。
先天无极，后天地现。人处乎中，借此成全。
故曰三才，合济一贯。八卦九宫，五行相攒。
河图洛书，因此作焉。统喻阴阳，动静循环。
乾阳弥施，坤阴互还。全凭二土，男女分变。
形有四大，色身产焉。上七下二，九窍备全。
阴阳度数，气血灌然。呼吸周流，百脉朝原。
始由阴极，阳动意旋。太极枢纽，两仪洽源。
仙圣贤愚，由此出焉。道至今劫，何不细参。
趁此身在，学圣希贤。死心塌地，专诚至研。
若迷懒怠，倏忽误班。贫道苦口，化愚警贤。
生死事大，万般小焉。余故存心，浅集一篇。

补续函中，愿谢不烦。

筑基调药论

夫筑基一法，乃入门之捷径，至要之谓。亦必须调息、收神、养气，是此诀也。凡一身之中，而群阴统帅，惟赖元精承元神之能，化而为之元气。大抵至修者，得此三元之妙合，而后一阳来复。斯时神知气动，顺此机缄，急刻叩求先天。故儒所谓克念作圣，即是忘情绝念之谓。尔方有此时现于天理独存焉，迫然物际。夫识动亦当复静，静而无静，然后大动。大动之际，必现真物，瞬息之间，逆摄清阳，依法之妙用，捣之炼之，可以归根复命。不然，以何还丹而成正道者乎？故儒云："君子存理遏欲之功，正谓修身之道，在正其心者"是也。释教云："安禅先却毒龙"，世尊亦云："知空不空如来藏"，又曰："一合相者，决定成就。"道教曰："忙里偷闲，降伏尘劳。"此三教之言，其理一也。而不出善养摄补之功。夫养善者，若非道心，安能制伏识性？若以此克制之法，久之则清虚恬淡而真气自然萃之矣。若念头不止，而声色不绝，则基址难坚，元神痴散，而以何为筑基之首务也？

凡睡浓之间，颠倒梦幻之因缘，无所不至。尔以何防之？盖筑基之要，乃逐日忘情涤虑，扫除幻化，而万缘悉归，念起隅处，而念亦从一也。亦必须使泯柔之心，克制阳刚之肾水。水得火而温暖，是故谓之既济。若以此保守，而后天何漏之有矣！故《中庸》曰："栽者培之，倾者覆之。"是此之谓欤！故王维云："桃源面面少风尘，柳市南头访隐沦。到门不敢题凡鸟，看竹何须问主人。城外青山如屋里，东家流水入西邻。闭户著书多岁月，种松皆作老龙鳞。"故白居易先生云："杲杲冬至出，照我屋南隅。负暄闭目坐，和气生肌肤。初似饮醇醪，又如蛰者苏。外融百骸畅，中适一念无。旷然忘所在，心与虚空俱。"

敲蹻答于憬和云："看竹饮酒莫外寻，知者须是达行深。击壤唤龟融抽补，动静分明志德纯。栽松移隔坤源下，必有龙吟虎啸声。东往西来如环抱，溯庚扶甲物苏仑。"古圣云："因一念而有吾身，借一念而炼吾形，形神俱妙，与道合真。"大抵仙圣喻人养生立命，即是修此大道也。尔身不修，何以为之至道？故使人返本穷源而达至一之妙处矣。故马道一曰："父母未生是真如，本来灵性即面目。若能平取千汉上，运用知时返璃珠。"

夫欲修之上智，莫不由来处而求之。生也者，死之苗矣。故吕祖云："认得东西木与金，自然炉鼎龙虎吟。但随天地明消息，方识阴阳有信音。左掌南辰攀鹤羽，右擎北极剖龟心。神仙亲口留斯旨，何用区区向外寻。"盖以上之偈句，乃祖师之妙喻。凡有不及者，往往错悟。余不忍坐视，以后天人道之理，以证先天之学，使实悟之博士，亦得渐进无为，而登正果矣。夫人之初生，由父母相见，其形以立。有此朕兆，情动之极，阳施阴受，不偏不倚，一点之气质交合为一，而胚胎立成。其基至十月胎完，而形骸已就，团的一声，脐蒂揞断，一点先天之祖气藏寓玄关之中，自此以后，鼻吸耳听目视，乃先天性也。此性赋体，惟赖识性辅弼，故昼居二目，藏于泥丸；夜居两肾，住于丹田。滋养五脏，而气冲六腑，周流百脉，使骨坚肉润，亦无倦也。此乃精之至能耳。故而呼吸往来，日就月将，长养二八之期，以盗天地三百六十铢之精气。禀父母二十四铢之祖气，共合以得三百八十四铢，乃全周天之造化，而夺得一斤之丹槃也。其形体也，鼻如腻粉，唇似丹砂，斯时内外如水晶之盘珠，即此天地阴阳，与人并济合之者，是此道也。夫趁此光盈三五圆满之际，若有凤缘，得遇真师，指实身心大定。而童真修炼，亦名直超圆顿，而何用筑基补漏之功矣？古圣曰："上德无为入性功，何用调采补亏盈。中年欲修须敲竹，三教万一少人行。"

若夫根浅业重，而不遇至人诀破，久则爱欲攻发，酷贪阴私，而真阳一动，卦变为离，故男子二八精通也，女子二七癸降也。自此以后，阴气渐长而阳气渐消。及至二十四岁，色利奋猖，贪求无厌，而耗真元六十四铢，乾变为之姤卦也，而誄志多识，以妄为常。至三十二岁，亦耗真元六十四铢，而姤亦变为遁卦也。斯时醉慾房劳，恣情乖利，计极忮习。亦至四十岁，耗散真元六十四铢，而遁变为否卦也。也不知持守善养，而纵沽欲胜，名利无休，至四十八岁耗散真元六十四铢，而否变亦为观卦也。斯际肾气渐歇，肺气渐衰，亦不思过往之愆，尤苟无其志堕废也。至五十六岁，耗散真元六十四铢，观变为之剥卦也。而肝气衰，心气息，眼昏多忘，而肢体何能如故？至六十四岁，耗散真元六十四铢，剥返为坤而阳尽阴纯，发白血枯，而体重无力，精枯髓竭，至此已还原数。凡得天地、父母之元气，共三百八十四铢，依然耗尽。苟得其寿者，惟赖谷气培养，虽然形在，而老人种子者稀焉。譬如妇人七七之岁，癸水枯竭，其理一也。若夫有缘遇师指示返还之妙，亦必须时刻精勤采补，而渐进仙圣之阃域也。

凡晚年修道，若无至人指授，安能晓用？盖返还之法，上天禁秘，亦名敲竹唤龟，又曰龙虎交际是也。余不畏天责，惟愿好生习贤者而同归正途，是吾道之愿，故而浅言，不以文字为工。实学者，方知大道施于普众，使好道之仁人，以法修补，岂不乐哉！大抵法之津梁，肾神牢固谷道勿散真气，二六时中，须要回光返照，而意息凝神，止隅北海，使呼吸往来旋寂，而赤蛇长戏黑龟，则二物自然吸髓。一旦唤醒虚枯，而龟舞潮跃，斯时老儿渐举还童。至此方知吾敲蹻之应验矣。

栗大志问曰："凡晚年、中年修补乃添抽之法，壮年欲修而去搜接树之用。弟子叩恳慈师，垂恩指示。"答曰："凡晚年、中年与壮岁，起手不一，而用法无二，亦在浅深之唤耳。盖晚年之修，先论救护；而中年之学，亦当补接。若论壮岁，犹且易也。凡初手必须调燮，补足后天前失之精气，然后真种自现，方可冲周。而先天之火候，以时而自运也。凡法之津梁，亦在师传，而妙度之用非顷刻之悟也"。故知。敲蹻指云："归根折磨守蟾池，忘息抽绵似醉痴。畏漏栖漏烳文武，内外融和待机时。舱补破舟防昏寐，逐日栽培聘笕璃。刻竹拈花颠倒用，诚格天理月上移。"故注"孟子"云："海潮潮也，地之喘息，谓此亦在踵深而密悟矣。夫初手修炼，若无此工，万无一成。"而或谓枯坐无为一定而静之，又以何谓之修炼？余特证释理公案，有《西江月》一首曰："四祖不传五祖，叹老迈儿无情。密愿立死调补盈，自投周氏果生。嘘枯密法救护，坤处尽头栽松。不用父母自还精，莫作空禅寂静。"又云："四祖不传五祖道，老儿无情秘密调。不用父母投周氏，地果还生入坤爻。先用栽松转一转，衰败还童有信潮。若言枯坐待真空，何须参访走迢遥。"苟不明补漏筑基一法，而便言打坐，无非以念观心，不然空转法轮，而以意强逼心定。或者周身搬运，亦不思已为错行曲径，亦不肯低心求教高人，而捏揣紊摩，何日返还得归正道耳！

盼蟾子答阳和柳大澄云："每日调至外物兴发之时，斯不能尽止，尔融容苏麻，痒生毫窍，即后天活子时至也。到此急须下手，不然变作精流。"

解《西游》云："猴王初保唐僧时，两界山后遇虎持。剥皮做裙维护体，得假然后现真机。"尔速从至善协摄，使神意并物而归，起呼吸留恋，鼓动巽风。若非武火，安能如法也？盖武火乃捣炼之功，若无物亦不可妄用耳。如槖生老嫩之间，亦必须恰当，休错其时。猛烹急炼，是为化精之具。譬如去矿分金，而浊精化后，尽成元气也。谓此救命之宝法，至言尽矣。余嘱歌云："物生随念静诚虔，意若先天物先天。意浊物浊后天变，仙圣贤愚在此间。"自古千圣万祖不敢轻泄，故遗譬语外物，使有志者，力搜群籍；志浅者，无处觅求。殊不知乃一念之分耳。

栗大志问曰："弟子俗缘障翳，如金石之未分，再恳恩师开示文火之用也。"答曰："文火不离而守，物我双忘，返观内照，止于丘隅之所，与北海坎宫相契是也。自然而然，常存微细之灵光，火得水而不寒，水受火而不燥，自然溶溶平暖。若无槖而不可妄用武火，斯时槖生，而文火无所用也。盖大道之修持，若不知文武兼用之法，万万中无一所成。"古仙有云："有槖无火终消散，有火无槖煮空铛。文火潜缊融息栖，槖生时知武中风。"是此候矣。

赵大悟问曰："弟子始闻修炼，无所分别。教人初手闭目，存想丹田，吸升呼降，从尾闾，上夹脊，过玉枕，入泥丸，由泥丸下重楼，降入丹田，为一周天，而逐日无数，可是真道否？"盼蟾子答云："子之不明，此人未遇真师，以形象搬运而已。惜哉！不识古圣之金言，便谓后天之理。虽然熟读仙佛之妙喻，而执着有为之用，重则升提邪火，发为目赤头眩；轻则周身气跃，而面赤四肢发烧。而往往自疑内中有神有物，岂知幻景迷猿，以为道力之验，名曰空转法轮，皆因不知采摄、捣炼之法，而逐日空劳，万不能成丹矣。盖大道乃法门不二，自开辟以至于今劫，无不是文武火候之用，以至调槖、采槖、炼槖，而大小周天、孕槖出神演神、面壁还虚，以至登空，方为了当。而行功乃分三乘、九步，加持十地之上，故喻此为最上一乘，共危险八十一难，岂易易哉！"

问曰："弟子缘浅，至道之精微实不易闻。"答曰："大道至难，而难中且易。难者，志浅根薄，品质不良，故而致有异端，所以难入乎道。易者，乃志坚愿深，德广善宏，自感真师秘附，始从初手，以至了手，并危险一一秘授，而无毫发之差，又何不能成道乎？故曰易修易成，此之谓欤！"

正和问曰："恩师发此洪慈，弟子方敢再叩，恳祈恩师发明调槖之火候，则弟子感恩无尽矣。"敲蹻曰："调者，戏也。始从筑基下手，亦非守定死禅，枯坐无为；亦非强杀止念之毖耳。大道之妙用，乃圆融活泼之神慧，而正念中之正念，万缘弗扰。一切尘劳，不关于心，是为力行之廓觉也。尔须时刻省惺，将真意入寓动气之所，念兹在兹。凡有事无事，常吹身中无孔笛，而颠倒窃互是也。汝当精勤参悟，即喻此法之妙，乃入门之阶基。正如天地，若无阴云风雨四时寒暑之候，而昼夜日月犹难绪度，此万物何能生者乎？盖言筑基之功，即调息种蘖之秘奥。如农家种禾耕田，逢春而下种也。若遇时空耕而不布种，欲望收成，岂不愚乎！若夫盲修无知种蘖，以何返还而得先天者乎？盖自古至今，千圣万祖，莫不由此而立基矣。故微逢子云：'至道奚难？首屏声色。无染无逐，何生何灭？幻境不侵，情缘可绝。心寂性空，妄念何生？忘情忘念，天理定见。声色尽捐，无漏性圆。阴阳在握，亨泰自然。'故子瞻东坡云：'清夜无尘，月色如银，酒斟时须满十分。浮名浮利，休苦劳神，似隙中驹、石中火、梦中身。虽抱文章，开口谁亲，且陶陶乐取天真。几时归去，做个闲人，背一张琴、一壶酒、一溪云。'欧阳永叔云：'浅深红白宜相间，先后仍须次第栽。我欲四时携客去，莫教一日不花开。'"

敲蹻答马昶和云："极照璇玑待时觉萌，常息塞兑，日生月采，尧至烹炼，而从有为起手，炼至于无为，方登正觉。譬如天地，由无为而生元气，元气一动，变化万物，而万物借此动机，以生灵质，故曰：'元气在形亦在，元气坏形亦坏。'是故君子先修形在。《易》曰：'无形而造有形'，借此有形，常息致于无形，何朽之有？盖大道乃返还之妙，知空而不空，知真空亦知伪空；色而不色识真色，亦识伪色。凡欲至修者，真伪二事相兼用之，以分先后。若能解和而深悟者，亦可得也。慎勿旁解见而错过今生一大因缘，人身易失而不易得，余于此集至言尽矣。上有天神咫尺，耳目非遥，安敢绮语妄撰，惑众招愆？夫一贯之天道，非是灵狐灵鬼所传，亦非俗子诤讼方丈开坛演法、接法之计耳。古圣云：'正道潜修密炼，隐防畏愚讹传。贤施贤受有得，骂薄根浅难言。'"

于憬和问曰："弟子愆深，敢望恩师垂指。憬和每遇调蘖返观内照，念止隅坎宫，自觉身下溶融，外阳兴起，可是物也？"盼蟾子笑云："调蘖志略刻心真，青阳洞里炼元神。戏弄金蟾光盈满，一阳来复小周循。尔以此悟之矣。古儒有云：'月到天心处，风来水面时。一般清异味，料得少人知。'释云：'阿难坐于中流水面'，又云：'拈花如来馨复，观音往北接度，'《心印》曰：'时照见，候潮，龙女现珠'；道云：'调炼须要晓真机，羴产神知忌昏迷。不失期时识老嫩，一阳初动立丹基。'故微溎子云：'烹铅炼汞，活子无时。先天秘诀，定里详推。应物不昧，心寂而虚。癸生急采，神自先知。金归东木，坎补南离。交并既济，阴尽可期。'"

柳大澄问曰："儒学言理而不言数，理数合一所谓格物，不然谓曰：'辨明天下之物理，而后自然归行中道'，是否？弟子恳乞开示。"答曰："盖格物之理，喻义最阔，内外包括幽撰之论，余束一言，何能发尽物也者？天地之数，起牵牛并成牛物，而自始之时，天开于子，地辟于丑，人生于寅，皆由物也。凡生天地之间，亦谓之万物也。《易·乾卦》曰：'品物流行'，喻人品中所求者，是真物也。故《礼》有哀公敢问何谓成身，孔子对曰：'不过乎物也。'过者，乃物之生时，不可错过，须用诚格，获而归之也。盖格物之理，凡三教之阐喻不一。余恐误后学，将格物之道，分而详之，浅书四言，以发格物。若以万物明尽，而自身不了，又有何益！"

411

格物有三，上中下参。喻名虽一，语不同焉。

上士格物，三才会源。体天法地，以人合天。

天心天理，勿妄动迁。亦名君主，无欲异见。

守持中土，身坐坤园。周天罗列，悉归本含。

四时星斗，运转循环。摄复上升，水火济原。

金木交并，四象中攒。戊己悷圭，五性一眠。

始法潜龙，九二在田。二五妙合，精气神元。

离女下降，会合坎男。流行变用，对待配然。

虚中补实，焕火先天。河图自运，洛书卦翻。

无欲而动，妙物自迁。万星朝拱，地天泰旋。

巍巍大范，无恐惧焉。蟾跃禽溯，金钱戏瞻。

坤越巅顶，宿离根天。颠鸾倒凤，无上功玄。

仙圣如此，故曰配天。中士格物，无志难参。

知止至善，精气神全。允执厥中，治己刻虔。

毫无乖戾，返察戒严。变达气质，神慧养坚。

觅真履实，博学一贯。穷渚搜髓，不被伪瞒。

诸物各类，知确明见。惜命如玉，识性蛰潜。

成性存存，物荐精研。常塞兑宫，却病延年。

知天乐道，避隐山川。培德必应，感受六缘。

豁然顿觉，五行归原。以年合月，月合日间。

一呼一吸，一刻周天。释曰法轮，常转无间。

儒曰大车，无輗轻轩。水火济后，自配上贤。

下士格物，读记群篇。公案典故，熟纶精函。

医卜星相，术演实专。礼义忠孝，世法惟全。

培植心地，仁慈怀坚。从容人道，暗结天缘。

感贤指引，遇至盘桓。偶逢诀破，性命机关。

如梦方醒，幻境视穿。剔涤旧弊，抛却尘缘。

舍妄归真，逐日返观。圆融活泼，至善格天。

豁觉至理，方晓丹篆。各种子书，三教真传。

经书秘髓，剥讹无偏。譬语实语，神慧了然。

如若错解，尘翳德陷。苏苏培补，奋志笃专。

古圣心法，会默悟参。一旦德隆，茅塞开现。

慧知机动，相物留连。释曰菩提，种子萌笺。

道曰恍惚，鬃生物圆。儒曰小车，无輗运乾。

若能宥运，格物称然。由下至中，中至上参。

三等格物，包罗万诠。出此范外，身劳何坚。

真实格物，丈夫作焉。在尔自为，忖量摩干。

虽然喻彻，难免异端。愚者不及，贤者过研。

余绪一图，嘱侣明辨。邪正二途，一目了然。

投壶为正，偏者邪钻。最上一乘，入口上禅。

投壶式辨正图

筑基炼己论

夫金丹之道，须先筑基，而后炼己。若筑不坚，而真槃终不能得；炼己不纯，必然着于魔道。盖调槃、种槃、采槃、炼槃、得槃、载槃、孕槃，亦不出炼己之功矣。己者，乃身心是也。炼者，以神藏敛而火化物成，神抟气合，尽返以为元气，使身心息蛰，而自然泰定也。亦必须逐日清虚恬淡，晦默柔和，而七情无着妄动。古曰："安寂六根"是也。斯时元精、元神二者，不能外游，方可求丹。而贵乎守一志满专诚，亦在乎信耳。故子思《中庸》曰："言顾行，行顾言，君子胡不慥慥尔！"

夫始法之要，须当扫尽五贼。凡五贼者，即眼、耳、鼻、舌、意，为天之五贼；亦有色、声、香、味、触，为世之五贼；而爱、欲、贪、嗔、痴，亦为内五贼。若天之五贼不禁，则内贼蜂起；世之五贼不禁，则天之五贼炽生。二目者为役神之舍，瞻顾瞩视，使神追远不离，见色情欲急发，故能贼精而暗耗也。两耳为送神之地，易闻远近之音，神随音而急去，故听声则爱起，精亦外摇也。鼻为耗神之户，闻香则贪起而精自耗也。口尝味，神亦随之。思馔起，而精自走也。若夫凡身，与意并动，神气相随，而痴心急起，俱以损也。大抵忘于目，则神归隅丹田，含光止在其中也；忘于耳，则神归隅丹田，听在其中也；忘于鼻，则神归隅丹田，息住在其中也。尔使呼吸绵绵，若忘若存，神归气穴，以此合而言之，则五贼俱藏，而何患金丹之不结也？夫惟赖一念回光返照，亦名谓之炼己，亦曰炉中不断火种，故世所谓"金炉不断千年火，玉盏常明万寿灯"是此之妙喻也。凡五贼之害，莫不以法除净，而东奔西寻，劳苦身心，乃皮毛之涤耳，岂不与道遥矣？若夫真修之士，行住坐卧，如愚似病，而逐日调息，移神下降，止隅玄牝之乡，故曰真修养也。其地者，乃脐后肾前，前七后三，稍下一寸三分，即中宫是也。凡调槃时，将意宿与坤坎相接处，亦名出玄入牝，是正道矣。

白大慧问曰："弟子浅见，恳师再训深指。"敲蹻答曰："北海浑融，调到情极之处，摄本归溟。"问曰："亦不能自归。"答曰："真伪知动两顾翕，以意迎摄取春恣。武煅文温现板密，不待周时莫枢机。故儒云：'魁星主场，是为文昌之护法，亦凭竹管点状元，方能有推罡之力，显于独占鳌头。故用回首望视，而自守门户也。'释曰：'行持先奉韦陀，因昔日观音所度，意住北俱芦洲，收伏卫护，而立面守持，使宝杵降魔，此大道亦可成也。'道曰：'护法惟赖灵官，他能观察过错，玉帝受命一十二年，火车猛烈，金鞭横路，而万魔如尘。'此三教名虽一，盖至道之修用法无二也。喻此笔杵金鞭，乃起首之本物耳。夫三教始修者，若不明此物件，而茫然无处下手，则万万中无一成哉！余泄万古不泄之妙喻，得有悟者，似夜灯照于崎岖。望后来希贤者，深当领会。"

栗大志问曰：师喻此三事，近取自身，乃修道之要法，奈因教有异遗，固而蔽之，寖失久矣。

弟子再叩，淫机一萌，牵连身心，何以治制？"答曰："善哉！善哉！鼓掌作云：'猛烈专心志坚刚，守定坎爻莫放荡。锋芒慧剑插真土，挡住横桥回宝光。金鞭笔杵合一用，灵护鬼斗推天罡。木午革便竹聿抽，敲蹻一贯授真航。'故孔子曰：'三十而立，四十而不惑，五十而知天命。'此喻得槩之数耳。夫机至且莫懈怠，譬如活子时至，以意吸摄，逆溯归炉，炉即中宫是也。鼓动巽风，尔杂念自除，而浊精自化，外阳自缩。子乃依时，久久行持，而自然欲根抉断也。此以上谏言之句，发尽千佛万祖之秘密，泄老昙之宗风矣。余将救命之宝法，尽行书于纸帛，惟愿同学发大坚固，亦不枉费余之苦志矣。夫至要之法，尽在断淫一着。苟若淫心、淫机、淫根三种不断，饶尔千修万炼，总属渗漏之旁门，终不能得六通之果证也。

大抵得诀之修，以前筑基炼精之功，行持日久，精化尽返为元气。苟再求神守中宫，亦不可灰心死坐，只须有觉有照之用。亦不可着意劳神，着意亦为着相，无为而堕守顽空，故释迦曰："知空不空如来藏"是此之谓也。《中庸》曰："故君子诚之为贵。诚者非自成己而已也，所以成物也。成己，仁也；成物，知也。性之德也，合内外之道也，故时措之宜也。"故道宗曰："空色色空存本性，有无无有色空均。"故吕祖云："福地须凭心地修，栽培莫负好贻谋。镃基正是当前物，努力芸锄得大收。"又云："历尽河沙界八千，因缘之内觅因缘。慈肠度世原无了，宝筏频施永长年。"东坡

敲蹻洞章

苏轼云："睡足饭饱，倚于几上，白云左绕，清江右洄，重门洞开，林峦齐入。当是时，若有思而无所思，以受万物之备。"故仙翁云："饥生阳火炼阴精，食饱伤神气不升。止念澄心为日用，夜间少睡自身轻。"又曰："厚味饱食多睡，睡多梦里迷真。眼观心动丧元神，耳听灵台不静。要见本来面目，慧光割断红尘。心清意静九阳生，不睡神仙有准。"

盖言不是喻人不食不睡，谓此得诀之人，知止玄妙之机处，自然食少亦无睡矣。故《易》曰："'三人行则损一人，一人行则得其友'，言致一也。子曰：'君子安其身而后动，易其心而后语，定其交而后求。君子修此三者，故全也。危以动，则民不与也；惧以语，则民不应也；无交而求，则民不与也。莫之与，则伤之者至矣。'《易》曰：'莫益之，或击之。立心勿恒，凶。'"

赵大悟问曰："圣人谓此三者，危动语交，何所解悟？弟子恳恩师开示。"答曰："凡修道，须知身中三昧真火。若一火不聚则丹不结也。夫心为之君火，膀胱为之相火即臣火是也，周身为之民火。大肠之下，气从肛门奔出，即谓民之不安。若能君臣不动，而真气与神火上下薰蒸，亦可往来交合，而丹自结也。尔遇有民火门户不紧，故而常欲火炽猖狂。若时至之际，须防走失之患。凡行住坐卧，必以紧撮谷道。若有奔走之时，急将二目上视顶门，则民火之浊气徐徐而出，清气缓缓而上升，故曰：'炼防谷气，而谷气之臭浊，亦恐真气从之是也。'故世尊传曰：'昔日如来说法，女士蝠侍旁闻讲，因时下行浊气贬界为凡。'盖此喻，乃丹成之危险也。故道家所谓'行住坐卧，不离这个。若离乎这个，当面错过'是知窍之息栖处，而魔自灭矣。"

故吕祖《采金歌》云："道道道，无巧妙。玄玄玄，无多言。开关展窍也不难，明雌雄，两剑全，筑基炼己采后天。虽然后天名渣质，先伏后天后先天。此要诀，要师传，不得真师枉徒然。筑基工夫往前进，火候屯蒙要抽添。要抽添，认真铅，十三四五六相连。审黄道，知端的，亦要看经五千言。聚苗新，用心看，铅光发现三日前。癸水将至须急采，差失毫发不成丹。未采聚，立匡郭，交合之时用橐籥。用橐籥，近我身，不看天体枉为作。知癸生，晓癸现，三十时辰两日半。采取只在一时辰，六候只在二候见。外四候，别有干，得聚之时莫贪乱。如醉如痴更省言，牢关牢锁牢上圈。择定饮食莫太过，亦恐伤丹有霍乱。减酸咸，常咬淡，黄婆伏侍用心看。一时饥饱失前功，铅散汞枯两不恋。十月工夫要勤咽，勤咽之时防危险。颇得道理明性歌，得之莫作容易看。至人传，非人远，万两黄金不肯换。"

盼蟾运金歌

敲蹻一生别无干，搜索阴阳清浊辨。
认识物理会源头，穷研极考三教范。
古圣秘隐仁中仁，不离先天如铁券。
悟解河图识卦爻，洛书变象合丹篆。
冬至复萌阴渐消，春风鼓跋地中天。
丙旺于午寅生土，夏熏乾阳姤浴巅。
秋不肃杀无结果，金逢火库气归原。
阳得一阴返炎热，阴得一阳返极寒。
生生化化分四季，七十二候戊己添。
对待流行分均用，稍有差殊不能圆。
阳中有错须密悟，阴内有差觉细瞻。
人物乾坤一父母，应憟气感在真元。
虽然禀受皆一理，良戾之分有正偏。
物有毒物人善恶，无等品类何一般。
刚柔粗致分贵贱，贤愚寿夭禀脉源。
大抵贤寡奇致少，人道物类细相参。
尽性至命德为用，生死关头早培坚。
道之大统无多语，牢拴意马锁心猿。
知止始来元物窍，变达勿失运复玄。
守静识动合天道，活子一候志留连。
二候采取炉中济，文温封固善养全。
寅枢斗柄翻卦象，行则当行勿再绵。
缓步时节安沐浴，大壮蹊跷里中担。

扶上银河苍龙岭，泽天夬卦鼓推坚。

垂眉皱目交乾顶，姤卦乙生己土兼。

速下降遁神目系，否卦防犯入口偏。

观卦在酉刑中浴，剥入五阴火库眠。

六阴返坤还原位，寂照勿离静机关。

周而复周由天定，还止缓行动静瞻。

无数分金验无数，铅汞均平赤子般。

始者难行终者易，颠倒返复自然旋。

虽然借卦言至理，莫当后天着相玩。

遇师功至明真趣，一派先天静中禅。

若寻皮毛后天用，譬如荒花结果难。

余著言浅恭笃悟，借此后天喻先天。

念惜人世光阴短，无日不叹众苦艰。

故笔愤发无虚辩，知音有孚愿继传。

上古仙贤遗思喻，贫道誓立待仁参。

至贤实学余敢误，功勤必应有受缘。

达观若肯培至善，方知敲蹻苦心田。

千譬万喻非为己，浅泄恭同加倍言。

古圣不喻余尽喻，量力和盘不畏愆。

莫言根浅仙路远，一志超群即灵山。

愚者能贤贤者圣，大畏无志错机缘。

序论下卷

　　夫体道学之原，本与天地同心。天心若蔽者，而妄念懵真，即成人心之危。欲修道心之微，急须返朴还淳而自无人心之危也。若夫绮流偏见，必有失机背理之异。大凡世间所要者，公而与私而已。私莫私于愚弊，公莫公于天理。愚弊胜而堕入偏见，天理彻而无一不明，何况至心诚修者哉！盖造道之端，本乃宗始之一湝，尔若得一湝之天理，而道自显体，象无不立也。故《中庸·问政》曰："取人以身，修身以道，修道以仁，仁者人也。"自古至今，仙佛圣贤，由此人心返朴于天心，而归乎一者，故曰尧舜与人同耳。夫善返则道立，不返则道违，返与不返宜乎明矣。

　　大抵三教之圣人，其言虽有不同，喻此理者无不归一而能合一足也。惜哉后学不复穷究天理流行之处，故允执厥中未能也。夫既明天理出世之道，亦当脱离尘寰之苦，不但离诸业网而易能救世之浇漓也。昔日仲尼祖述尧舜之道，故能究心学之源，亦推性德之用，删《诗》《书》，定《礼》《乐》，赞《周易》，修《春秋》，以垂后世。而曾子著《大学》，子思作《中庸》，其言一贯之道明详尽矣。自汉以来法而宗之，虽然未能尽行其说，而所以致治见效者亦不少也。至汉明帝崇佛敬老，风俗为之一变。当时名节相尚，亦非后代之所及。至唐太宗亦用河洛之学，而其致太平，继之以狄仁杰、姚崇、宋景、张九龄、李泌、陆贽、裴度，皆用道学兼与儒理而为明相。至宋专用儒术，而天下大治。盖圆融者以理合道为之一用，弊谬者暗中鸩毒，而功与害亦在一念之分耳。

　　昔日老子述上古为治之道，列子称黄帝之政，皆由至道。道之为教者，以慈俭不争为行，以宽廉不扰为治，以清静身心而天理明现，以寡欲诚意为之修性，以摄精还炁为之炼命，此之谓至要矣。凡所喻者三界相通，天人相接，故治人与治天之道，其理一也。故老子所述，乃治天之数，并兼养生之说。使有国者依而遵行，足以返古还淳，亦渐中正者乎？且伯阳任周而仲尼在鲁，则声气相接已久矣，至后问礼又亲炙焉。故伯阳著书，虽为关尹子而发，亦非放言盖法言耳，岂专为尹喜者哉！使其非理，则夫子何以退而赞之犹龙？若是其重矣。历子思、孟子，又未尝非之。由是有专门遵学曰道家者，不谓此为异端，苟失至理之明，必因名利而兴废也。殊不闻汉有盖公、河上公表章之遗语？曹参用之齐国大治，起为汉相，而汉民安之。文帝、景帝躬行其意，而天下仁淳，但未有深造之者。若尽其道，其致治之效如桴鼓。故孔子曰："遵道而行"，斯言者乃知道之甚重耳。

　　盖道之用，实有不一。大抵由精神气血所载之物，缺一者而夭必至也。夫此物发外者，良知良能，万类万事，无一之不统，无物而不包，乃道之本体。承内者修仙修佛，贤圣由此而分，乃道之大用也。故老君云："吾不知其名，强名曰道。"然道之为教，义理深玄，故造诣之端，本无异也。特所分喻者，乃三乘之果耳。凡为学者由浅亦可渐造深坛，非上智之资而不能入其阃奥矣。或有闻而赞之，或有闻而毁之，奈因富贵显达声色货利而几人能抛弃？自古至今之豪杰，功业盖世者，无不被其笼络，即有豁然一旦看破，又有信诐邪淫伪方诡术者多也。苟深受其牢缚固执者弊也，愚也而不思自错，凡圣之误矣。不然学者各有所尚，其标本乃在，此人此心而遂行不斡于下，亦未尝实理恭和处敬。故三教之中，争论者多矣。若夫上根之行，无论儒释道而并行不悖。虽各以其为尊，若推心学原本则一也。故孔子曰："道之不行也，我知之矣。知者过之，愚者不及也。道之不明也，我知之矣。贤者过之，不肖者不及也。人莫不饮食也，鲜能知味也。"孟子所谓："予岂好辩哉！予不得已也。"不得已者，嗟叹性理不明而无以为教也，故曰："道不虚行，存乎其人。"

　　当今圣朝隆兴，三教并作，其中上智者不少。余乃拳拳而望与之同登仁寿，岂不乐哉！爱此数语，以冠二卷之端。

三极会源图

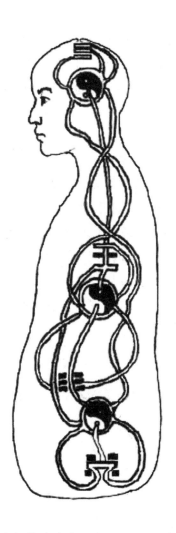

三乘四果即乾坤坎离，大小周天由神炁精思

交姤度数始终不离先天祖炁，变化分径起止觉杳亦凭视爻

夫识此图，方明一极而生三极之理，由下至中、中至上者，乃太极之径路也。虽曰为三，始则一生之移衢矣。盖修此太极者，谓之修道，亦谓之修真。若修而不悟道中之径路，则体用已失之矣。若失却毫发，而隔于千里，其不殆哉！故《中庸》曰："王天下有三重焉，其寡过矣乎！上焉者虽善无徵，无徵不信，不信民弗从；下焉者虽善不尊，不尊不信，不信民弗从。故君子之道，本诸身，徵诸庶民，考诸三王而不缪，建诸天地而不悖，质诸鬼神而无疑，百世以俟圣人而不惑。质诸鬼神而无疑，知天也；百世以俟圣人而不惑，知人也。是故君子动而世为天下道，行而世为天下法，言而世为天下则。远之则有望，近之则不厌。"盖以上妙谛，乃圣人之恩喻也。王者乃君主之真意，心也，即天也，亦用天一、地二、人三合并之理也。下者用天理垂照藏于密者是也。复将真意处隔太极之所，方成变化之机，而上移之妙，亦可造乎三者。谓此始终之道，亦恐后学前后错乱，用而无知机至之移处也。

夫由下至中，中至上迁，故子思之道，以上载明与《易》之节缕，无不合符。盖《中庸》三十三章之妙谛，尽言中行之道范矣，悟之者何不察焉？故释家曰："修持十地三乘四果而法喜之妙，有所起止之候也。"道家曰："三元、四门、五明、六通、七返八关、九还、十极，由一窍而起止也。"凡功至移炉换鼎之时，亦有上中下三重焉。尔若遇时无差，质请鬼神何有悖乎？余故云："大抵三乘共一图，总喻四果现始如。初手先用离与坎，中节抽离坎上舒。周天运度行黄赤，合济乾阳灌润枯。途中交变多经络，慧悟合参周天图。"

二五妙合图

图合妙五二

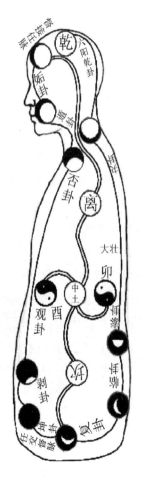

三五一都无形至道，合之则成有形妙窍。
二五元精杳冥中行，放之则弥慧觉冥迎。

徊占子问曰:"天地与人谓之三才,其图之象运,可能一理乎?"答曰:"天现形,有象而无体;地现形,有体而无象。大抵以方圆而取其位也,使学人悟理观察,与天地而无异者是法也。故先圣曰:'天无二道。'释玄所谓'法门不二'。俗曰:'天时、地利、人和',若能贯一者,而三才之道得矣。夫人身虽与天地相同,而不能与天地形象相似,故而愚者不及失于辨哉!不然,以此真道讹谬妄谓矣。呜呼!三教寖失久也。余书此图,显然天理,与前总图分缕悟之,乃小周天之起手矣。故吾《戏蟾图》一歌云:'日月黄赤道路旋,至隐仁学辨悟参。二五妙合归真土,三五一都三家圆。妙运枢周精无漏,四季生杀一担担。太极始萌防变质,神化无为静中观。初则垦荒须牛力,逢春休错种田园。伪学不悟阳时种,欲望秋收误丰年。'盖图中之玄妙,自古单传,不肯共同大众,故有吟咏、诗赋譬语遗世,惟赖后学豁理而得慥进也。奈因三教伥解,绮流分争,而失却正理之宗风矣。夫岂知大道易闻、天道易修!苟非至德,莫能承受。余叹仁人稀哉,名利欲客重焉。不然妄谈天道一贯,尔不思天道与人道何有异哉!应乎天者,乃四时往来,日月晦朔之期,而风雨之变化,与修身之道毫无差殊。而妙运逢时,以凭进土合璧之蚀交也。此乃天地阴补阳亏、阳造阴化,遇时逆摄,而真情何能漏乎?譬如吾人之身心息憩归根,而风囊之橐龠自运矣。夫静待动取以候萌机来复,时至知者以补吾之阳亏。此乃圣人心法,而仙圣之阶基由此而入,所谓至妙至尽矣。若夫发而中节者,知乎真候是知也。"

凡欲修者,必须深求秘访,或偶逢言语忮俚,亦有不合天道,妄为搬运;或者尘心欲利不涤,恁他说玄论妙,总属旁门,不但误人,而且误己矣。凡学者,岂可不慎乎?故康节先生云:"所谓十分人,须有十分真。非谓能写字,非谓能为文。非谓眉目秀,非谓衣服新。欲行人世上,直须问己身。"故宋邕云:"树入天台石路新,云和草静迥无尘。烟霞不省生前事,水木空疑梦后身。往往鸡鸣岩下月,时时犬吠洞中春。不知此地归无处,须就桃源问主人。"张藉云:"春日融融池上暖,竹芽出土阑心短。草堂晨起香薰人,家童报我园花满。头上皮冠未曾整,直入花间不循径。树树殷勤尽绕行,攀枝未遍春月生。不用积金高至天,不用服药求神仙。但愿园里花长好,一生无事花间老。"故吕祖云:"万物皆生土,如人得本元。青龙精是汞,白虎水为铅。悟者子投母,迷应地是天。将来物外客,个个补丹田。"又云："密室静存神，阴阳重一斤。炼成离女液，咽尽坎男津。渐变逍遥体，超然自在身。更修功业满，旌鹤引朝真。"故白居易云："潇洒城东楼，绕楼多修竹。森然一万竿，白粉封青玉。卷帘睡初觉，欹枕看未足。影转色入楼，床席生浮绿。空城绝宾客，向夕弥幽独。楼上夜不归，此君留我宿。"

故吾敲蹻有接树一法，譬如太极之时至，亦可培土而速接之也。歌云："清明桃李笑，争春不多时。若不速接树，犹恐花放蒂。迷误残泄老，总属看园痴。欲要学接法，冬至培根基。养树先培土，然后调水池。泛浊根必朽，缺土漏澦惕。譬如种田禾，深耕易耨期。土实苗不发，土虚风吹蒂。虚实兼畜法，借种插树枝。妙时逢春笙，天然是太极。遇箸休错过，阳生接坎离。潜踵磨石头，岩泫苦争持。须得精心学，不可粗冒识。弗比尘迷客，终殆限悔凄。余嘱搜至奥，访贤览群籍。博学贮满腹，渐渐开慧持。步步防危险，看轻遭狂痴。莫受执着病，偏弊傲羡奇。上智处处有，三教隐高师。近贤亲至侣，剔涤旧弊习。栽接耕种法，自古敢轻遗？必须仁德受，头头缕各齐。如此功加倍，必生紫菩提。价比黄金贵，方法几人觅？即便有学者，文缚逞才奇。愚者亦不及，贤者恐过之。或者尊无为，或者谈天地。头上又安头，阔讲五行理。执着有为辩，失却身内机。皆因迷昧久，故有旁弊习。多被欲爱牵，弃真行伪理。利口言圣道，能行万一稀。觊谓无以上，惑人又误己。自夸成仙佛，妄讹仙圣理。不思佛仙圣，叮咛恩嘱喻。三丰《无根树》，接法隐玄机。书名《玄要篇》，与《易》合太极。三乘功九步，二十四段其。层层发秘奥，岂可狂才识？尔无深信者，自错自废欺。余今嘱书歌，妄言堕地狱。天地与人物，不出接树理。若有希仙者，悟我周天秘。"

周天火候图

图候火天周

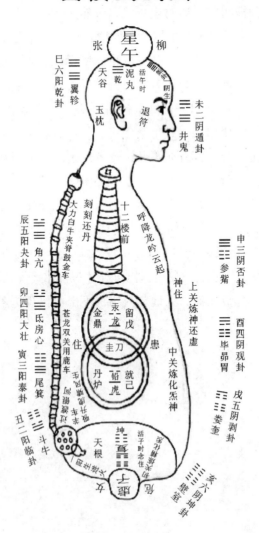

夫运此图，贵知机时，以乎天然而斡枢，且不可着相。若着相，却被尘念所缚。其有动而无静者，乃孤阳是也。凡修之者，由外而返内，明此动觉知止于静处，是乎运也。若夫不当升降，尔勿使搬运，须将真意常住于气穴，所谓凝神御气者是也。及炁机已动，而摄之归源，亦当复静。静极自动，动甚自应，而始终之动静，斯时摩荡中见著。若初学之士，无知补漏，盲然后升前降，为此者乃正道中之旁门矣。

大抵有德细悟诸节，方知吾道合周天三十六宫之数耳。盖八卦三十六画，亦合太极，静笃生阳，阴极则动；动甚在甽，亦生复也。故子瞻苏轼云："江郊葱龙，云水茜绚。埼岸斗入，洄潭轮转。先生悦之，布席闲燕。初日下照，潜鳞俯见。意钓忘鱼，乐此竿线。优哉游哉！玩物之变。"盼蟾子答莘趚居士云："观音度北显金身，三头六臂变象深。左右中间须照顾，一意灵肩瞩三巡。一候若起物弱陷，玄奘失却袈裟衫。熊罴盗去金池死，二候悟空请观音。红入黑中行者变，复回法宝魔归真。老嫩缓急识羌险，方现悟能高老寻。"

夫初觅之际，勿起开阖。盖物之始生，而气弱无力，亦不能冲周。必须采封涵养片刻，而后复动，故曰："一阳来复。"凡三教之伪学，亦不思见觉而静，静而后动，此谓"复见天地之心乎！"而法笭之秘奥，由采摄归炉而后动者，所谓之复卦也。斯时妙在杳砋之伸候耳，亦当溯溯而上升临卦也。故达摩所谓"二候采牟尼"，是此诀也。临者，乃庚金藏内，故丑土亦曰金库，而牵牛驾舆缓力并行至于泰卦。泰卦者，有斗柄回寅之枢，故丙与戊长生在寅，而物得火土之力，升至于大壮。由大壮升于夬，夬升于乾，乾升于姤，姤降于遁，遁降于否，否降于观，观降于剥，剥降于坤，而归本位，是为一周之完全也，亦合天地自然太极之数耳。凡运周之时，自复升姤，共三十六爻，则进阳火三十六是也；自姤降于坤，共二十四爻，即退阴符二十四是也。盖一周总越十二时，共九十六刻，外加中途之沐浴，共成百刻是也。故古仙有云："一百刻中都一息，方知大道现三乘。"喻此大用之功周矣。

展畛子问曰："凡大小周天沐浴之用，弟子浅见困悟，再恳恩师垂训。"答曰："尔功至大小周之际，每一时之中，加一刻之沐浴，而共成一百零八刻是也。故《精微》云：'天道玄科禁重严，自古上圣敢轻传？三教经书皆譬喻，恐泄天机有罪愆。防愚世态人心变，无志狂学作笑谈。冲虚华阳开笔后，贫道愚陋敢书篇。若问大小周天理，不到贤人头错安。小周十二人仙路，大周移鼎是神仙。脱胎神化天仙位，培植圣慧立超凡。小周运化呼吸力，为赖爻度三百遍。大者进土看四正，均平防魔有威权。不信尔看释门法，念珠一百零八全。"夫盖升降之法，亦凭元神统帅。凡遇真师者，便知清浊之用耳。不然，先后二天无从分别，尔以何能成道者乎？

一阳初动，万物将萌。七日来复，商旅不行。

冬至子半，阴阳定中。玄酒味淡，太音希声。

月圆有象，子时无形。河车蠹透，黄金满庭。

修身休吉，履复正真。敦复自考，迷复眚凶。

葭灰一起，律应黄钟。微阳静养，闭关掩身。

人人身赋，物物天成。炁即君火，离自坎生。

勿忘勿助，任起任停。昏昏默默，杳杳冥冥。

炁灵神鼓，气假神行。神凝气聚，亘古常盈。

金木并合，龟蛇蟠荣。时修实践，一纪功成。

玄珠入口，立跻圣功。钦膺天诏，直越玉京。

系非嫡胤，终劫盲行。

大彙玄机图

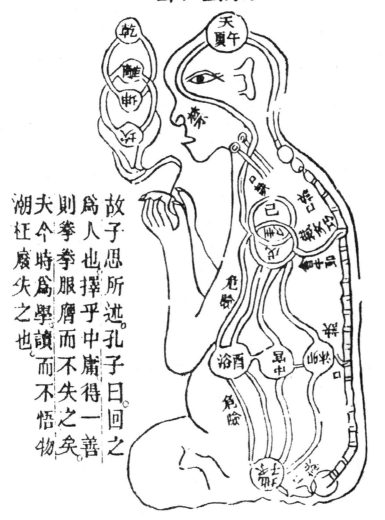

圖机玄彙大

故子思所述孔子曰回之
為人也擇乎中庸得一善
則拳拳服膺而不失之矣
夫今時為學讀而不悟物
湖汪廢失之也

故子思所述："孔子曰：回之为人也，择乎中庸，得一善，则拳拳服膺而弗失之矣。"夫今时为学，读而不悟，物潮枉废失之也。

夫起手运南离之火，以炼北方水中之金，是为以红投黑，则凝神潜入坤坎二宫，方得蒅生。而功至载大蒅之时，亦当运北方水中之金，以制南方火中之木，是为以黑入红，则凝神升于乾顶，而丹自成矣。故张伯端云："依他坤位生成体，种在乾家交感宫。"崔公《入药镜》云："产在坤，种在乾。"乾居上为鼎，坤居下为炉，非猛烹急炼，则蒅不能出炉；非行倒撑逆旋，则蒅不能升鼎。铅者其性沉重之物，若不得火，何由而发？汞者其性飞扬之物，若不得铅，何由而结？须用聚火之法，最为紧要也。曰：何为聚火之法？即达摩、海蟾二祖师云："吸舐撮闭"四字诀是也。吸者，鼻中之息以接先天之炁；舐者，舌舐上腭以迎甘露是也；撮者，紧撮谷道是也，故曰："内中提明月，辉辉上顶飞"；闭者，闭兑垂帘兼逆听，久而神水入黄庭。故翠胡云："下不闭则火不聚，而金不升；上不闭则蒅不凝，而丹不结。"盖此聚火之法，乃采取烹炼之要务也。若恍恍惚惚，乃采蒅之时候也；猛烹急炼，即采蒅之工夫也；吸舐撮闭，即烹炼之嫡指也。

若夫采取之法，贵乎知时。亦不可太早，太早则蒅嫩而易升；亦不可太迟，太迟则蒅老成质。必待铅华吐白、玄珠成象，是此采取之时节也。故紫阳张真人云："铅遇癸生须急采，金逢望后不堪尝。"故三丰张祖云："电光灼处寻真种，凤信来时觅本宗。"电光灼处者，则杳冥之际，恍惚之间，乃一阳爻初动之时，而珠落华池是也。此时急用《参同契》拘束禁门诀曰："紧塞太玄，闭任开督，急忙鼓之，以橐龠吹之，以巽风煅之，以武火炼之。"即亦火炽则水沸，水沸则驾动河车，载金上升泥丸。泥丸与真汞配合，而汞得铅降，亦不飞走。如此渐渐抽添，渐渐凝结，而自然铅则日减，汞则日添，久久铅尽而汞自干也。阴尽而阳纯，至此金丹大蒅何虑不能成矣！

盖炼此大蒅，别无异术，只是采取先天一点祖炁以为丹母，故祖师有云："炼大梵炁，飞肘后之金晶，存帝一之妙相，返三素于黄庭"，此乃口诀中之口诀矣。夫学道者，徒知铅汞交结为丹，而不知采取抽添烹炼火候，各有次序法度之要用也。盖采取之法以作其始，抽添默度以成其终，此节途中之调停，为赖火候之迟速也。所以紫阳云："纵识朱砂及黑铅，不知火候也如闲。"故朱晦翁云："神仙不作《参同契》，火候工夫哪得知！"薛道光云："圣人传药不传火，从来火候少人知。莫将大道为儿戏，须共神仙仔细推。"盖火候之次，法有文有武，有文武兼用之时，亦不可一律而定也。

若静中阳动金离矿，地下雷轰，火逼金行，此第四节之火候；谩守药炉看火候，但安神息任天然，此第六节之火候；阳文阴武无令失，进退抽添有驭持，此第五节之火候。成性存存者，儒家之火候；绵绵若存者，道家之火候；不得勤不得怠者，释家之火候；三月不违者，颜子之火候；吾日三省者，曾子之火候；日知其所亡，月无忘其所能者，子夏之火候；戒慎乎其所不睹，恐惧乎其所不闻，子思之火候；必有事焉而勿正，心勿忘勿助长者，孟子之火候。发愤忘食，孔子之武火；乐以忘忧，孔子之文火。不知老之将至云尔者，至诚无息，而火候纯也。

火候纯，则大丹成，而作圣之功亦当长养圣胎之真火矣。故白玉蟾真人云："采药物于不动之中，行火候于无为之内。"故三丰张祖云："以默以柔存火性，勿忘勿助养灵胎。"海蟾帝君曰："兀兀无为融至宝，微微文火养潜龙。"张紫阳真人云："自有天然真火候，不许柴炭及吹嘘。"夫到此方知"谩守药炉看火候，但安神息任天然。"盖以上诸祖妙喻，而火候无差。用之者，贵乎知时，而大药准其得矣。

小药运终，换火移功。卦爻变象，大药平生。

勿疑缓惧，武火摄工。防虑危险，与小不同。

四大沐浴，须看四正。子午卯酉，杳冥中明。

七日复活，死中求生。乾刚用煅，坤冶姿灵。

阴阳鼓铸，造化陶镕。离宫嘘焰，巽阙扬风。

化龙性巧，殄妖志雄。祛除杂念，奋迅精神。

达机明旨，劈碎虚空。似有若无，磁翁文烹。

忘中无忘，虚中觉融。乾金入鼎，坤土炉封。

调神伏炁，坎离滋鸿。三家相见，五性合从。

温温绵绵，不急不穷。丹圆药就，蜕白露容。

千金会舍，万圣朝空。

温养圣胎图

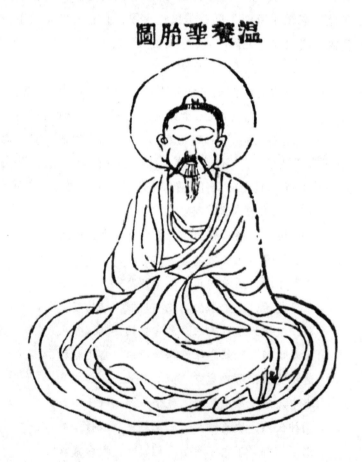

温养圣胎圆

温养有觉，勿些念动，念起生火，火旺生风，风火逼散，仍堕坎宫。
圣胎慧应，勿为照婴，照者易出，出则易凶，凶出转劫，二乘果功。

夫结胎一法，由采大槃通关服食而得也。若无服食刀圭入口之刻沥，而大槃随轮空转，岂能结哉！盖运行之径路，达须弥，入南华世界，坐登宝殿。宝殿者，心下一窍是也。此窍者，乃养道胎长定之处，故俗所谓"佛在心头坐"是也。若夫刀圭入口，而倾刻中，忽然溶溶如谷云，霏霏似春雨，盘旋敛聚于中宫。斯时之间，乃道胎结也。盖金丹坐于中央之时，而周身如云之腾，似雨之旋霏，即百脉冲和，畅达于四肢。尔急将双目左旋右转四九而定，右旋左转四六而定，方有性命盘聚翕坐于中宫，而圣胎始结矣。虽然喻此简易，余恐后学误却时节，故而再嘱重论一遍。

夫前途由采大槃合发，复行渡过恒河之岔口，越溯三关，而上下共三处之危险，有通处亦有不通之处。通处者，乃鼻窍、精门、大便是也。尔当细悟枷鼻牵牛过鹊桥，下用目睇眢冥照，由漕溪而直上鹫岭，达须弥下入重楼，而缓步降之。重楼者，咽喉是也。盖咽之气管，有十二节骸，而必须穿二喉夹中下行。若无刻刻还丹之法。譬如五庄观猪悟能盗食人参果，吞服而咽之，故不知其味也。若不穿中行之路，即唐玄奘贬孙悟空，黑松林独入宛子城拜塔之危险乎！而须行中道，往南华花世界，故昔日法华会上，龙女献珠，往南方女转男身，始登佛位，即此之喻也。故道家曰："情来归性"，是此之归离耳。盖南者心窍也，心乃喜动而不喜静、喜新而不喜旧，故使人时刻迁移，而进出无时，莫知其乡。夫自无始亦至今劫，四生六道，无有休歇，所谓人死而不知心也。幸得坎来制伏，变种性以为真性，炼识神而为元神。譬如铅制水银一般，则水银死而无驰弄之性也。若不得此慧命入于离宫，而性何能自定也？

凡欲修而不悟者，失却诸节之度数也。若夫纵有所修，无非后天识性而矣也，非先天之真性耳。盖先天之性，自离母腹团地之时而落于命中，故曰："天命之谓性。"若不由命中修性，而先天之性何能立哉！故注《中庸》云："诚则虚，虚则通，通则能感。故曰：如神先知是情，顺万事而无情，如鉴之空随物而照也。"凡三教之修士，若不到此果位，而岂能仙乎？答中和云："三教秘要谁敢言，隐而不漏露难参。结胎静育须授受，上志德洪入仙班。过关服食蛰溉寂，息翕温平养中原。往来自然坤离坎，勿寒勿燥莫生烟。"

夫既入中央正位，由前采取大槃，而至此地也。若前火既止，以当采取真金，混沌于七日，所以古人云："丹田火炽"，曰两肾汤煎，曰火珠是也。如有此形，而后方能出神变化，故采之至难也。须用采工于七日，必有所得。苟若不如法，亦不能得也。除一日、二日、三日之前，或则日少亦不能得丹也外，于四日、五日、六日、七日之间，其中或有一日，见丹田火炽、两肾如汤煎，乃应验也。火炽者内景也，汤煎者外景也。若能至此，即耳后似风声之扬，而验于玉枕之上关也，亦名玉京山，即脑后之骨节也。故仙家妙喻有雀声啧啧之谓，言其似有啧啧也。佛家有鹊巢鹫鸣之喻，言其似有鹫鸣，非实有鹫鸣之鸟也，乃物行之声耳。

尔斯时眼底金光圆满，即阳气复还圆满之徵也。故仙家有《金光神咒》，佛家有《金光明经》，谓此光满之验耳。方有大椉一粒，至丹田有火珠即一粒刀圭，服所一粒复一粒，从微而至。故世尊所谓："火化以后，收取舍利。"盖火化者，同仙家小周天之候法也。收取舍利者，同仙家采大椉得玄珠之谓也。昔日黄帝以罔象得玄珠，罔象者，即无为之功，以求玄珠是也。故曹唐赠南岳云："白石溪边自结庐，风泉满院称幽居。鸟啼藏树劚灵椉，花落闲窗看道书。烟岚晚过鹿裘湿，水月夜明山舍虚。支颐冷笑缘名出，终日王门强曳裾。"继云："寂寥深木闭烟霞，洞里相知有几家。笑看潭鱼吹水沫，醉嗔溪鹿吃蕉花。穿厨沥沥泉声细，绕屋悠悠树影斜。夜静着灰封釜灶，自添文武养丹砂。"

于大济问曰："师喻采大椉而后结胎，结胎又喻孕椉，可是一理否？"答曰："结胎、孕椉其理一也。盖采大椉之时，乃炁满冲足，抟聚而后炼炁化神，以得中品之位。但神与炁凝聚一团，故此谓之胎也，亦非实有胎矣。故《太上灵宝大乘妙法莲花真经》云：'清静之义。天尊言：专养精神，不为物杂，谓之清；返神伏气，安而不动，谓之静。'即此是也。"

问曰："既无胎，又何必曰养？"答曰："借此怀胎之理，亦喻修人进功之节务耳。而虽然无胎，与妇人受孕相似。凡初手炼精化炁，至中乘炼炁化神，盖炼炁返神之时，本似胎中原无呼吸，而又不能无呼吸。夫始则呼吸，亦不能顿然全定全无矣。盖此仙佛圣真，初习禅定之时，乃自然而然，亦必由此渐法而入大定也。若至道胎将产之时，似凡胎十月满足亦然矣。若夫欲生之时，而呼吸全有，故习定亦似如此，且生灭之相尚在也。凡习定之初求无相，而不能顿然无相，是恐学人妄起旧习之心，须灭尽也。盖出入之迹，犹是存焉。生灭者，心也；出入者，息也。而心有生灭则无以摄息，其息焉得不浩浩然？至此出入怀胎者，必须存神以摄气，存气以留神，乃可得神，住在胎中也。故曰：'如理而来，如理而去。'来去者，即出入习定之理矣。故《华严经》云：'如来大仙道，微妙难可知。'燃灯佛言：'诸行无常，是生灭法。'故世尊云：'有余涅槃，由此而渐趋也。'凡未至此，当悟《西游》五庄观，孙悟空盗取人参果，死而复生。孙行者访求福禄寿讨限，请观音活树，而镇元大仙与悟空结拜，故喻此果与五行相畏。尔功至此，备防风火念动，而果亦恐难见也。余嘱细悟盗果逃走，镇元赶之，被大仙用袍袖二次装回，是此诀也。"

徊占子于憬和问曰："凡孕槃入胎中，而胎中之气，与常往来之气同与不同？恳师指示。"答曰："孕槃者，母呼子吸，子母并忘，住于胎中，亦名子息。子息者，乃养胎之蛰憻是也。故吾《寒蛰论》云：'绵绵微细兮，有息似无息。息乃自然兮，含乳嘘胎育。虽曰似无者，亦不可缺息。缺则胎自死，觉息胎落蒂。念起胎必伤，风火逼断脐。堕入二乘果，转劫迷失兮。'故《胎息法》云：'心定则神凝气住，而胎长也。'胎长者，由息嘘忘而住之。古云：'无息则不胎，无胎则不息'，即此之谓也。故《胎息论》云：'念动则泄真炁，故胎息不成，而如何得道？'即六祖卢能所谓'禅心无想，禅性无生'是也。若到鼻息无此出入之迹，而澄灭尽，为之定也。故心为不生不灭之心，身为不生不灭之身，此时方能神形俱妙矣。故六祖卢能所谓'心是地，性是王，王居心地上，性在身心存，性去身心坏'是也。即紫阳真人云：'觉此身如在虚空，常至如此，则禅定也。'故仙翁曰：'如此丹必成。'世尊曰：'无余涅槃。'无余者，未有不入寂灭之心与息也。故此而后，方能脱胎出神，世尊所谓'如来出现'也。故《楞严经》云：'既游道胎，亲奉觉胤，如胎已成，人相不缺，身心合成，日益增长。'又曰：'形成出胎，亲为佛子'是也。如此胎息，养得神全，即仙家出阳神，称为神仙。佛言"得大定而出定，称之曰佛"，即与此理一也。故《中庸》曰：'至诚无息。不息则久，久则征，征则悠远，悠远则博厚，博厚则高明。博厚，所以载物也；高明，所以覆物也；悠久，所以成物也。博厚配地，高明配天，悠久无疆。如此者，不见而章，不动而变，无为而成。天地之道，可一言而尽也。其为物不贰，则其生物不测。天地之道，博也，厚也，高也，明也，悠也，久也。'盖遗喻中庸之道，乃子思之恩著，喻明子息养胎一法，去武用文，而火候纯也。"

夫今时为学，或欲举业为用，或因利而读学，稀乎几人究哉！不然亦有好理为学，专执无为而修，失却筑基之始笕也。不然执其偏弊，以动为用，故而堕入着相之修。苟不思其终始乃动静，意诚虑而后得，相兼为用者，是真道矣。

真常至道，日用之间。乾坤阖辟，乌兔循还。
归根觅窍，复命寻关。水中焰起，火里生莲。
鹊桥双渡，斗柄孤旋。星潮相应，玄牝交参。
胖膓尾闾，注景泥丸。重楼缓步，元海频燔。
金庭朗朗，玉露涓涓。三车不辍，五炁归元。
坎离交后，爻珠复圆。圣日圣月，朗照中天。
乾坤再阖，种落丹田。兴工何处，大定中间。
阴阳升降，金水返还。猖龙猲虎，二兽同拴。
玄通地轴，巧合天关。长郎呆傻，少女妖妍。
黄婆媒引，夫妇团圆。朱陵共醉，紫府同服。
恩山义海，凤倒鸾颠。云收雨歇，十月胎圆。
待景急出，念怠胎乾。出防异魔，识望家园。

出定演神图

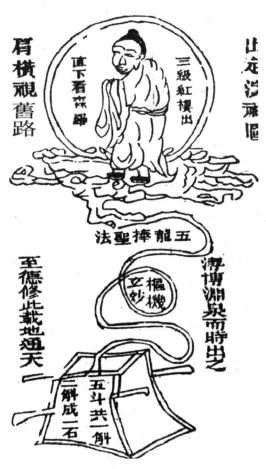

出定演神图，肩横视旧路。

三级红楼出，直下看森罗。

薄博渊泉而时出之，至德修此载地通天。

今俗讹传人死抛斛食，惜哉！迷古圣之道也。

夫道胎圆满，景至知足，而阳神亦当脱出也。盖阳神者，由元神受元炁之能，复得金液点化，惟赖阳火阴符、文武之功也。其炁足，而功无间断，自然神全，圣胎出矣。故纯阳祖师云："数年火候都经过，忽而天门顶中破。真人出现大神通，从此天仙可相贺。"夫果修至此，方得太极之全体，而本来之面目是真见也。若夫出时，皆有明验。须当静室神安默坐，待元神并机，自炉中跃踊而出，上升于顶也。初出时，须离凡身三五尺，慎勿惊恐。若现诸般怪象，并一切魔境，盖不可认为，亦不可与魔交谈。只待空中忽然现出一轮金光，大如车轮，急以存乎正念，将元神射入光中，而顷刻之间，其光渐小。尔略用真意，吸之收入元神宫中，此金丹所以成就也。自此以后，如调婴儿相似，每至出时，则不可骤远，远则必失，而备防迷路之险耳。始出者一步，而至十步演回，亦可复出。如此久炼，神童坚固，自无怪见也。或远者，及百千万里速去速来，到处不可留恋。而久久演习，出入纯熟，而聚则成形，散则成炁。夫到此地位者，不扶摇，直上九万之鹏程；不舟楫，而径渡三岛洪波；不推测，能通既往未来之事。斯时之量，自然隐现莫测，而变化无穷，所谓："圣而不可知之者神也。"盖出神之说虽然如此，若不待收光聚神之法，或神出太早，必失养胎之所寓，故有深忘之错患，而魔境染着去也。夫至此勿离敛神藏光，涵养我之本原。直待三年乳哺、九载功完，纯而不已，而真人自然上升矣。

栗大志问曰："弟子疑蔽，再恳恩师明训。阳神与阴神何所分别也？"答曰："先天元精谓之真阳，而得此真阳，方能炼性。性者，亦非后天之识性，乃由无极中来，以为真阴是也。夫以真阴承真阳，以阳而受阴，故能神通入定，亦得出定，此谓阳神出现也。若不得其真阳配合性中之真阴而入定，得定者亦名阴神。尔问此之要妙，亦在中乘之岔乎？盖阳神之所为显化出神，灵通莫测。凡世人所不能为者而能为之，世人所无者而能有之，人人共见此神通之能为，亦可显于阳世，故曰阳神。若不能以身形显于阳世，则人不能为者亦不能为，世所无者不能使之与有，有者不能使之与无，乃始基之修，未得刚阳之配合者哉！故而阴神与阳神，而相反也。夫若修阳神之道，由元精真阳而炼真阴，阴尽而阳自纯。由纯阳之中，受纳一点之真阴，名曰主宰，以合太极、无极之道，是此理也。盖元精乃无形质之阳炁，亦能化补后天有形质之凡气。其气能助胎养神成金丹，而登正觉，乃仙圣之要范也，尔体此修来，自然显化，放大神通，故曰阳神也。夫至道莫不以采取阳精捣炼，如何能得九转还丹之妙耳！或始则以枯坐恢心为炼，而至终必落阴神是矣。凡阴神者，由清浊之未分。未分之喻，乃水不既火，而火性干燥；火不济水，而水性涸寒，故而往往下漏，亦不能成虚空之化现也。所以王重阳真人门下孙不二元君云：'偏执性为宗，如何出阳神？十个九个堕空亡。若得命基带了性者，是道也。'命基者，即真阳元精是也。又长春门下徐复阳云：'未炼还丹切莫内观照，恐出阴神，落于后世，投胎夺舍，其不迷失也？'盖还丹之道，乃静极机动，封固元精，运用返还之法，化之而为元炁，复炁而急刻抟丹。夫丹成以此养神入定，须当内视观照，观此炁有知止两忘之妙嘘也。若未还丹，内无所观照，尔强欲观照，亦无所着落之处，而必堕与空亡死境。凡阴神一出，乃性灵之鬼耳，故落形坏转劫投胎而矣。"

赵大悟问曰："阴尽出胎，有何应验？叩恳恩喻。"答曰："阴尽胎圆，养成纯阳，其光灿烂，似朱橘而放之。斯时有三迁三现之景象，尔细悟《西游记》三调芭蕉扇是也。余解浅歌一词云：'一调罗刹犯争杀，神被风吹借假芭。二调悟空牛王变，伪夫姿情顺和佳。元神诱取芭蕉乐，魔王赴会还本家。大力巧变猪八戒，返骗芭蕉乱战杀。三调五方诸天将，计微密奥众拱拿。元神与魔皆一体，故而无情赌变化。修道至此无芭蕉，缺少甘露火烟发。三扇火息灵种艳，寒热均平路上遐。凡学细悟须着意，巧越火山纵云霞。'"

故王大靖问曰："出胎上升，古人亦曰出神，弟子无知，泥丸宫可从通否？"答曰："功至时知，以此急当移炉。若景象未至，盖不可迁移。须待时至，有一道热气上行，薰蒸胎络，而纯阳独现之际，丙火坐于午宫，其光炎放，而无处不燃矣。夫到此焰燥之时，必须柔伏耐守，亦不可移念上升。待至热极之际，方得子息之中，一点之真阴，而甘露降润，自然把心地清凉，景象至也。至者二三之间，方可移炉换鼎。尔细悟三缓三急、蹊跷之路也。故解《西游》云：'火焰山高路险行，火光薰灼须虔诚。缓急火燥风和解，土地护持帅阴兵。'故吕祖云：'曾邀相访到仙家，忽上昆仑宴月华。玉女控拢苍獬豸，山童提挈白虾蟆。时斟海内千年酒，惯摘壶中四序花。今在人寰人不识，看看挥袖入烟霞。'《易》曰：'公用射隼于高墉之上，获之，无不利。子曰：隼者禽也。'古仙有云生意之象，亦在静中待景，而不可速上也。

"盖静中忽然一道晃白虚耀，乃景之彰也。收而再定，忽定中有一轮浩月悬于当空，此月之象，由丹田上升于目前，而以意留之。又定之间，有一轮红日，升于月中，其名为之合璧，亦当用法收入中藏。而定静之中，息乎寂灭，而一念不生，还乎浑然天理。尔时真性化为虚无之境也，故曰虚空之至极矣。纯阳祖云：'莫怪爱吟天上诗，盖缘吟得世间稀。惯餐玉帝宫中饭，曾著蓬莱洞里衣。马踏日轮红露卷，凤衔月角擘云飞。何时再控青丝辔，又掉金鞭入紫微。'盼蟾子答高岳鹏云：'金乌玉兔二合一，收藏入定待盈时。略息涌泉银蟾现，白光与胎亲恋禽。'"

嘱曰："现此景者，亦当坤炉移上，且不可速超三界，亦恐仙子见景而生情也。必须纯圆满足静极而待之，凡自始出胎一法，为赖寂观于妙形也。若论大道无穷，其中之玄妙亦在空色色空之分耳。盖万物由静极则能还元，而大道亦然矣。若静极而必生乎动，夫动甚机生，有一点纯阳之物，从涌泉自升于中宫，此物与道胎相亲相恋，恰合为一。而大河车之法轮，又重转矣。故孔子注《易》曰：'阴阳合德而刚柔有体，以体天地之撰，以通神明之德。其称名也，杂而不越，于稽其类，其衰世之意邪？夫《易》彰往而察来，而微显阐幽，开而当名辨物，正言断辞则备矣。其称名也小，其取类也大。其旨远，其辞文，其言曲而中，其事肆而隐，因贰以济民行，以明失德之报。'"

故曹全和问曰："师喻大周重转，与前所谓可是一理否？"答曰："前所谓者，乃氤行而无胎，夫自结胎之后，养成日久，婴儿满足欲生，似前行之犹且甚也。譬如凡胎将生之时，而周身氤涌，百潮幢旺之至极矣，故法轮又重转之，而自然上行于鹫岭。忽然间似碧波云生而雾起，卷浪风声亦至枕尽之处，而群枭之嗷嗷甚也。且碧波上升之白云，与道胎而自然相合。次白云下降之，由尾闾上顶，复落入中宫，是为助胎之至宝矣。当斯时须当静而又静，灭而又灭，鼻无出气，手无六脉，寂然大定。尔至此时，万不可生觉观照，若生此观照，急出阴神。纯阳祖云：'欲陪仙侣得身轻，飞过蓬莱彻上清。朱顶鹤来云外接，紫鳞鱼向海内迎。姮娥月桂花先吐，王母仙桃子渐成。下瞰日轮天欲晓，定知人世久长生。'盼蟾云：'要妙细悟祭赛国，扫塔缚怪问宝朔。九头驸马窃舍利，碧波潭底配龙蛇。幸遇杨戫嚎天犬，摄回复待荆棘磋。任凭千种光来现，天花不降莫移挪。'"

孙真和问曰："静中景至，何能明辨？恳师垂赐。"答曰："无欲而现乃先天之象，虽然先天，亦不可失于照觉。须用慧光止于胎息之处，凝而待之。忽然两眉之间，飘绕白毫，乃定中一团太和之天理，而似醉如薰，故释曰三昧大定。忽无为之中有物产焉，亦曰机也。自下中二田亦至眉间，纷纷白雪满空，故曰天花坠落。若无此景，则圣胎亦不足也。尔当寂慧，勿起升念，且莫离却大定，离则必出危险矣。故纯阳祖云：'五龙齐驾得升乾，须觉潜通造化权。真道每吟秋月淡，至言长运碧波寒。昼乘白鹤游三岛，夜顶金冠立古坛。一载已成千岁聚，谁人将袖染尘寰？'盼蟾解《西游》云：'荆棘八戒愤当先，木仙庵中论诗篇。劲节孤直凌空子，拂云老叟与杏仙。丹桂老竹腊梅桧，各吟先世合道源。一夜无辞胭粉计，天明悟能筑断栏。'"

故香山居士《咏怀石上》题云："香炉峰北面，遗爱寺西偏。白石何凿凿，清流亦潺潺。有松数十株，有竹千余竿。松张翠伞盖，竹倚青琅玕。其下无人居，悠哉多岁年。有时聚猿马，终日空风烟。时有沉冥子，姓白字乐天。平生无所好，见此心依然。如获终老地，忽乎不知还。架岩结茅宇，剗壑开茶园。何以洗我耳，屋头飞落泉。何以净我眼，砌下生白莲。左手携一壶，右手挈五弦。傲然意自足，箕踞于其间。兴酣仰天歌，歌中聊寄言。言我本野夫，误为世网牵。时来昔捧日，老去今归山。倦鸟得茂树，涸鱼返清源。舍此欲焉往，人间多险艰。"

故果大觉在笙耀石上问曰："金木水火四归于中土，乃五合一原之象，何能挪上？弟子叩恳慈师明训。"答曰："五行之中俱有真土，用五方朝拱之法，须当中空见底，似风撼树之形。尔当深悟，方能超出三界之外。以前所喻之诸节，皆以贯然。若识此雪花飘降者，乃真景至也，则仙子急当移念超出。盖三界者，即下丹田、中宫、顶门之谓也。故曹唐集云：'岂是丹台归路遥，紫鸾烟驾不同飘。一声洛水传幽咽，万片宫花共寂寥。红粉美人秋未散，清华公子笑相邀。维山碧树青楼月，肠断春风为玉箫。'故宋邕云：'莫道真游烟景赊，潇湘有路入金叶。溪头鹤树春常在，洞口人间日易斜。一水暗回闲绕涧，五云长往不还家。白羊成队难收拾，吃尽谿边巨朦花。'即释家《华严经》云：'世尊从白毫相中放大光明，名曰如来出现。'故识我盼蟾与高姗和对云：'自古仙圣谁敢书，五龙捧圣万金无。天律禁重深藏秘，冲虚伍子略详舒。虽喻景至深细密，余嘱修人莫疏忽。深观紧要雷将守，弗敢浅漏合盘出。'昔日蓝养素先生，养胎于南岳，十月功成，而不知此景，久定不能出胎。故刘海蟾以李玉谿《十咏》寄之，遂大笑而出。故钟离正阳真人云：'雷震天关鬼神惊，掀翻宇宙飞白雪。'吕纯阳真人云：'寒云散后留残月，腊尽来时向太虚。'王重阳真人云：'忽然间振动，天花遍坠，面前有个真人。'"

始则无质，生质为先。有质莫废，递摄神绵。
颠倒作用，资本守坚。风火煅后，捣炼中田。
动应息升，静降露甘。周而复周，四季合趱。
中州炼尽，自交大还。由始至终，坎离坤乾。
后天培数，无欲象换。先天种子，产自西南。
根栽月窟，枝拂天关。日培真土，时溉灵源。
红艳花姿，果灼坚圆。蜂蝶尽绝，物境全捐。
功成三五，道合十千。玉炉踢倒，金鼎搬翻。
一声跳出，别立坤乾。初脱胎时，子弱防险。
志速收回，哺养上田。宿在郁罗，玉京中间。
处处朝贡，默息仰瞻。下潮上露，乳汁三年。
婴儿能走，演习身边。切莫远行，防魔诱瞒。
譬如凡夫，教子一般。时刻慈爱，意率怀牵。
始路视旧，念在家园。一里二里，速归本还。
十里二十，渐渐远玩。久炼才能，百千万千。
朝游蓬外，暮返壶天。四方上下，无不遍瞻。
收回复静，旧居养涵。觅访深谷，成道名山。
脱俗面壁，静了尘愆。性入毗卢，慧海极研。
忽时聚火，焚化色垣。幻形皮袋，从此无牵。
与天相为，虚空一般。灵光一体，万劫金仙。

丈夫形成，了脱轮还。

回室安神论

　　盖上古仙圣所遗度世之慈喻，各有实学深义，而后人往往废之者多也。苟未能尽其悟性，反谓此著书之异妄耳，乃自暴自弃之误也。子曰："道不远人，人之为道而远人，不可以为道。"殊不知道中之妙指，广大悉备，无不尽详也。或谓显于无为而用，或阐其有为之功，或喻阳生采补而动取周天之始，或喻养胎出神、面壁静守而终。夫至道之统源，亦在会阅诸节而贯乎细悟，方能一贯而通真也。故以前所谓出神之初，亦不可远游，尔一念入于神室，而一念存于原蒂。譬如放风筝之物，其理犹然，故曰："神不可远离，若夫离被魔诱去，而备防之要，斯为甚也。"故《中庸》曰："在彼无恶，在此无射。庶几夙夜，以永终誉！君子未有不如此而蚤有誉于天下者也。"故香山居士白乐天《溪中吟》云："南山雪未尽，阴岭留残白。西涧冰已消，春溜舍新碧。东风未几日，蛰动萌草坼。潜知阳和功，一日不虚掷。爱此天气暖，来拂溪边石。一坐欲忘归，暮禽声啧啧。蓬蒿隔桑枣，隐映烟火夕。归来问夜餐，家人烹麦荠。"此谓功至出神一法，备防天魔之威力，尔当细悟。昔日黄帝以火龙而出。施肩吾、正阳、纯阳三真人三级红楼而出，又以七层宝塔出。刘海蟾真人，以白气化鹤，冲天而出。马丹阳真人以风雨雷震而出，孙不二元君以香风瑞气而出，刘朗然以金蝉而出，苏耽真人以白鹤而出，西山十二真人王祖以花树而出，此有相可见，亦非身也。丘长春真人，出则通天彻地，亦见天地山河如同指掌。又云："三次撞透天门，日月自别，而直下看森罗万象。"故南岳蓝养素先生，以拍掌大笑而出。此二者，无相可见，亦非身也。故盼蟾子答顾源和云："仰瞩翻江拔海，金蟾寄信一封。五老归顺南极，跨鹤弃舍皇宫"，是此诀矣。

　　盖神由顶而出，最喜天地清朗，大忌云雾怪风天黑地暗。若夫神出之际，必须左右盘旋，回顾神室，而息亦当刻中护持，只提正念，遂出遂入，亦不可贪视圣景。贪则乐极而远游，必落迷失之患也。若当出者，则离凡躯二三尺，只见一轮金光，乃我本有之灵物，取而收藏，以为化形之要妙。再候身中一轮金光，现至于空中，急将法身近于光前，以法聚光，取光于法身之内，遂急将法身入在凡躯之中，尔久久乳汁沥之，则凡身立化为气。亦恐不得金光，则凡身亦不能化而为炁矣，故有留身之说。斯时亦在己之德行耳。余以《西游》证解云："危险错认小雷音，悟空金钹受难侵。幸遇亢宿阴阳透，弥勒降伏识魔因。陀罗庄上七绝衕，朱紫国中医王身。救回金圣乘龙至，继险盘丝防七情。"此乃万古不泄之天机，今则泄矣。

夫自初出神，乃七日一出，亦至七七四十九日，或百日、千日，而三千，不失于久出。而若促出者，危险也。以待数足物灵，须当收而养之，子又生孙。且初出定时，原是一身，定久则百千万亿之化身。而功满急隐深山古洞、无人往来之所，兀然端坐，炼形化神。而形神俱妙，还乎虚无，乃金仙、如来末后之事也。故吕祖云："箕星昴宿下长天，凡景宁教不愕然。龙出水来鳞甲就，鹤冲天去羽毛全。尘中教化千人眼，世上难知尔雅篇。自是凡流福命薄，忍教微妙略轻传。"盼蟾曰："百尺竿头须进步，面壁功深万化笃。释氏毗卢入性海，大定功完合虚无。"故白乐天《孟夏思渭村旧居寄舍弟》云："喷喷雀引雏，稍稍笋成竹。时物感人情，忆我故乡曲。故园渭水上，十载事樵牧。手种榆柳成，阴阳覆墙屋。兔隐豆苗肥，鸟鸣桑葚熟。前年当此时，与尔同游瞩。诗书课弟侄，农圃资童仆。日暮麦登场，天晴蚕折簇。弄泉南涧坐，待月东亭宿。兴发饮数杯，闷来棋一局。一朝忽分散，万里仍羁束。井鲋思反泉，笼莺悔出谷。九江地卑湿，四月天炎燠。苦雨初入梅，瘴云稍含毒。泥秧水畦稻，灰种畲田粟。已讶殊岁时，仍嗟异风俗。闲登郡楼望，日落江山绿。归雁拂乡心，平湖断人目。殊方我漂泊，旧居山幽独。何时同一瓢，饮水心亦足。"

> 自始至终，法要缓急。火候老嫩，抽实补虚。
>
> 动者翊功，静者闲寂。有为无为，师受签蒂。
>
> 三乘九步，妙枢玄机。舍妄归真，制伏心地。
>
> 八十一难，危险悟细。无论万法，万教归一。
>
> 不出性命，一大关基。尔身处世，幻能争持。
>
> 虚伪谈道，自耗精思。神疲衰败，倏忽催逼。
>
> 谁能躲过，不分高低。空怀大巧，何论愚痴。

至此难分，僧道咸仪。士宦鸿儒，踪影无迹。
何况外道，旁门谬弊。事非海内，贤悝速避。
当究实学，性命阶梯。不出存养，精气神息。
益寿延年，刻培德基。感逢真师，指破玄机。
修性炼命，天道贯一。莫听俗儒，僧伪道弊。
误却今生，沉沦堕纪。若遇明师，细盘根蒂。
天与人同，无二理喻。离龙坎虎，乾坤合璧。
无极生道，理有太极。水金木火，土生两仪。
浑浑沦沦，本无涯际。语大莫外，语小莫遗。
无始无终，周流不息。溯之先天，忘洞觉秘。
阴中之阳，静中之寂。火从水生，妙合而济。
清浊高下，两大乃辟。七日来复，三阳备具。
理炁同流，谁能测识。惟人独灵，乃窥其密。
直探未有，混沌隐秘。二五真精，野马奔逸。
氤氲化醇，男女成质。惟天之命，于斯全畀。
人生而静，浑然毕具。虚而能通，灵而不滞。
以具众理，以应万事。始为气拘，继为欲蔽。
内外交引，莫可纪极。渐梏真心，人道乃失。
不远而复，惟人自立。旦气须清，忘心宜寂。
绝其憧扰，中乃宁谧。勿任其偏，勿徇其僻。
发思中节，存养纯一。心曲知难，返照为急。
时时唤醒，莫教放逸。虑念潜伏，检察细密。
一私不存，众善咸集。操持有功，神化玉室。
聚精六合，天君泰适。炁与神交，神与道契。
物感纷乘，真性不失。定则生明，明则生智。
洞彻源微，参透妙谛。回风混合，从心不逾。
长契一□，至老不易。先天后天，太极无极。
若无无极，亦无太极。太来返无，大道真机。
亦非顽空，亦非运移。亦非枯精，亦非闭息。
能合天地，妙理无疑。苟非至真，参透种机。
余书歌要，愿仁持习。圆融活泼，头头道基。

搜真剥假，万弊难迷。一切旁门，不涤自避。

谈玄论妙，防诱囿逸。借道资求，道富子弟。

贪图供养，讹授迷记。以盲引盲，真道废弃。

果若真修，博学群籍。愤里默德，专诚会集。

自立丈夫，觉察根蒂。道虽言艰，志笃更易。

竖竿见影，天必佑之。

忘神合虚图

图虚合神忘

图虚合神忘

太虚

空

始炼后天为作用返至先天入性功

终修虚空成粉碎方露玄真妙光容

全真一体全无碍

身外灵光身无穷

始炼后天为作用，返至先天入性功。

终修虚空成粉碎，方露玄真妙光容。

全真一体全无碍，身外灵光身无穷。

《太上洞玄灵宝救苦妙经》云："渺渺超仙源，荡荡自然清。皆承大道力，以伏诸魔精。空中何灼灼，名曰泥丸仙。紫云覆黄老，是名三宝君。还将上天尽，以制九天魂。救苦诸妙神，善见救苦时。天上混无分，天尽归一身。皆成自然人，自然别有体。本在空洞中，空洞迹非迹，遍体皆虚空。"夫修至此，方知道本无名，始从虚无而来，以从虚无修去，故曰："至命以还乎其终矣。"盖起手而至于中，谓之玉液；由玉液还至于终节，名为金液。故设此千图万象，无非发明致中之理也。若究其原本者，实无一字，不过体此天道，合乎天理，与此人身谓之修道是矣。若夫果志笃学，当明达乎万物，辨其四时日月之运度。以此动机而复静，玄枢无错，不交而交，名曰混沌之乡，乃壶中之景也，亦非初手之法耳。若修至此为之大定，而未能者，必须体此前行之诸节，勿忘勿助，绵绵若存，如鸡抱卵，似蟪成蛾，而自然脱胎神化。噫兮岂易言哉！嗟亦不离也。

盖此道人人本有，个个不无，但迷之者众，觉之者鲜耳。於戏！易道希微，金丹秘密之至宝矣。若至无我无人两忘之后，斯时而身无道可道，故《太上大通经》云："先天而生，生而无形。后天而存，存而无体。"然而无体未尝存也，故曰："不可思议。"静为之性，心在其中矣；动为之心，性在其中矣。心生性灭，心灭性现，如空无象，湛然圆满。大道无相，故内常摄于有；真性无为，故外生其心，如如自然，广无边际。对境忘境，不沉于六贼之魔；居尘出尘，不落于万缘之化。致静不动，致和不迁，慧照十方，虚变无为。

故以《赤文洞古经》复谓演之："有动之动，出于不动；有为之为，出于无为。无为则神归，神归则万物寂。不动则气泯，气泯则万物生。神神相守，物物相资。厥本归根，默而悟之。我自识之，入乎无间。不死不生，天地为一。忘于目，则光溢无极；泯于耳，则心识常寂。两机俱忘，绝众妙之门。纯纯全全，合乎大方；溟溟滓滓，合乎无论。天地之大，我之所维；万物之众，我之所持。曷有穷终，以语其弊哉！养其无象，象故常存；守其无体，体故全真。全真相济，可以长久。天得其真故长，地得其真故久，人得其真故寿。世人所以不能长久者，为丧其无象，散其无体，不能使百骸九窍与真体并存，故而死矣。"

故中和虚憺子问曰："忘神合虚，其妙如何？弟子恳乞指示。"答曰："忘神合虚者，乃吾之元神，与太虚相同。至此地位，亦当静养之功更加一分精进。尔将平日希仙、学道一切之心，尽皆放下，亦随阳神出入，任其自然而然。凡今日既登仙果，其乐得也。只可如常人一般，亦不可生欢喜之念。而若欢喜念动，便堕于生死之窍中。务须心如止水，身似土木，意如莲花，清而又清，静而又静，一尘不染，此乃真空之佛性也。夫始从炼己，而终亦是炼己，如此九载，方为了当。自此以后，宇宙在手，而万化并生于法身，而法身与灵光合而为一也。若言其无，千圣觅踪寻不得，全身隐在太虚中；若言其有，千江有水千江月，万里无云万里天。陶铸乎天地，而不为天地陶铸者，乃亿万劫不坏之金身，而独赖元神入与灵光，并太虚而同体也。古仙有云：'演阳神出阳，总要纯熟，而后将元神收归泥丸神室，不饥不渴，不寒不暑，待时可以超出三界之外。'斯为忘神合虚，而阳神复入于无象国中，久而忘之。忽然现出一大光明景界，而神仍与太虚一体，久久空虚，而无所空。斯此己之阳神，无往而不周。仰观俯察，上下一天，瞬息之间，亦可游于万里，大地山河，举目遍视宇宙。故曰：'飘然太空之凌云，荡然东海之孤舟，望之无涯，探之靡穷，独超万物之表，而莫知可俦。不舟揖，能渡三岛之洪波；不扶摇，可奋九万之鹏程。'吾之神也，塞乎天地之有余矣。

"故《中庸》曰：'天地之道，博也，厚也，高也，明也，悠也，久也。今夫天，斯昭昭之多，及其无穷也，日月星辰系焉，万物覆焉。'《诗》曰：'德輶如毛。'毛犹有伦，'上天之载，无声无臭'，至矣！故释曰：'分明不受燃灯记，自有灵光耀古今。'《法华经》曰：'世尊放白毫相光，照见东方万八千世界，靡不周遍。下至阿鼻地狱，上至阿迦尼佛天，南西北方皆如事炤见周遍。'道曰：'还虚入于无极，似鸿蒙未辟之始，与金仙、古圣而同。'此乃万神而归一神，万炁以归一炁。斯此天地劫终，而吾之元神独存于光中是也。"

故长真谭祖云："欲觅真空，只在南山静尽中。"三丰张祖云："九年面壁养神体，默默昏昏如炼己。无束无拘得自由，随缘随分安如止。心同日月一光辉，我与乾坤为表里。打破虚空不等闲，收来六合一黍米。丹成我命不由天，陵谷从他有变迁。荣辱无干随处乐，名利不挂逐时颠。但知壶内乾坤景，谁识人间甲子年。借问归踪何处是，醉中遥指白云间。"继云："无根树，花正红，摘尽红花一树空。空即色，色即空，识透真空在色中。了了真空无法象，法象长存不落空。号玄通，称大雄，九祖超升上九重。"

又云："无根树，花正娇，天应星兮地应潮。屠龙剑，缚虎绦，运转天罡旋斗梢。煅炼一炉真日月，扫尽三千六百条。步云霄，任逍遥，罪垢凡尘一笔消。无根树，花正无，无影无形难画图。无名姓，却听呼，擒入丹田造化炉。运起周天三昧火，煅炼真空返太无。受天符，赴仙都，才是男儿大丈夫。"

自古至今，为道独尊。惟精惟一，混沌乃辟。

天人合发，始立根基。阴平阳均，勿偏勿倚。

水上火下，九六念局。阴动阳静，三才贯翕。

二五妙合，性情洽一。万物由此，太极无极。

人各禀受，假合真蒂。一本万殊，无二法育。

无中生有，自造生意。摩荡中见，火土抟璃。

金生丽水，逆溉枢机。巽鼓妙物，日月合璧。

乾坤交变，坎离既济。对照形成，道道体立。

受道以成，当明涵育。善养则生，迷失殆易。

君子中庸，惜精如玉。守恁能久，存神长益。

尔弗遵行，失余嘱喻。惑真谓伪，自天懵弊。

天字头歪，夭寿速至。理字缺一，埋殁堑瑓。

天理道德，不可昧欺。德乃道体，如鸟羽翼。

道本德用，二体合一。逐日栽培，临机无疑。

畏漏补漏，妙时吸醒。逢师恩指，摄归坤隅。

文武火功，卯酉沐浴。次第诸节，一缕贯秘。

由浅入深，智通玄密。采补百日，自合枢机。

载运妙物，升上南极。周天法度，勿忘勿离。

刀圭入口，刻刻休急。重楼缓步，系落离地。

情来归性，抱元抟聚。左旋右转，滴入宫地。

太阴承受，种凝琅息。朱橘渐成，光似萤兮。

忘息息长，婴儿养期。忽然发现，春雪降弥。

景象至三，昆仑喷喷。金光皓月，超出幻躯。

若非大德，如何能遇。贤人君子，怀涤旧习。

狠力扭转，丈夫志气。

补证盈虚图

夫天地之至真者，阴阳也。阴阳配合，五炁运行，互相制伏，而生杀万物者也。天地之精华者，莫大乎日月。日为太阳之火，应于东南，而从木，亦生火。应于节者乃春夏，而能生发万物者也。月为太阴之水，应于西北，而从金，亦生水。应于节者乃秋冬，而能肃杀万物者也。此二者，以为生杀之机，故曰水火，亦曰乾坤，曰四时，曰寒暑，曰坎离，曰君臣，曰夫妇，曰阴阳，曰情性，曰动静，曰龙虎，曰铅汞，曰浩然，此皆妙喻阴阳，日月者也。故观天之道，察其盛衰，明其幽显。盖日月者，乃修道之首骨也。视此卦象，由始而推之者，至精至微，妙造物化。空色鬼神，人物异类，毫发不能掩者也。大哉日月！乃天地之髓也。

夫学道者，能穷日月之运度，极察天地之妙旨，亦可与天地参也。亦可与天地同功，与日月同明，而生死亦可脱出。或见浅者，微知天地之道，但穷术理，而祸福亦可趋避。故修道名为修真，非识真而确实，安能剥伪存真？夫志士贵乎极穷义理，而念兹在兹，刻刻考正，辨达先天日月合璧、五星连珠之运。盖连珠者，日应东南方火木二相，月应西北方金水二相，此四者，木火金水以应四象，乃日月也。日月游黄道者，月东南而至西北，仍归中宫正位，中宫者土也。四象游行于四方，而统寄于中央，乃五行攒簇。故曰日月合璧，五星连珠，此乃阴阳气交生长之义。故《易》曰："天地不交，而万物不兴。"

天地一交一合，内有六卦。凡上半月者，月乃纯坤，坤变为震，震变为兑，兑变为乾。乾气圆满，辉照东方，金气俱足，而生真水。下半月者，月乃纯乾，乾阙成巽，巽阙成艮，艮阙成坤，乾乃合坤，而月华无踪。故"东北丧朋"，即合璧之义。三阴三阳和合，天地交泰，而成氤氲之气。故天地因之，以得长生久视；而凡人悟此，亦能超出万幻，而与天地一也。

余不畏天责，补跋续图，而证其非。预后学贤友，而释疑惑者也。

初一至初五

☷初三月出庚，震受坤西方。

月出庚三日，庚生也。位受震卦，而更于西方，坤土是也。壬水长生在申，故得此乙与庚合，而坤体一变成震。震主庚，庚是震卦所值之辰，震乃东方青龙之象，以受于庚，庚乃白虎之炁，故而始得生矣。

证诗曰：

　　　　金翁本是东家子，送在西邻寄体生。

　　　　认得唤来归舍养，配将姹女作亲情。

又曰：

　　　　守静知动阳渐现，顺行为凡逆摄仙。

　　　　无待光盈休捞月，大忌微阳用后天。

初六至初十

☱八日兑受丁，上弦平如绳。

月出丁八日，兑行也，金炁平平如绳，乃上弦。金八两，震变为兑，兑至丁，是兑卦所值之辰。

证诗曰：

　　　　月才天际半轮明，早有龙吟虎啸声。

　　　　便好下工修二八，一时辰内管丹成。

又曰：

　　　　丁壬化木阴阳均，知时须是达者人。

　　　　酉生阴火阳金水，参玄会源早培仁。

十一至十五

☰十五乾体备，盛满甲东方。

三日出甲，十五乾体就，金炁圆满，金水温，太阴姹女弄明珰，兑三变成乾，乾主六壬、六甲，甲是乾卦所值之辰。此夜月出酉时，故而金旺在西。

证诗曰：

> 八月十五玩蟾辉，正是金精壮盛时。
> 若到一阳才起复，便堪进火莫延迟。

又曰：

> 错过光盈蟾吐白，以何成圣作仙佛。
> 知期老嫩须口授，运周规处入中柯。

十六至二十

十六转受统，巽辛见平明。

平明见辛地，乾变为巽。巽主六辛，辛是巽卦所值之辰。此天道自然而然，生出真乙之水，滋养乾坤，化生万物。人能合此天道运化，而真炁盈盛，依然金液流通于四肢。故曰金液炼形，亦曰华池神水降珠于黄庭是也。

西江月

白虎首经至宝，华池神水真金。知止至善利源深，不比寻常药品。若要修成九转，先须炼己持心。依时采取定浮沉，进火犹防危甚。

二十一至二十五

艮值于西南，下弦二十三。

月在丙，巽变成艮。艮主六丙，丙是艮卦所值之辰。故曰下弦水半斤，合上弦之八两，共成一斤之数。所谓"两弦合其精，乾坤体乃成"者是也。

证诗曰：

> 前弦之后后弦前，鳏味平平炁象全。
> 采得归来炉内炼，煅成温养自烹煎。

又曰：

> 下弦属水上弦金，制造华池费我心。
> 捉将金精鼎中煮，尽数里面恣浮沉。

二十六至三十

☷坤己三十日，东北丧其朋。

平明月见己，艮再变成坤。太阳亦出甲地，甲己相合，日精得月华为友。故前所谓"西南得朋"，至此终周，"东北丧朋"，夜月亦无踪迹，故曰："丧朋而复有得。"朋自朝至暮，三阴三阳，二体滚归混沌之窍，此二物为之合璧，时至乃配合长生之道，而直泄天机。凡得知者，深观谨秘。

证诗曰：

　　　日月三旬一遇逢，以时易日法神功。

　　　守城野战知凶吉，增得灵砂满鼎红。

又曰：

　　　识得太乙含真炁，终果华池产青璃。

　　　返覆其中明混沌，育神蛰藏渐无息。

太极两仪图

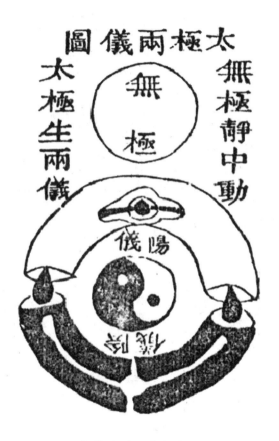

无极静中动，太极生两仪。

三岔路口神气交，五固灵根入中爻。
二仪融和防质漏，四象归一巽合桥。

四象八卦图

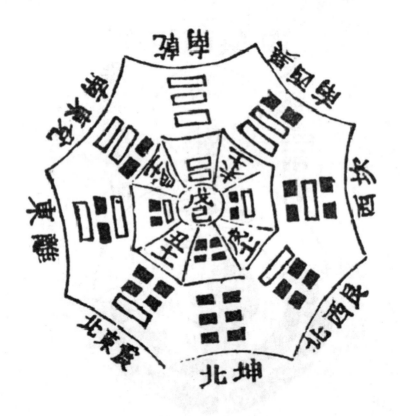

五行四象归戊己，八卦一圆从太极。

日合月将还坤位，时至年数返无极。

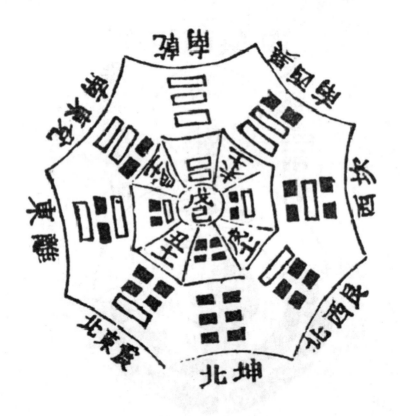

吕津气候图

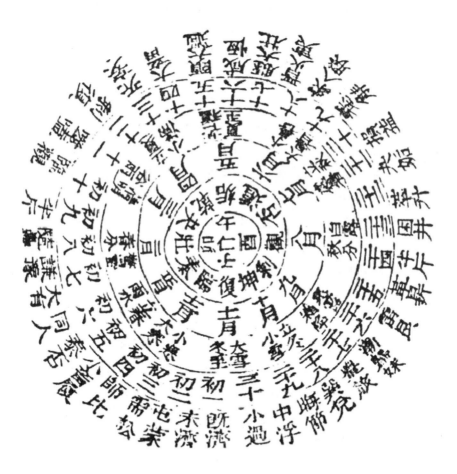

吕律气候继旋周，至阴调阳枢转头。

阳极复阴如环抱，造生物化永无休。

后天返还颠倒作，杀里求恩入中州。

洛书变象河图运，二十四气辨刚柔。

余立此图，乃后天返先天之理，亦非搬运之道。若先天时至者，自复至姤而升，自姤至坤而降，降而后复归隅中静也。若夫真修之士，当辨火候。凡火候之喻，乃天然之理，亦非一说。曰二十四气，曰七十二候，曰二十八宿，曰六十四卦，曰十二分野，曰日月合璧。盖海潮升降之数，不能枚举，皆火候之异名也。故陈虚白曰："息从心起，心静息调。息以神行，神清息定。息息归根，金丹之母。何忧不成也！"李清庵云："调息要调真息息，炼神须炼不神神。"故所谓之息，非众人之亡息也，众人之息者以喉，真人之息以踵；谓此神者，勿用思虑之神，凡有念者，乃心中之邪火也。喻此不神之神，无思无虑，谓之真神，是真火也。

夫修命之士，必以神驭炁，以心调神，神与气常守蟾池，心与息时刻相依。凡一呼一吸，一往一来，而虚灵不屈，动而愈出者，如炉鞲之抽动，似风生于沟管，而炉火自炎也。故《入药镜》所谓"起巽风，运坤火"者是也。广成子云："丹灶河车休矻矻，鹤胎龟息自绵绵"，是此恩指也。夫喻此大道乃本于羲皇之妙用，而出自太易虚无，故曰炉鼎、阴阳室宅、抟搦乌兔、拘制魂魄，左右玄牝，子南午北。神炁混沌，龙虎伏匿。五星连珠，日月合璧。金木交并，水火归一。三元八卦，九宫皇极。乾坤六子，三五降陟。周天炁候，丝毫不忒。年中取月，月中取日，日中取时，时中取刻，总计火功。三千六百日，卯酉沐浴，二分荡涤枢辖，固济烹炼金液。十月数足，婴儿振翮，神哉至道！秘藏与胞臆。

嘱喻补证，复叙前章。恐学荒俗，误读瞻行。

辨书图式，月游之方。四象分八，盈虚消长。

与天同体，毫无异样。天空能久，地实能黄。

人得一秀，由神清常。先后须德，参悟真秧。

袖握日月，乾坤胸藏。贤捻窝吉，修炼黄房。

处世出世，守道刻囊。念念思本，时时不放。

道包天外，小人何防。君子中庸，理气蛰藏。

静则知止，动则勿扬。摄归渻本，炉鞲鼓簧。

分清别浊，物化成刚。复而再止，静守资光。

念中无念，极默自香。忽觉一动，挡住坎乡。

无欲自归，顺入中央。至此三者，神炁并昂。

精盈气合，意与物骙。动甚当为，驾犊载粮。
由基始程，察迹爻象。展关夹脊，勿起怆惶。
步步蹄缓，似虫踪踉。吸升藏沐，呼降浴藏。
出入息中，闰余加相。十二时内，百刻勿伤。
泽天夬卦，角亢力猖。牴透辰土，海潮上跄。
直至巅顶，噁噪歌鶊。乾交住姤，遁下山冈。
否系观照，剥神入藏。为此一周，周周继往。
三十而立，渐还平康。四十不惑，无忧漏亡。
五十天命，自然知壮。六十耳顺，耳即坎乡。
七十从心，所欲变象。圣人妙喻，卦爻数彰。
先天灵知，改换范纲。小周功毕，火候数长。
大周始至，四正观遑。子午卯酉，沐浴运纺。
时合四季，运归中央。移炉换鼎，采取玄王。
七日虔心，防险易狂。择义侣伴，入室有伤。
内魔自伏，外魔侣挡。二事备全，方敢采瀼。
一点滴入，真阴承阳。落归黄庭，璃珠成象。
逐日静嘘，灵胎助长。子息绵绵，勿被火伤。
如龙养珠，十月天良。忽发光目，胎耀景眶。
待至二三，中间跃上。天花乱坠，白雪摧忙。
婴儿欲出，出则勿忘。视肩旧路，安心乳养。
三年之期，教演四方。念住隅家，莫悦惊忘。
时演时收，纯熟为良。遍游天下，复聚昆上。
移居郁罗，玉京山房。复觅深谷，面壁脱囊。
九年圆满，一纪共尚。天仙成就，太空同疆。
始乃君子，至贤修上。除此之外，何德可昌。

敲蹻后跋

道本无极，动则太极。太极枢发，亦生两仪，由两仪乃分阴阳、四象，而道之本体，以此立也。夫凡有形者，皆属太极之所化也。故圣人而言已具之，谓此体用之法，即两仪、四象、八卦、六十四卦、三百八十四爻，指明太极之理，无往而不在，显微而无间者。大德敦化，是万物之一源；小德川流，是万物之各殊。体一源而流乎殊用，殊用则本乎一源，非有二也。盖三《易》始喻，虽系三代之书，然太昊伏羲时，只有卦画而无文词。嗣后三代，著有《连山》《归藏》《周易》，详释画卦之义，而辞章始昭然也。幸文王羑里之作，变先天为后天。羲卦对待，文卦流行。周公复象为辞，而孔子以赞系之，然后而《易》理明著。凡所言德，言圣神，言心性等类，名喻虽多，无非精一合济之道耳。

余幼稚之时，博览三教经书。及至壮年，志在四方，虽得人爵而屡遭危险。一旦忽然惺悟，急弃尘职业网，而皈至道。敲依谭祖南无仙派，朝夕自省，方晓得浮生一大虚幻，因悟吾祖师立派南无之义。盖南者，在后天为离，于人为心，于五行为火，乃人心中所藏之识神耳。凡识神并火性，潜隅灵窟，而识神变为元神，化火性而为慧性，故曰南极，而移寓北辰。斯时妄念自除，火性自灭，方知南无甚深之隐义也。盖祖师之慈教，以诚而入，以志而守，以默而用，培德克己为根，积善立功为本。若有同志者，体此南无二字，即是性功之初乘。无人无我，始终如一，虽有内魔外障，而我之正念刻存，慧剑锋利，决不被魔障诱去，故孟子曰："我四十不动心，然后再觅长生久视之道。"

盖长生者由炼命一着，而后修性，性立命住，自无生灭，故名曰寿命，又曰慧命，曰致命，曰飞升，曰脱胎，曰神化，而去来无碍，是为炼命之真旨。且命者，根于肾，肾为坎水之源，动则真一之水生；性者根于心，心为离火之首，动则无明之火生。若将离火藏于坎水之内，则水不寒而火不燥。须用真意调而和之，日久可产真铅。释曰："龙宫说法，龙女自献宝珠。"道曰："抽坎添离，真铅自然出炉。"儒曰："水火既济，而太极图自然现象也。"古之至人知有此道，故将元精、元炁、元神凝聚为一，返还未生模样，而终日默默，枯坐稀言如杲，回光返照，念住于北海，凝神入寓祖窍之中。儒曰："止于至善之地"；释曰："极乐国中，净土家乡"；道曰："玄牝之门户，产药之川源。"斯时中正而自现真如，皆从静极而天心自动。故老子曰："守虚极，法静笃，吾以观其复"；六祖《坛经》曰："有情来下种，因地果还生"；儒曰："道善则得之。"此时一至，须德与志刚而行之，非猛烹极炼，亦不能降伏其心。故《入药镜》曰："起巽风，运坤火"者是也。不然仍化有形之物，复泄于阳关，而以何物为之道哉！夫采取之后，急当以温柔而静养，方得絪缊薰蒸，候其复动，继运玄功。儒曰："常存君子道"；释曰："和合凝集"；道曰："念兹在兹。"所谓"勿忘勿助"者，亦必须真意守之，似炉中之火，赫赫长红，而意炁双镕，化为真种。既得真种，然后再修大丹，实为性命双修。除此之外，尽属旁门，终无所成。

余叹昔日三教之修，曲路者甚也。且今时出家者，多由病患、衣食、老迈，或因贪图田园庙产，而身虽出家，心更甚于在家之贪爱，所以贤儒轻视此辈。若有学问思辨之士，出则必隐于岩穴，或混迹江湖，或居于宦途，绝不为尘俗万缘所累。故古云："穷理还当彻始终，须明一宝辨三宫。先将微物看成假，次把尘缘扫个空。足色真金从火出，纯阳寿草冬至丰。欲求结果收园好，大造炉中早下功。"敲蹻道人盼蟾子恳启同道诸贤友，与饱儒之君子，并同宗之侣伴，恕吾拙笔愚心，无知盲撰以上之句，亦非文字之广篇。勿劳好事加笔增减巧注，余望其后继镌续传，必有度焉，是贤也。

思惟歌

廿载尘缘暗悲伤，愚林队内觅贤良。

磋磨心志恬名利，灰灰人世畏凶狂。

自幼恐惜光阴短，废堕今生空怀类。

搜索极研三教理，学贤方识贤者忙。

余因汇阅经书义，方明古圣肺腑肠。

婆心度世凡流尽，一贯大道世上襄。

二帝三王与释老，万法归一无二详。

汉唐至儒昔如是，宋室苏陈邵子康。

欧阳炯修徐积等，司马程颐与周邦。

张栻胡仔象山陆，罗鹤大经敬仲杨。

共阐秘语经诗著，汇纂空玄三教扬。

不出养心君子道，修身一贯为范纲。

修道以仁仁者受，尊贤为大大志刚。

力行近乎智耻勇，从容中道德内藏。

博学审问明至辩，贵乎笃行防措猖。

诚则必明生智慧，物动无漏化琼浆。

大畏困学尘缘重，情藤爱葛道有伤。

余因屡逢尘梦醒，一旦深悟识妙方。

苦中甜有逆来受，方晓幻身臭皮囊。

速涤避隐桃源观，石围岩下至悭惶。

寰世境界余心淡，含泪寒窗学天良。

熟思忐忑谁人视，闭户著书有三庄。

《潜燧易考》明易理，穷研极纂解羲皇。

先天道髓称儒贯，河图洛书辨真航。

《道源精微》言三教，五等修仙指明僧。

女真太阴炼形法，斩断赤龙返太阳。

右集亦名《盐铁录》，《敲蹻洞章》无不详。

撰著共三预贤契，勉勌格悟履阶矼。

是故君子居之易，俟命萌时防险庠。

存理遏欲苤风抱，倾恐骚人犯边疆。

颠倒梦寝由爱虑，喜怒忧思慾念殃。

未死学死识性死，不生而生神自酿。

久调摄补动须炼，时采秘际妙味尝。

刻纳渐换先天丰，可离非道落空亡。

笃然物发节中下，恍惚之间抽竹囊。

去处前知归来处，主栖地轴宾还乡。

遇时愫战而后笑，息怠耘锄田内荒。

心猿绊锁无影树，和溉云谷绕玄堂。

有时八荒防汀溢，时与龙争斗狸椿。

种习前染制无治，马驯猿熟勿用缰。

不和而合归原处，何愁蓬瀛路远乡。

修至方明无绮语，贫道恭喻嘱贤良。

道本无私亦当秘，预防妄愚乱阐扬。

君子怀道生贵重，小人谲诡自倔强。

择侣授受须考正，久诊屡试备邪佯。

古云弟子寻师易，师寻弟子难亦惊。

今人多智诚实少，与古表里不同仿。

余虽言浅发至理，泪笔葳书识后良。

华山刘序

余尝闻经云："人身难得，中土难生。"假使得生，而大道亦难遇也。幸逢有缘，得遇敲蹻道人，施余《盐铁录》一部。亦蒙道人不弃愚懵，即斯与余面谈，浅言开示奥解，剥去皮毛，秘泄真宗。似梦中霹声惊醒，愚乃时下昭然顿悟，如云开月，现于中天。至此方明古圣有存心洗心之训，论预世之为学者，修性炼命之旨，从幻质而修真机，以生机而补吾之元蒂是也。盖夜谈之至子，忽觉尘蠢变换，而一旦沺通，迁移至善，故道人视余起于善信，感激道人时施怜悯，发明物理一贯之天道。而三才之妙，恰合吾之物耳。并喻书中大小图式，条分缕析，无不明显也。余自叹曰："花甲之余，空怀虚度。"思古云："莫待老来方学道，孤坟尽是少年人。"余无奈忽发一愿，将道人所著《敲蹻洞章》一集，恭镌于世，广行其传。使有志者，顿悟虔修，早登圣域，岂不快哉！亦不枉余之苦积资财。恭预后圣拳拳望之，伏愿贤友继传修之，弥吾愿矣。

时光绪十四年岁次戊子宛平西路麻峪村关帝庙住持 后学华山刘义山恭刊。

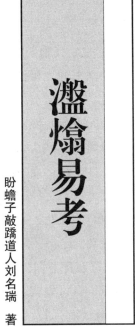

瀊燨易考

盼蟾子敲蹻道人刘名瑞　著

序

《瀡爩易考》者，何为而作也？我师敲躋老人因《易》道失传，竞尚卜筮，故于用工之暇，取河图、洛书并太极图书，逐日玩索，敬将天道、人道、圣人未发之蕴，书而录之。其精微奥妙，无不泄尽。使三教学人有志于道者，得为宝筏，自渡渡他，方遂心愿。书中次第著述与弟子问答，将古圣秘而不传之奥，无不条分缕析，诚为盖世稀有。其言简辞尽之处，理无不彻，数无不该，使理学、性学焕然而发，沛然而泄矣。其文上祖庖牺先天之《易》，下述周孔《象》《系》之辞，中寓禹王《洪范》之义，逮及宋儒《太极图说》，并仙家顿渐三乘之法，无不一一贯通。

嗟夫！我朝制有《性理精义》之书，大凡皆准宋儒理学之语，其言微婉，使人耐读。噫！圣王垂教之嘉言圣训，而为今人弃而不取，良可悲也。盖因业儒者趋取功名牢笼诗赋，只可立言，不足躬行；释道两教，虽有高人逸士，争奈科律教相，锢蔽已深，闻及性命二字，大为惊骇。致使三教互相隔碍，不思三教圣人之贻训，皆是治人心性之药石，使人返本还元，各复其初，诚与思诚其致一也。

而我师命名此书，喻为瀡爩，暗寓水火既济之义。原夫瀡者，槃也，壬水激而上之，金浆玉液于是乎润泽其心矣，《参同契》所谓"金来归性，静升中鼎，化为甘露"是也。爩者，含也，丙火抑而下之，日精月华于是乎合璧其身矣，吕纯阳所谓"龙居虎位，动伏归炉，变为真种"是也。工夫至此，性情合一，即是两仪成一太极矣。其下手之初隅，即在静极一动之际，鼓风弄火，煅炼成真。三教学人于此讨论躬行实践，立跻圣贤。澄虽不敏，愿从事君子而盘桓。惟同志者，幸早图之，毋生临危之悔，致负上圣之慈。

光绪甲午年八月望日潜伏道人柳大澄 序于蕉园石室。

《瀊熻易考·卷上》

自 序

伏羲上圣画卦，本与先天五行而发，兼喻开辟之指，使万世之人人明有养生之道。若夫体用至道之妙，必须视天之象运也。昔日广成子谓黄帝云："至阴肃肃，至阳赫赫，赫赫发乎地，肃肃出乎天。"然二炁相合者，复生天乙之真水，亦为之真一是也。然二炁复得真一，而三才之始成，承受者以为人也。古云："人禀天地中炁以生身，原有生身之根本。曰：何为根本？吾身中太极是也。"盖天地以混沌含萌为之太极，以阴阳交媾而生万物。吾身本之，以阴阳交媾而生浩然，与天地无形之交体用一也。总之，阴阳二炁一施一受，而玄黄之中得一者，必交会矣。若夫知动机交会之济，亦可盗天地之真机，夺阴阳之造化。斯时炼魂魄而返真一，自合性命之至道也。

夫时至者，坤复之间寄一真信，并可溯之。而天地开辟于此时，日月合璧于此时，草木萌孳于此时，人身交会于此时，修仙成圣于此时。尔遇此时，急当速采，使天乙之祖炁敛入吾身，以为真种之资本也。然必须内真外应，准合符节，而天人合发之机得也。夫欲尽真机之妙者，《周易》也；尽《周易》之妙者，复卦也；尽复卦之妙者，初爻也。古圣曰："复，其见天地之心乎！"盖喻此时即复卦初爻之时，乃天地一阳来复，即人身机动亦然也。凡至修者，内以采吾身之阳，外以盗天地之阳，则二真合一，悉归与吾身，是为救命之至宝也。而天地虽大，造化虽妙，亦不能越此发机之外。彼感此应，理合自然之息妙也。

夫欲修天人合发之机者，必须逐日神凝处静，收视返听，闭塞其兑，筑固灵根，一意不起，万缘顿寂。浑浑沦沦，如太极之未分；溟溟滓滓，如两仪之未兆。湛兮独存，如清渊之皓月；寂然不动，如止水之无波。内不觉其一身，外不知其宇宙。逮夫亥之末、子之初，乃天地阳炁所至，须急采之。未至，则虚而待之，不敢为之先也。盖子时亦非天地之子时，即吾身中之活子时是也。故屈原《远游篇》云："道可受兮，不可传。其小无外兮，其大无垠。毋滑而魂兮，彼将自然。一气孔神兮，于中夜存。虚以待之兮，无为之先。景象静现兮，如烟岚之罩山。濛濛兮如雾气之笼水，霏霏兮如冬雪渐凝渐聚，沉沉兮如浆水渐矴渐清。"

俄顷痒生毫窍，肢体如绵，心觉恍惚，勃然物举。此时阳气通天，而春信至矣。则琼钟一扣，玉洞双开。故先圣云："地雷震动巽门开，龙向东潭踊跃来。"即邵子所云："恍惚阴阳初变化，氤氲天地乍回旋。中间些子好光景，安得工夫入语言。"余故曰："铁笛横吹插玉炉，知时瞩翕紧撮呼。内外相依合天道，巽守刚柔妙鼓舞。知命君子翻卦象，莫待无及老错忽。自子升午进阳火，午降坤爻退阴符。敲蹻喻尽言浅漏，妄撰讹遗堕孽途。公心拨弊天机泄，警贤实证莫粗俗。余惜人世光阴少，虔心集著补四读。喻天即人原无二，待仁诚修望同苏。"

　　　　先天之天，杳无朕焉。一大混合，似露潮漩。
　　　　凡圣一无，万物未然。一动一静，雾腾雾潜。
　　　　积垒风生，静极发现。淳动乙渊，洹烜炁圆。
　　　　如逢覆鼓，滢满四滇。浤漫辉潢，不分地天。
　　　　瀚涌飒波，无数周旋。渐渐容归，息澄澍涵。
　　　　清清浊浊，分二形奠。水润于下，火炎上煤。
　　　　随风灌溉，木金土兼。化现日月，昼夜分班。
　　　　金水从月，木火日元。上下相蒸，物孳萌含。
　　　　阳光照下，阴承育产。似此鸿蒙，辟破地天。
　　　　始则炁旺，妙运光鲜。景星庆云，圣人降凡。
　　　　万法天师，无不玄干。亦名玄玄，上人称焉。
　　　　嗣后盘古，继法精研。历过初劫，三皇降凡。
　　　　体天法地，各类明辨。天时地理，策度遗传。
　　　　伏羲降世，复著卦原。解施河图，天道一贯。
　　　　妙喻龙马，潮化形端。周天罗列，万象统全。

指真实理，书图名阐。河从水路，还海通天。
图从周脉，载运方圆。龙出于震，马秉离南。
二物和合，坤静动乾。洛书之理，禹本羲编。
河用降坤，洛补升乾。二环继周，法地玄关。
风轮机动，水火枢翻。地轴转溯，龟现形坛。
书承图运，物灵息绵。伏气长久，任督贯旋。
背合爻度，卦成规篆。始则一气，静极萌判。
一点中凝，如卵光圆。时发风火，后天生焉。
化为太极，地中有天。天中有地，两仪生涵。
阴阳复媾，息待地连。黄无定色，往来中牵。
二分为四，五行化全。清轻上腾，重浊下坚。
山川土石，湖泽江源。日月星辰，云雷雨电。
海中风生，统辖摧干。无物不有，混合长穿。
里烓沨恒，生杀之权。风从气化，火得助元。
春生秋杀，金木交还。夏长冬藏，水火济连。
四时周流，种种无间。一本万殊，太极分班。
万殊一本，太极还元。生生化化，无不恩霑。
圣人妙喻，借此谓诠。千譬万喻，教愚化贤。
诸物各类，性命同原。均秉阴阳，先后二天。
五行暗合，形质受全。有情无情，根蒂一般。
气交神交，化正化偏。邪正同途，感天时变。
承邪必戾，受正必端。淳善淳恶，动静时间。
炁发之机，物感产焉。昆虫草木，鳞羽禾蜎。
禀受二五，妙合凝騕。有情形受，无情丙然。
得水而生，寄信土安。物物得所，受气胎原。
惟人最贵，三才体天。若能返古，力行何艰。
乾坤乃大，人应小天。勿失根本，神气精坚。
修身之道，圣圣相传。由古至今，嫡胤盘桓。
伏羲受道，郁华子传。画卦对待，妙喻先天。
后人无识，法语弃捐。神农受道，赤松子传。
玄理慧彻，翀举飞鸾。轩辕受道，广成子传。

白昼翀举，跨龙升天。尧舜仁纯，教民致严。
伦常俊杰，善化人间。识天之道，德感众贤。
嗣后文王，顿悟先天。良知良能，觅道真原。
遇侣姜尚，辨明二天。流行卦用，使人悟参。
刻数爻度，西北起乾。有形顺运，无形逆观。
对待根互，流行蒂原。二卦一合，圣果真传。
修仙成圣，不出其间。周公复注，孔子系传。
二极妙用，先后精研。有形者后，无形者先。
道之大本，体用返还。无中生有，金生水渚。
有中生无，水生金鉴。顺造逆化，仔细悟参。
识化为道，精化炁圆。炼炁还神，神返虚元。
除此之外，不合先天。人即道体，质本配天。
舍则失之，励修现前。起首嘱喻，静观涌泉。
涤虑撅土，潜龙在田。无本不资，生质为先。
资生莫废，逆摄神绵。颠倒作用，资本守坚。
风火煅后，引扶中田。动升息应，静降露甘。
周而复周，四季合趑。中州炼尽，自交大还。
由始至终，坎离坤乾。后天数足，无欲自然。
先天种子，产在西南。根栽月窟，枝拂天关。
日培真土，时溉灵元。红艳花姿，果灼坚圆。
蜂蝶尽绝，物境全捐。功成三五，道合十千。
玉炉踢倒，金鼎搬翻。一声跳出，别立坤乾。
初出胎时，子弱防险。步演收回，哺养上田。
宿在郁罗，玉京上关。处处朝贡，默息仰瞻。
上露下潮，乳汁三年。婴儿能走，演习身边。
切莫远行，防魔诱瞒。譬如凡夫，教子一般。
时刻慈逊，意率怀牵。始路视旧，念住家千。
曾子诗义，妙喻双关。节彼南山，维石岩岩。
赫赫师尹，民具尔瞻。恐人失路，游往不远。
一里二里，归国坚全。十里二十，渐渐远玩。
久炼身材，百千万千。朝游蓬外，暮返壶天。

四方上下，无不遍瞻。收回复静，旧居养涵。
觅访深谷，成道名山。脱俗面壁，净了尘愆。
性入毗卢，慧海极研。忽时聚火，焚化色垣。
幻形皮袋，从此无牵。与天相为，虚空一般。
灵光一体，万劫金仙。丈夫行成，了脱轮还。
天爵实受，胜比尘寰。人爵显耀，似蜘网餐。
设光聚蛾，自焚被然。贪染无休，悲作娱欢。
生生死死，真苦幻甘。人受授人，诡谲继传。
明理暗昧，利欲各虔。愤力尽情，何有休捐。
甘心待老，不破谜团。限临僵至，无觉悔惨。
余序预仁，接引良贤。浅近示解，天理著篇。
醒修尔上，弗修何干。

光绪戊子中秋望日北平天寿山桃源观敲蹻道人盼蟾子刘

滥觞易考

河图系辞解

　　此纲即数以言理，故首河图，次洛书，盖河洛显然可见者图也。并附余二五妙合图于其后，以是图即河图之生数；且发明五十之心法，则亦与洛书吻合焉。有是图，而河与洛一以贯之矣。凡三图俱引孔子《系》《传》并余解说，要之其理无所不该，言数而象即在其中，言数而气亦存乎其内，特所重在数也。故曰：即数以言理，此乃天地自然之《易》，故而河图以为首列。

河图说

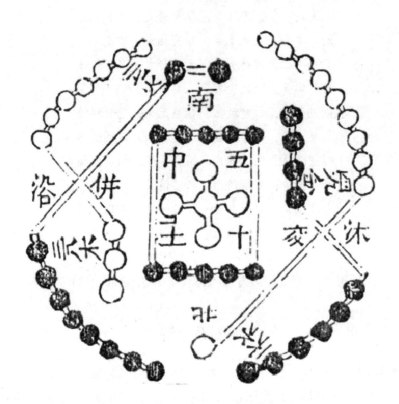

黑属水，赤属火，阴阳一交得风而成变化。

金色白，木色青，遇土寄养中通来往始终。

论先天，无名证，混融时际太极返还无极。

分清浊，定浮沉，以有形质炼至与无形质。

《系辞》曰："天一地二，天三地四，天五地六，天七地八，天九地十。天数五，地数五，五位相得而各有合。天数二十有五，地数三十，凡天地之数五十有五，此所以成变化而行鬼神也。""参伍以变，错综其数。通其变，遂成天地之文。极其数，遂定天下之象。非天下之至变，其孰能与于此？"

十数成象解

天地之变，河图之象也。河图之象由何而立哉？曰：始积生成之数，亦可立也。自一至五谓之生，自六至十谓之成。生者，一炁之所化；成者，五土之所成。故天一属阳，居北而生水；一加一为二，地二属阴，居南而生火；二加一为三，天三属阳，居东而生木；三加一为四，地四属阴，居西而生金；四加一为五，天五为阳，居中而生土。此自一至五，乃先天一气所化是也，五位既成，则用五矣。北一之水，加五而成六；南二之火，加五而成七；东三之木，加五而成八；西四之金，加五而成九；中五之土，加五而成十。自六至十，乃后天五土成也，有气血，有土成，阴阳并至，奇偶相倚，此五位生成之数。所谓"天数五，地数五"，五十有五而河图之象以立也。

问曰："先天一炁化，后天五土成，何谓也？"答曰："一炁可化，无形而造有形；既成五土者，有形生有形。无形造有形，故谓之先天；有形生有形，故谓之后天矣。"问曰："一炁化俱属气，又何谓之为地二、地四矣？既成五，属于有形，又何为天七、天九乎？恳乞明训。"答曰："地二地四，气化之形；天七天九，形成之气。形气相倚，方得成物。譬如一气化鸡，鸡亦生卵，卵抱成鸡，将谓炁化之鸡。有气而复成形，卵生之鸡，有形而无气也。故知吾敲蹻所云：万物根本始无形，水火风积太极成。原因静极忽一动，阳光妙化感则通。时至造分先与后，譬如人生人未生。以此囵竹竹易补，成鸡抱卵卵复生。尔若知此时者，何有疑患误乎？并参气化土成之说，合一悟之。"

问曰："一六水居北，二七火居南，其所以然何谓也？"答曰："水生于北，其旺于北，故居于北。火旺于南，而成于南，居之于南。至木、金、土，亦可以类推之。水本金之子，木乃火之原，若究先天，由一炁所化，得中土而自然混合矣。"

五位相得解

河图之象，乃五行之象也。夫五行之象，由何而成？始由五位相得而

澹燉易考

成也。天乙生壬水，乃气也；地六癸水成之，形也。而天乙居内，地六居外，此内阳而外阴，水之象也。有天乙之气生，而水之体立；有地六之形成，而水之形用。以形包气，以气化形，阳先阴后，而水始成其为水也。地二生丁火，形也；天七丙成之，气也。地二居内，天七居外，内阴外阳，火之象也。有地二之形生，而火之体立；有天七之气成，而火之用行。以气包形，以形化气，阴先阳后，而始成其为火也。甲木生于天三，亦非木之气乎？若无地八乙木成之，则有生而无成，有气而无形，木之象亦不立也。惟天三居内以立其体，而地八居外以达其用，气依形立，形借气行，内阳外阴，而木之象以立，始得畅茂于天下也。辛金生于地四，亦非金之形乎？若无天九之庚金以成之，则有生而无成，有形无气，金之象亦不成。惟地四居内以立其体，天九居外以达其用，形依气立，气借形行，内阴外阳，而金之象以成，始得流行之运用乎？自古至今，天五生戊土，而为土之气；地十己土成之，而为土之形。始非气无以成其始物之功，非形无以收其成物之效。夫以气生形，而生物之体立；以形蕴气，而成物之效以成也。阳借阴生，阴赖阳成，阴阳合一，而土始成其为土。而土之能，始生终成，收物敛物之功，"五位相得"，非此之谓欤？

问曰："火阳气又曰内有阴形，金阴形又曰外有阳气，何谓也？"答曰："火属阳气，而阳之中黑暗者，乃阴形而成，即丁火是也。金属阴形，而阴形之外光华者，乃阳气所结，即庚金是也。"

五行各合解

夫五位相得者，既有然矣。使之不能各有相合，以成太极，则五行仍是偏戾之物，而非中和之理，何以成变化而行鬼神乎？故一六水合四九金，而水有生；四九金合一六水，而金有成。金水同宫而处下，阴也。二七火合三八木，而火有生；三八木合二七火，而木有成。木火一原而处上，阳也。盖木火非土不生，五土属阳而居东北，合于木火，而阳始成其为阳；金水非土不成，十土属阴而居西南，合于金水，而阴始成其为阴。阴中之阳，一九是也；阳中有阴，二八是也。阴中之阳，阳与阳合，其阳必升；阳中之阴，阴与阴合，其阴必降。阴阳升降，二而合一，太极之象也，方是各有而合，即朱子曰："五殊二实，阴阳太极"，其有见于此也夫。

问曰："木生火、金生水，人所知也。至于水成金、火成木，何谓也？"曰："金木者，水火之母；水火者，金木之子。子生于母，母乃依子而有成。水火者，其金木之结果，果结亦在水火，故曰水成金、火成木者是也。譬如辛金长生在子，癸水长生在卯，乙木长生在午，丁火长生在酉，俱有生杀，而子生母之运化也。"问曰："五十土分位阴阳之中，其有所本乎？"曰："本之文王卦位。五土属阳而主生，故艮居东北；十土属阴而主成，故坤居西南。此五十土行乎阴阳中之功用也。"

变化鬼神解

太极成变化、行鬼神，于何见哉？曰：阴阳五行升降中见者是也。甲木、丙火，阳中之阳，阳与阳合，不降者也；辛金、癸水，阴中之阴，阴与阴合，不升者也。至于乙木、丁火，为阳中之阴形，故主于降；庚金、壬水，为阴中之阳气，故主于升。然阴阳亦不遽升降，必俟阳中之阴降、阴中之阳升。阴交阳而生阳，则阴中之阳盛，盛则极，极则必升；阴中之阳升，阳交阴而生阴，则阳中之阴盛，盛则极，极则必降。一升一降，流行不息，此天地所以立、日月所以明、四时所以序、万物所以变化、鬼神所以屈伸而不已者也。凡修人见之者，谓阴阳五行气数得也，然而不知实有相得相合，太极运用者多也。

问曰："五位相得而各有合，与先儒所解不同，何也？"曰："五位相得者，言五位之中，阴阳相得者是也。各有合者，言五位之中，阴阳内藏刚柔情性不同。凡希圣贤者，必须深求，莫不以合之而成太极。或云：'一与二得，三与四得，五与六得，七与八得，九与十得'，便是隔位求得，不是五位中相得矣。且火之于水，木之于金，只可言用，不可言得。盖相得者，乃相亲相爱而不分之义。试言以水加火、以金加木，则必相克矣，如何言相得者乎？所云：'一与六合，二与七合，三与八合，四与九合，五与十合'，仍是分而为五，不能合而为一以成太极。此喻则是偏戾之物，亦非中和之理，如何以成变化而行鬼神乎？且与周子'五行阴阳一太极'之说不大相谬戾者乎？"

滥觞易考

参伍系辞解

参伍者，三五也，乃河图之生数东三南二成五、北一西四成五，合中五而共成三五。故道家曰："三五一都须真传，会合运用即成仙。"参伍以变者，天乙居北以变水，地二居南以变火，天三居东以变木，地四居西以变金，天五居中以变土，故曰："参伍以变"是也。错综其数者，错综参伍之数也。错者，一左一右相交也；综者，一上一下为变也。言天一与地二错，天三与地四错，一三之阳综而为二四之阴，二四之阴综而为一三之阳，故曰："错综其数"也。通其变者，通三参伍之变也。一变为水，四变为金，金水相通，本乎地者亲下焉，而地之文成；二变为火，三变为木，木火相通，本乎天者亲上焉，而天之文成；五变为土，行乎阴阳之中，与水火木金相通，而天地之文共成也。故曰："通其变，遂成天地之文"也。极其数者，极其参伍之数也。于五位之中，各加数五于其外，五十有五而河图之数尽矣。一得五成六，而水之象定；二得五成七，而火之象定；三得五成八，而木之象定；四得五成九，而金之象定；五得五成十，而土之象定。五行既定，而天地万物未有出乎其外者也，故曰："极其数，遂定天下之象"也。此皆数之至变者也，惟有至变之德，始能体至变之道尔。"非识天下之至变，其孰能与于此？"

上节《系辞》统言生成，而赞其相得有合之妙；此节《系辞》侧重生化，而赞其错综变化之神。故参伍切定生数，三其字跟定参伍图以传，明显然发吾由儒从道、祖遗之宗风。或曰："参伍以变，乃言揲蓍之象，参伍错综不当以系河图。"曰："河图本为求数之祖，其参伍错综之数，亦其明显。只因河图失传，天下只知揲蓍参伍之错综，而不知河图参伍之错综。"问曰："先生言理而不言数，河图独非数乎？"答曰："吾不言揲蓍求卦之数，始末专言天地自然之数也。盖天地自然之数者，乃生天生地之根本，而人物得之以成形成性。若仁人会悟，亦可以修寿命，跻圣贤仙佛之位，方能了明天地一贯之大道，故吾所以三致意焉。"

人身河图说

河图者，天地之河图也，人身亦有河图焉。天地有金木水火土，而人身亦有金木水火土。盖天地五位相得而各有合，故能成变化而行鬼神也。此为继天立极之道，乃圣人之事，神而明之，存乎其人矣。

问曰："人身之五位，可得闻乎？"曰："《洪范·皇极》注云：一为水而肾，其德智也，道曰玄英，字育婴；二为火而心，其德礼也，道曰丹元，字守灵；三为木而肝，其德仁也，道曰龙烟，字含明；四为金而肺，其德义也，道曰皓华，字虚成；五为土而脾，其德信也，道曰尝在，字魂庭。此五者，即人身中后天之五位是也。若有夙缘，得遇真儒或真道士，受汝德礼潜入德智之所名曰既济，尔万神归根共拱一穴，而精气得元神久而互相，则后天之识性渐返先天无形之五行，其不是得禄、得位、得寿命乎？古圣谓之大德受命者是也。"

于大济问曰："人何能五位相得各有合乎？恳求恩师指示。"曰："人之初生，是为婴儿赤子，其心无思无虑，浑然至善，天理流行。因本自有相得，而人身各有相合而生。迨其既长，情欲间隔，而知识气质用事，本然真性渐渐消亡，故本善被习性而逐远。苟欲相得而合者，心性复修如婴儿赤子。欲修赤子之心性，惟赖正心诚意之功耳。夫有志之士，名利不关心，诸尘不染性，富贵不能淫，贫贱不能移，威武不能屈，省察克治，昼夜无间。古儒云：'成性存存，道义之门。'盖所谓门者，乃锢闭心猿之关锁也。《易》曰：'潜龙在田'者，入此之门也。或曰：'火龙潜伏深渊'，即丹田是也，故玄门谓之修丹田。若夫工至虚极静笃，而觉照中天心自现，则人欲遁藏。斯时一团天理，光明透彻，孟子所谓'睟面盎背'者也。夫静极一动，则刚柔相摩，气质变化，窅冥中行，而保和太和，此所谓之'五位相得而各有合'者，又谓鬼神之界地。故吕祖曰：'炁发则成窍，机息则窅茫。'须知吾盼蟾云：'欲修长生彻夜眠，静守动取太极先。知时采溯须口受，半息怠惰数难坚。锋芒慧剑随真意，玄井辘轳系蟾泉。一气鼓吸绳休懈，午不灌田忌后天。'孟子曰：'我养吾浩然之气'者是也。道家曰：'聚产摄之归原'，释家曰：'有情来下种，因地果还生'，即邵子云：'月到天心处，风来水面时'者，是此味之景也。敲蹻泄万古不泄之真机，不畏天责，余尽泄之矣。"

柳大澄问曰："人何能成变化而行鬼神乎？"答曰："夫人身虽小，而道体最大。凡五位未合，而天地自天地，而我自我，两不相与。若五位既合，天地即我，我即天地，名曰二而合一也。盖人之心正，天地之心亦正；人之气顺，天地之气亦顺。故《中庸》云：'致中和，天地位焉，万物育焉。'夫中和既致，天地亦不能出其围范也，而况处于其中者乎？此所以成变化而行鬼神也。"

大乘问曰："阳健阴顺，木仁金义火礼水智土信，其所以然者，何谓也？"答曰："一阳既生，长养万物，流行上下，亘古不颓，非其健乎？阴气收成，万物承天而行，不自作为，非其顺乎？木属于东方，其气煦和，资生万物，故曰仁也；金属于西方，其气肃杀，裁成万物，故曰义也；火属于南方，其象文明，嘉美万物而不忒，故曰礼也；水属于北方，其体精察，润泽万物而不觉其自会，故曰智也；土属中央，实寄于四季，敦厚广博，生长收藏，应时而至，故曰信也。夫天地由阴阳五行以成形，健顺五常而成性，天地以此化生万物，而万物以此阴阳而成性，故造生物化亦如互环是也。凡修尽性，何愁命之不立者哉！"

曹全和问曰："吾人之形，天地之形；吾人之性，天地之性。而卒不与天地合德者，何也？"答曰："盖阴阳五行，气质也；健顺五常，理义也。然有理义之性，即有气质之性。若气质之性不变化，则理义之性不昭著，是故希圣学贤以变化气质为先耳。气质既化，焉有不与天地合其德者哉？"问曰："气质之性何如？再乞明白开示。"曰："水性寒，火性燥，金性刚，木性柔，土性实，此乃五行之气质也。"问曰："寒燥刚柔实五者，害理义可何论乎？"曰："道以中和为贵，此五者皆气禀之偏。若气禀偏于内，人欲蔽于外，不至于声色货利为枕席、道德仁义为仇敌，不止也。"

正和问曰："变化之道，何以为要？"答曰："知其所为病者，自知所以为药之治也。乃寒燥刚柔实，即是气禀之偏，未尝自有而合者也。若夫知繄医治之法，须明气机枢发之际，摄复为繄，注润身田，是为真繄，而气质自然变化矣。如果五位相得而各有合者，则五行归一阴阳，阴阳归一太极，水与火交而寒燥均，金与木交而刚柔化，四象归中而土之实者亦不实矣。此五行偏戾之物，化为中和之理，取归吾身，还一太极是也。尔须鼓合太极之运用，则人欲净尽，天理流行。斯时道心为主，而人心听命，夫仁义礼智信未有不随感而自现者也。此所谓道之大原出于天，圣人继天立极，以此专为修身之本。故曰：'求则得之，舍则失之'，是诚在我，真实不虚也。"

生数易原说

河图之生数，岂非作《易》之原乎？夫《易》有数有象有理，数者用九用六也，象者阴阳上下六爻也，而理即存乎象数之中。数出乎天，象见乎物，理尽乎人。作《易》者示人以即物穷理、尽人合天之道也。使无河图之生数，则无九六；若无九六之数，则象无能自起，而吉凶之理亦无自定也。故河图之生数，乃作《易》之原也。夫爻数规限揲蓍之迟速，亦在己而运度矣。故知吾敲蹻答融和《遇梦津》云："河图周旋本自然，无间枢运地升天。仰观俯察尘决尽，染习牵些必浊源。无极万化空长在，太极仁实返先天。其中窍妙精微处，知所先后坎离颠。静笃动驷节中用，伪学偏弊废騄还。吾今苦口警贤士，缕晰中庸次第含。"故东坡苏轼云："清夜无尘，月色如银，酒斟时须满十分。浮名浮利，休苦劳神，似隙中驹，石中火，梦中身。虽抱文章，开口谁亲？且陶陶乐取天真。几时归去，做个闲人，背一张琴，一壶酒，一溪云。"此系坡翁之玄调，妙喻工夫之次第。凡学者岂可不尽心乎？

河图一二辨

参两之生数，居中以统外，固其所重矣。然所重之中，又有尤重者，非天一地二乎？天一者，阴中之阳，三五七九由此而起，即邵子所谓天根是也。地二者，阳中之阴，四六八十由此而生，即邵子所谓月窟是也。天根阳在阴中而必升，月窟阴居阳位而必降。阴阳升降，二而合一，乃太极之象也，所谓重之中尤重者，此也。故邵子云："天根月窟闲来往，三十六宫都是春。"大凡志修得遇此者，须知吾盼蟾子云："阳爻六六复卦起，阴爻自姤四六期。子升午降还坤位，阳火阴符妙无移。天然浑合觉中度，沐浴文温待枢机。无念中念须正念，运用河图入圣基。"

于懔和问曰："师言河图之数乃天然之理，师又曰运行着念，其不落于后天形质者乎？"曰："先天乃无为之妙境，所产万物俱有形质。尔若不从太极一点修来，何能渐入无为之妙境？盖大道自太极返还无极，是为全始全终之法。而由一点元精、元炁、元神运化真诚，勿失时度，乃仙佛圣贤本此造进，而千经万典喻言无尽之妙指，使有德之士自参，尔自悟会也。夫无上至真之道者，乃是静养动取，时至神知，载运造化，规方寓中注也。内有天然火候，惟赖意诚之至。不然，如何干运此事？古人曰：'斗柄回寅'者，是此之时运也。盖此时亦非天时，乃一候二候三候之中，时急至也，错过难也。候者亦非卦爻气数之候，乃吾身中迟速之候耳。古云：'三阳开泰，起辐之榖数'也。苟有天缘，得遇真师之命脉，而自有分清别浊之法用，而太极图亦自转矣。故子思子曰：'施及蛮貊。舟车所至，人力所通，天之所覆，地之所载，日月所照，霜露所坠，凡有血气者，莫不尊亲，故曰配天。'盖河图之轮法，千比万喻，奈因迂腐之儒为求名利，便作俗解，以致河图之心法失传久也。故释玄二门，虽有遗证，被愚昧俗根弃而不悟。河图者，道曰自在河车，释曰法轮常转，此系三教之妙喻，而名虽不一，体用者无二。若果上志实修，焉可忽诸耳！"

洛书辨形图

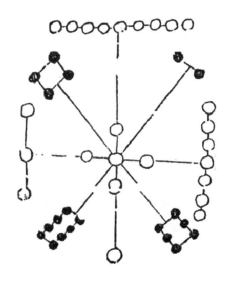

四九金生顾本湣，一六水润勿浊泉。

三八木旺平交媾，二七火归土中牵。

《系辞》曰："河出图，洛出书，圣人则之。"盖河图天地之道，洛书乃尚中之理。伏羲则河图，崇效卑法，继天以立极也；大禹则洛书，扶阳抑阴，损过以就中也。此皆道之统传，修已治人之要务也，岂仅为卜筮画卦之计哉！

于大济问曰："天与地合二气循环者，望乞恩师大慈大悲，不惮口舌之劳，阐幽发奥，使我等好拔茅塞也。"敲蹻答曰："天气下降，地气上升，若无中土之真意，何能勾引阴阳之气？而甘露亦不能降也。余示一歌，尔当深悟，歌曰：'坤姥乾毫颠倒颠，离女遥合戏坎男。前三后三归成五，东七西八一担担。二老还少栖妙处，四时春融莫放肩。至学须悟生身窍，究本添资体复乾。二五妙合翻卦象，抽坎中满补离坚。年通月利有沐浴，自子月规地升天。灌溉百脉潜三岛，九二龙藏入隅田。虚极静笃觉中忘，动应复敬际舞间。吸升呼降节中辩，周虽旧邦换新肩。不息则久圣功化，不达此理错悟篇。'"大济叩谢而退。

洛书尚中说

洛书者，地道也，圣人则之制井田，分九野，惟中黄为尊。中黄者，土也，君后之象也，八方悉统治焉。水金木火对待则生，逆行则克。克不遽克，必借土而后克；生不骤生，亦必假土而后生。生克虽在外，而实本乎中，故洛书之象，所以有尚中之义。至于阳居正位，阴置偏方，则分贵阳贱阴、尊君抑臣之义。

问曰："龟献洛书，何谓也？"曰："勿言其数，先讲龟文。龟用古文，亦当细悟。昔圣人制此古文"㊀"字大有深密，不但四人归中而已。即"㊁"体之形，亦似洛书焉。上九为首，下一为尾，左三右七为两肋，二四六八为四足，中五为五脏。动则首尾、两肋、四足俱见，其所以动而见者，乃起自中五也，可见由体以达用耳。静则首尾、两肋、四足皆藏，其所以静而藏者，仍归中五，自用而能返其体也。洛龟呈此象者，示人尚中之义，义者意也。所以尧舜相传，惟一执中而已。且中字亦是"㊀"之外体也。"

赵大悟问："《中庸》曰：'至诚之道，可以前知。国家将兴，必有祯祥；国家将亡，必有妖孽。见乎蓍龟，动乎四体。祸福将至，善，必先知之；不善，必先知之。故至诚如神。'弟子每闻儒讲多致疑焉，恳求恩师详细开示。"曰："自古上圣垂教立言，岂无所谓至哉！因儒教性命双修者不多，故朱子亦不为惊俗骇众之注。余幼时潜悟儒原，会真群览，而后誓立叛道，志搜三教之真言，何有异也！尔今悊道，喟然叹曰：善哉！良知奇问也。吾今语汝，毋生疑心，亦非尘业之俗解耳。喻此至诚者，即是性命起首一着，将真意入隅坤涓之中。坤涓者非他，即丹田是也，医曰命门，释曰舍卫国，道曰家乡路、亦曰玄牝妙窍，密也。故丹经嘱修之，凝微细之灵光，栖隅国中，二六时中，常自觉照。故曾子曰：'不出家而成教于国'，此之谓也。而使呼吸吹于国中，不可须臾离也，所谓'绵绵不绝之教'者是也。

"国家将兴者，乃静极之际，丹田气动。若夫真修之儒，急起呼吸留恋，用武火采摄归源，而巽风鼓动，捣之炼之，名曰前知，方得造化之长生，其不是祯祥者乎？国家将亡者，言三教修道之人，未得真诀，而不知风火有同用之机，亦不知调燮、采燮、物生之法。或因劳碌身心，或是行功怠惰，而一夕间睡浓之时，勃然丹田阴气作怪，或因夙习尘念未涤，一寐昏娱而被识性诱去，勾引心君，元神无主，梦幻阴人，名曰妖孽。若无先知，而阳精一旦泄去，其不是国家将亡者乎？凡至修者亦当刻防堤点，不然以何为之道哉！若夫得诀之士，以灵龟为验。外阳兴起，子时已至，龟之首尾俱动，四体酥麻，而祸福将至矣。夫真修者，于此时必能知止至善之地，其不是福也？尔若时至懈怠无知，则阳焉猖狂奔腾涌泄，其不是祸也？此系生死之门户，须要至诚如神，必能脱离苦海。盖此真诀，乃万古不泄之天机，亦恐俗儒妄增臆义，诽谤至人，反致真机埋没也。故吾《戏蟾图》歌云：'无精则死还精生，血液神凝气化通。大凡三教无二理，若出围范异端攻。儒曰贯一抽坎一，释曰修一补离空。道曰炼一还元体，坎离颠倒乾坤生。三教归宗成一本，缺一岂可了圣功！奈因不合独羡论，根钝德薄少圆融。吾今誓天阐宝箓，故此解《易》演愚功。'"

河洛相资布

河图圆布象天，洛书方布象地。象天者故左旋，自北而东、而南、而西，而复归于北，顺以相生者也；象地者故右转，自西北，而西南，而东南，而东北，而中央，而复归于西北，逆而相克者也。一生一克，一顺一逆，生克迭运，顺逆互施，天地由此而进退，日月由此而明晦，四时由此而成序，鬼神人物无不由此而造化矣。故庖羲则河图而画卦，以明天道之变化；大禹法洛书而制九州，以著地理之经纬。图书虽有而不同，其实相资而相用也。

栗大志问曰："河洛之旋转，乃天地之道，人之日用。而人不知其修，是此困而不学之弊。弟子不揣鄙陋，敢问其弊，恳师慈悯指示端倪。"敲蹻答曰："而欲修真，必须研究性理之根蒂，致格物之本末也，毋染庸俗伪道利儒之积习，然后可闻。生死事大，古圣谓之天地一大乾坤，而人身亦然。子欲学出世之道，必当立志精勤，从坎宫起首，逆转周旋，自督脉上行脊里，过风府，入乾顶，交任脉，循遁否观剥入于坤腹，亦曰归根，乃行同河洛之相资也。此余大略而言之，要之其理，在汝智慧而参悟，渐修实证，必造进也。尔非天德，亦不能感格至人授汝先天大道。子若错悟后天有形之物，搬运升提，致生邪火，不但无益，而又有大害。况系旁门外道异端之事，与吾道不啻天壤。若怀疑惑，急觅子书丹经，两相参阅，以证吾言，自有贯通之日耳。余将至典经书，列于《道源精微·后跋》之中。"

河洛五十合

《系辞》曰："大衍之数五十。"盖言揲著之数，其原出于图书。所谓五十者，以五乘十、以十乘五而为五十也。图数五十有五，书数四十有五，合之大衍似不相符，然图以生统成，书以阳统阴，其数无非五十，可考而知也。河图五土居中，而北一西四，金水同宫；东三南二，木火一原。四面合而成十，谓之五十也。一三五属阳，孔子所谓参天，周公所谓用九；二四属阴，孔子所谓两地，周公所谓用六。数虽无穷，莫不由此参两而推行，因此而通乎成数也。一与九、四与六、二与八、三与七，外合之而成十，其数与中十同，合之与中宫之五，而为五十也。五十数者，一阴一阳，其序相生，其德相合，故曰大衍之数，五十而其实本之生数者也。盖洛书之文，发明河图五十之数，故五居中位，而四正一九三七合而成十，即四隅之二八四六亦合成十，合中五而为五十。上下四旁，纵横经纬，无非积五十之数，以成象者也。故龟献洛书，所以发明河图而契合大衍是也。

致于宇宙之间，使此理相为交错也。相为者，运用而行也。故天得之以清，地得之以宁，日月得之以明，人得之以灵，物得之以生，人修之则寿，人费之则夭。凡天下之吉凶消长之理、进退存亡之机，未有不本之于此也。孔子曰："加我数年，五十以学《易》，可以无大过矣。"盖五十者，乃中土之五十也。凡学者若不知水火生土归中之法，岂非学《易》之大过矣。此法即水升火降、静守动取、坎离相济之后，方运河图，载洛书，而自然承之。夫洽越乾顶而入中央留戊就己之正位，故曰加数，而果自结矣。后学以卒字为五十之讹，或以卒灭谓之大限至也，而均失圣人学《易》

之心法。凡遵守死理，不悟活道，畏活者以死言道尔，与潜修有何益乎？抑于五十又有何义乎？不然将谓《易》理难明难解。若夫有志之士，能于《易》理默识心融，五十之义虽深，体而修之，一旦有得，可与羲皇、大禹、文王、周公、孔子先贤等相印，则五十之数可以用矣。虽愚必明，虽柔亦必强矣。

或问："孔子赞《周易》，详言河图而略言洛书者，何也？"曰："洛书之象，纵横皆成五十，无非发明河图五十之理，虽未言洛书，而洛书之理已具矣。"问曰："凡先生所云，能得五十之心法，直与上古圣人同肩而并立，盖必有说乎？"曰："有。以形体言之，圣人往矣；以心法言之，圣人犹在也。圣人此心此法，而我亦是此心此法，此千百世以下之心同于千百世以上之心，故曰：'尧舜与人同耳。'是在有为而无为，真伪之辨矣。况孔子问礼于老子，而中途遇项橐，然请师之。于此可见，历代圣人，无不嫡传亲受。盖三教之中，俱有高人隐士，而腐儒伪道庸僧亦复不少，岂可偏执一能、偏守一教，而不圆融活泼，甘受固执之弊？深可惜哉！盖天理大道至尊至重，本非庸俗可知，故先圣不敢明训。苟非至德之人，何敢吐出天机、漏泄至道？试思上古之时，未有经典纸帛，成圣者反多也。或言观天之道以修身，执天之行以了命，实非今时中下之士所能学哉！非明师口传心授，何能知其一二？故邵子云：'冬至子之半，天心无改移。一阳初动处，万物未生时。玄酒味方淡，太音声正希。此言如不信，请更问庖羲。'又云：'何者谓之几？天根理极微。今年初尽处，明日未来时。此际易得意，其间难下辞。人能知此意，何事不能知！'盼蟾子云：'至儒不离道，三教一太极。因何立玄门？玄乃天中一。太极为之始，终修返无极。养精伏至善，炁满神妙移。节缕合天道，四时星斗齐。此非异端法，仙圣祖根基。若出围范外，盲学被尘迷。遗风筌蹄法，久失讹灭寂。不悟圣仙佛，以何作凭据？俱各超幻海，逍遥乐太虚。儒家称至圣，释家念阿弥。道家称金仙，正法尽归一。'"

曹全和问曰："弟子愚懵，虽识河洛天地之形象，亦不明其所以然。且河图有十，洛书无十，敢问何谓也？"答曰："河图阴阳并重，天地之理，自然有一阳必有一阴以配之，故有五必有十。洛书贵阳而贱阴，乃是尚中之象，阳居正位，阴置偏隅，故中央有五而无十也。虽然，看四面对待之数，又何尝无十者哉！故《中庸》曰：'柔远人则四方归之，怀诸侯则天下畏之。齐明盛服，非礼不动，所以修身也；去谗远色，贱货而贵德，所以劝贤也。'此即内外道之用法，而今之学人，大抵弃内而外专，所以秀而不实者有矣夫。"

贵阳贱阴说

古之圣人贵阳而贱阴，岂无以说哉！原夫阳善阴恶，阳无形而阴有象也。无形者无欲，无欲则浑一而道在；有象有分，有分则伪二而私生。眼耳口鼻，有形有象，阴之属也；仁义礼智，无声无臭，阳之属也。口欲味，目欲色，耳欲声，鼻欲臭，是皆心之所欲也，欲求其美而至乐，殊不知乱理失常皆由欲，此系阴形之所致也。是故君子遏欲存理，重乎内而轻乎外，是为克己复礼、贵阳贱阴之道也。若无道德统制，何能化妄归诚而直造圣贤之位矣？

桀纣亦系人君，设酒池、肉林、炮烙、虿盆，纵淫败理，宠嬖信奸，荼毒生灵，族戮贤良，不过是贵阴而贱阳耳。若夫二帝三王，亲亲而仁民，仁民爱物，舍己从贤，乐取于人，进黜奸邪，亲近有德，君臣之间，穆穆棣棣，无非是贵阳而贱阴也。及孔子之存仁、孟子之养炁、颜子之四勿、曾子之三省，何者不是贵阳而贱阴，岂独伏羲、大禹为然哉？故邵康节赠吟云："所谓十分人，须有十分真。非谓能写字，非谓能为文。非谓眉目秀，非谓衣服新。欲行人世上，直须问己身。"又吟："所谓十分人，须有十分事。事苟不十分，终是未完备。事父尽其心，事君尽其意。不须问他人，问己尽义未。"盖父者命基坚诚，勿下逆而识上慈。君意者，心中之虚灵，勿生痴妄之费耳。

二五妙合图

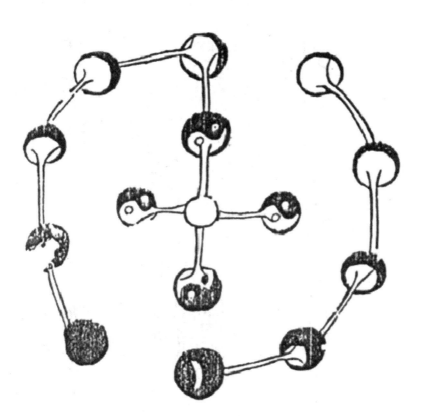

三五一都神炁圆，二五妙合载真泉。
卯酉连中须沐浴，吸升呼降不然然。

颠坎补离要合中，静极一动复卦萌。
抽爻焕象知老嫩，清阳真候急采烹。
周天运用文武火，推罡枢斗鼓巽风。

敲蹻《戏蟾图》云："日月黄赤道路旋，至隐学人辨悟参。二五妙合归真土，三五一都三家圆。妙合枢周精无漏，四季生杀一担担。太极始萌防变质，乾鼎坤炉复升天。初则垦荒须牛力，逢春休错种田园。伪学不悟阳时种，欲望秋收误丰年。"

问曰："二图可是一理否？"答曰："天地现形，虽然有象，而无法取证也。大抵以人合之，论方圆而定其位也。使修人观图悟理，其法自与天道相同者矣。故先圣曰：'天无二道'，即释玄两教所谓'法门不二'者，正谓此也。盖人身虽与天地相同，而形象不与天地相似，故孔子曰：'道之不明也，我知之矣。知者过之，愚者不及也。'以致邪说淫词，谤毁正道，使有志之士，三教游遍，卒不得归于正途，至今真履实践者稀焉。余辨合后图显然天理，与前图合一无二是也。且此图之玄妙，自古圣真秘密单传，不肯共诸大众，制些诗词歌赋，使后世学人参悟揣摩，至于义精仁熟，豁然大彻，其理自得。余不揣鄙陋，谬著此书，以接同志耳。奈因超群出众者，实不多得。近日所遇，大都不出名罗利网之辈，虽能谈天论地，大半不本天理、不合圣道，贯一之学，实为寥寥。盖不思天道、人道无以异也。天道之常，四时错行，日月代明，晦朔弦望，风雨阴晴，无不与人道相同也。且时凭进土合璧之蚀，交而天地阴补阳亏，阳盈阴化。遇时逆摄而真情无漏，然必假橐龠之功。譬如吾人身心寂然，息息归根，静待动取。一阳来复，急取归涓，则我阳亏藉此而补，实为圣真之心法、成仙造佛之阶基，诚为至要之诀。然须发而中节，真知时候，庶无舛错尔。若不合天道，妄为搬运，尘心不除，欲利不退，任他谈玄说妙，总属旁门曲径，不但误人，而且误己。学者其致思焉。"

参天两地解

参天者，天一、天三、天五也；两地者，地二、地四也。盖参天两地，乃河图生成之数，五十之心法也，即周公阳爻用九、后升之数也，阴爻用六、前降之数也。此乃捣炼运行之法，即丹经所谓进阳火、退阴符是也。苟不可错失隅度，揣其数之玄妙，亦在呼吸也。

于大济问曰："弟子困而欲学，伏望恩师不我遐弃。升降爻度之法，求师一一指明。"答曰："孔子注《易》曰：'枢机之发，荣辱之主也。言行，君子之所以动天地也，可不慎乎？'枢机者，乃初爻始复，尔当觅河图运行之法，不然气满泛变为浊，一夕失去，以何为道？当时天地既动，急须载炁上行，而中途规限，实有危险之患，故曰：'可不慎乎？'盖教学者预防功夫之危耳。子又曰：'苟错诸地而可矣。藉之用茅，何咎之有？慎之至也。'故释迦《法华经》曰：'三车载运昆仑上，而舍利必有望焉。'老子云：'三十辐共一毂'，知此以合周天之数。孔子曰：'三十而立'，亦是此意。"

憬和又问曰："凡释道两门之人，弟子每与盘桓，所知所能无有一人合于《易》者，弟子不知彼人以何法修炼？求师详述。"曰："汝向所遇及所盘桓者，非名利之僧，即酒色之道，由衣食病患跳入释玄，外装虽式修行，其中更甚于凡俗。验其所言，尽是世法。或言培植来根，或言念佛看经、口头三昧，合人可厌。若比至修僧道，始发大根，终怀大器，愤志行持，经久不易者，何啻天渊！其怀抱也冰霜，其操守也耿介，其博雅也经纶，其受用也仁义，避诸爱欲如避水火，视诸旁门如视怨仇，知天乐道，顾惜性命，视富贵如浮云，睹金珠似灰烬，方为离尘高士。与言《易》理，一贯若合符节。尔深求叩访，必获我云。"

又问曰："释玄之经忏，各有不同，如何能与《易》理相合？求师开示。"曰："自古圣人随方设教，顺其土俗阐化，名虽不一，暗喻道法无二，所以内藏与《易》相合。盖大隐至贤，无不晓三教归一之理。此外虽可采择，无有不偏僻谬误者。余今略启由来，荡涤三教之谬。"

曩自鸿蒙始辟，乃万法天师下降，立名玄玄上人。次而化生五老，即水精子、赤精子、金公、木母、黄老，名曰五子圣人，复运五行之炁，始生人种。嗣后降生盘古氏，天生奇智，教道始为人君。复降三皇，当是时亦无房屋、衣冠、烟火之类，斯食树果，树叶为衣，与鸟兽同栖，何有三教之分耳！然五老圣尊，观下民苦寒，分性至庄。

水精子道君，化为伏羲，得龙马始画河图，剖分阴阳，辨别五行，篆列成卦。伊妹女娲氏定合人礼，命臣吴英氏迎日推策、相斗罡以明岁时。复命仓颉作字，辨明三才物理，至泄天机，而后魑魅潜踪，文字乃成。天雨黍粟遍地生芽，放花结实，众人采食。又命朱襄氏削竹简刻书，六体之字，以此分列。五方教化，谕诸民众，敬奉天地之神，应时而祭之。

嗣后赤精子道君，分性化为神农氏，分别五谷六米，依时耕种。故伏義氏得郁华子之道，修而归天，诸臣佐神农为君，继行统世。帝尝百草之情、卉木之性，以医民病。一日，赤松子道君时至化农，立于宫外。帝曰："当年蒙真人施雨救民，朕乃诚意恭迎。"真人视帝，喟然叹曰："吾子苦于治国，统数十年不觉老已。尔混于尘苦，虽居帝位，一朝寿终，形体朽败，性灵无依，成何究竟？"帝曰："予闻先帝得郁华子之道，而亦死也。"真人对曰："死生之理，大有不同。夫人之元性处先天时，虚灵不昧，圆陀陀，光朗朗，随心所造，毫无遮蔽。因禀乾刚坤柔之本，乃情性所感，精血凝聚，惟赖阴阳五行而化性入怀里，由先天而各立形质。其所赋之性，漫散于四肢，且受后天浊气，化为魂魄。凡未闻至道者，逐日渐耗元阳，无知保守，亦至寿终而性灵魂魄阴昧无定，故生死不能由己也。惟得大道者，明悟性原，觉本之根由，通慧玄功，取阳化阴，以阴育阳，率性复命，抽坎补离，而颠倒五行之运用，合元神逆摄之真机。故吾道谓之炼魂制魄，万脉归根。其功次序，曰七返，曰九还，始成胎仙，或谓金仙。尔若功圆果满，犹如蝉蛾脱壳，亦名超凡入圣，聚而成相，散而化气，变通随其念动，而性命自立，死生自主，天中天外，任意遨游。吾子须当省觉，觅师南岳可遇，吾即作别。"遂招灵鹤，上升而去。炎帝挽留不住，只见红光一道，向南飞去，帝即望空礼谢。后至南岳，得道证果，逍遥天京，功施宇宙，德遗裕后。

轩辕有熊承任帝位，娶西陵氏之女为后，后名嫘祖，天生良知，随帝常游海滨。见树上有白黄团似鸟卵而软，擘视其中有虫如核。问及土人，乃曰龙马交精所化。取器贮之，越日出蛾，雌雄相配，生子无数。至春，得阳气复活，采桑叶而饲之。身有白光，即不食叶，其攒曰蚕，亦名天虫后。而后吐丝做茧，后即治器取丝，纺织币帛。亦观草木之华，以帛染画，略为黼黻。次妃方累氏，氏名女节，教民种棉织成棉布，取麻之皮成造麻布。三妃彤鱼氏之女，名曰慧贞，搅棉作线，磨铁成针，刺绣鱼龙鸟兽等像，始成衣冠而有威仪，君臣于是始有品服，而众臣民无不悦伏也。盖黄帝一生学志精勤，初师风后，次问岐伯，帝乃遇道皆参，承任百载劳苦殆尽。忽念生死事大，即发道心，巡幸参访，而后复得广成子道君，嫡指授受，至修而归天。著有《内经》《风经》《针灸》，又著《阴符道经》，乃修出世之至宝者，共行于世。

而后少昊承任，世道日变，人心利欲大开，即生人我之见。尔时幸得上古中黄道君化生于地皇之世，是为燃灯道者，修道于嵩山，后游昆仑，即灵鹫。静养遇时，慧力教化西方，是为释门之始祖。道门教化，实为老子。盘古以来，历劫开度，世人知其混名隐迹，亦不能言语形容。盖其所化，尽属真性，遂至末劫显迹于商阳甲之时，武丁庚辰二月望日圣降，道阐于周。初为柱下史，初号伯阳子，乃亳邑人，拜太乙元君指明大道，复得元始教化勤修来因，阐道于西域，度人无量。复回中夏点惺姜尚，即至康十八年，复往西域，出函谷时度惺尹喜真人，西往化度诸国。因身毒国亦名竺乾国，白净梵王皇后摩耶氏效天好善，不喜争杀。其国人民俱不杀生，道不拾遗，夜不闭户，君仁臣忠，父慈子孝。老子爱极，住彼十有三载，见国王无嗣，因而运气分性，放大毫光，国母见霞光陡起感而有孕，怀至二十二年不产。至癸丑岁，老子升遐见时而度，因摩耶氏梦中见一六牙白象，欣然喜悦，张口吞之于腹，时四月八日，左擘攀枝，婴儿剖右胁而出。生时天地震动，五色毫光贯于太微，是日恒星不见。太子坠地，周行七步，目顾四方，左手指天，右手指地，作大狮子吼声，自曰："天地之间，惟我独尊。"时有二苍龙降之，一吐冷水，一吐温水，沐浴金躯，放大智光明，照彻十方。地涌金莲，具三十二相，八十种好，颊如狮子。及不受水，手足皆有钩锁之毛。王后喜爱如珍，取名曰"悉怛多白达那"。

　　太子自幼大有威德，专务清静，不愿统国治民，欲求出家悟道，父母苦阻。时游四门，见生老病死之苦，忽发叹息："自身幻质何坚！"一日夜静，有人谓曰："白太子欲想出家，时至可去。"太子大悦，随急逾城而出，其年十九。居坛持山修道三载，见其光之形象，心知是非，弃舍。复学于阿蓝迦三年，知道不能了脱生死，便往蔚头蓝参学一年，亦不明性宗，自叹曰："至道不闻，性命何以究竟！"复于静时，有神人曰："白太子诚慕大道，于东土有金蝉子者，号曰燃灯，得有安定至道。"太子谨记于心，不辞劳苦，三年始至中夏，时在周穆王己卯二十一年。访至嵩山，或云泰岱，寻见燃灯讲道，十有三日，言下大悟体用之义，万法归一，潜究玄妙之处，如提浊竭。辞别燃灯，走滕泗二之水，留住雪山一宿，思其尼山灵秀所重知者，中国文采方盛，遂归西方兴教。始化成舍卫国，大开法门，说明修身之理，迄今西域化为佛国。故曰："老子始不西化，达磨何能东来？"敲蹻云："心法书理两相参，古圣秘隐余浅传。欲学至真极致悟，三才一贯道包含。头头尽是玄妙窍，伪学以文误法言。书待仁人虚中悟，深求精一感心传。"

　　尔时已至周末，水精子道君分性至庄，悠遇圣父叔梁纥，勇而好礼，为邹邑大夫，系成汤后裔，元配施氏多女而无子，妾产一子名孟皮，病躄。复娶颜氏名徵，禀性德宏，温良善慈，虑夫无子，诚意祷祈于尼丘山。登升时，草木之叶尽皆向上；及下时，叶亦下垂。是夜梦游大泽之陂，有仙使曰："黑帝召见。"颜氏窥之，帝嘱曰："汝当生圣子。若产，必于空桑乎。"觉而有娠，一旦异香满室，恍惚之间，有五老人降之于庭，犹一异兽，状似小牛而独角，体有龙鳞，向颜氏而伏，口吐玉尺，其文曰："水精之子，继衰周而为素王。"圣母心知其异，以绣绂系其角而去。徵渐觉而后，告知与梁纥，纥曰："麟也。"怀至十一月而产。圣母问曰："地有空桑者乎？"纥曰："南山有石窦，俗呼为空桑。"即移卧于窦中，其夜有二苍龙自天而降，有二神女擎香谒于空中。及沐时，闻天上有音乐，空中有人言曰："天降圣子。"良久乃止，遂产圣躬。石门中忽清泉流出，自然温暖，以时浴之。此地在曲阜县南二十八里，俗呼女陵山者是也。当是时，乃周灵王己酉戌月十五日丙辰，按《史记》作庚戌十一月庚子。

　　孔子圣降，形容异常，牛唇虎掌，鸳肩龟背，海口辅喉。凡四十八表，顶门壮如丘字。圣母曰："儿首类丘，禀尼山之灵，取名曰丘，字仲尼。"自幼好古博学，日时无怠。至一十五岁，学习《周礼》；三十岁问道于老子，始知性命根蒂、五行返本之妙。而后周游列国，因人而教。适陈时，遇项橐谈论天道一贯，理会一一领觉，然后发明三才之义、治世出世、始末之叙。

　　夫三教同原，古今一辙。无奈后学之人久失心传，只知有道，不明道原，故有分门别户之异，殊不自觉其乖僻。在玄门者，竞夸玄门古高；皈释门者，欣颂释门佛法；居儒教者，逞谈圣道宏阔，致有借孟子辟杨墨之言而辟释道，不知理数法本发为一体，儒释道由系一原。大抵人性虽善，而习好间隔，爱之恶之，各致其偏耳。不然以韩文公之贤，尚辟佛老之非，目为异端之道。而后谪贬潮州，路出蓝关，遇湘子，始得化度。及至潮，遇大颠和尚游。何其言行前后不符若此？盖退之始而不知佛老，及至路穷势危无奈，与佛老为徒伍，方晓佛老有补于圣道。嗟乎！明释法而不明儒理，是为狂慧之流；明儒理而不知玄教，却受固执之弊。

　　盖三教之中，俱寓至理，不然何能立之谓教也？故尧、舜、孔子之道，本之孝悌忠恕，然而篡位夺权、弑父弑君者有之，孝悌忠恕于此何存乎？由此观之，儒教人心之险恶，更甚于释玄之开荤破淫者乎？盖释玄二门，以慈悲方便为怀，以感应善化为念，守三皈遵五戒，出红尘了性命，如此之释玄，质诸儒教之圣贤，未必过此。然而败坏祖家清风者，亦复不少。三教岂可以人心邪正而定准也？盖一教之美恶乎？

　　傅广博问曰："今时僧道两门，开坛演教传法说戒，与儒教之科名甲第若何？"答曰："阐扬经典，忏悔罪业，名曰权法，制众而已，与儒道礼义威仪三百三千无异。若论科名甲第，无非分别差等，而官爵之与僧道执事等也。外相者易，内修者难，故曰：'苟不至德，至道不凝焉。故君子尊德性而道问学，致广大而尽精微。'夫有德者，遇师单传命脉，虽系天凑奇缘，究属由德行培来。凡读三教之经书，尽言修身务本之道。苟不遇至人诀破，皆属繁华文字，何能裨益身心，而为一贯之道也欤！"

人心惟危说

　　自古圣人之治天下也以道，而道之存亡也以心。夫人心者，乃偏阴偏阳、气质未化、五行未合之心也。五行未合者，乃气质用事，人欲肆而天理亡者也。天理既亡，则人欲益肆，无可制伏其心者，故曰"人心惟危"也。人心愈危，则道心愈微。道心者，阴阳合德，气质化尽，人欲退而天理见。天理既见，而著显其道心，故曰"道心惟微"也。夫以惟危之人心，而复其惟微之道心，非精一不可作为也。盖精为元精，一为真一，合而言之，先天祖炁是也。须得后天五行之凡气，乃二气合，既与灵髓能升能降，能变能化者也。

　　且人身由无极而始立，欲修真者亦然。能得二五之精妙合而凝，以吾神意宿于坎源，而神借精力，精承气能，精气与神混而为一，故曰："惟精惟一"者矣。一者非他，乃坎中之一，名曰天乙，又曰真一。修士将此坎中之一抽出，插入离之中虚，复成人之太极，所谓："阴阳合德，不偏不倚，无过不及，中而已矣。"中者，至正之谓，口中得一直竖，而上通乎天，下彻于地，即如乾坤一变，复成坎离。夫实学者，将坎中之阳爻抽出，入于离中之虚，补为乾健之体；而离之虚，还入坎腹，则乾坤返也。尔修得此中一者，若不知诚敬固持，虽然得之，亦必失之，不免太过不及之差，以损吾道之真耳。故"允执厥中"，弥而不可复漏也。此乃尧舜禹相传之心法，治天下之要道，可以万世而无弊者也。盖尧舜本于羲皇《易》理之心法，而得道一不二之旨也。

或问："虞庭十六字，先生何据系于二五妙合图也？"曰："二五妙合图，乃河洛之心法。虞庭十六字，乃是舜传禹之心法。河图之始，自伏羲传至于尧，尧传于舜，舜传于禹，至禹始有洛书。窃思河洛之法，传一而已。喻虞庭十六字者，乃本乎一字而成其象也，亦非今时诡解妄注，以'人心惟危，道心惟微，惟精惟一，允执厥中'谬取诡喻之谓也。殊不思十六字之内，有四字重体之义，何能与道要之功用耳？盖不思性命之至道，而以何了脱？故心法今作理学而诱之，自舜传禹，以虞庭十六字对照二五妙合图，天然吻合，故解而系之。圣人复起不易吾言，彼异端邪说之辈，不待辟而自破。若有知太极、无极之全法者，可为悟真，我与同途。"

问曰："心一而已，何有人道之分？"曰："心虽一具，其理万致。凡心公平正直，常思危身是患，窥破名利浮沤，何能久居于世，生死动念，自然性命关心，尔时道心发也。若偏私邪见，矫揉伪诈，争胜赌强，愤不顾身，一味险心用事，实为人心发也。心虽一具，善恶悬殊。果能二五妙合，继天立极，方知虞庭十六之真运化。斯时形气之私化净，自归性命之正，而庶几以道为主，则人心听命矣。夫有道心，才知有人心，不然人道杂处，理欲混淆，而欲辨别道心、人心，不亦难乎！"

二五妙合解

二五妙合者，乃圣人效天法地之学也。未合之先，道在天地；既合之后，道在吾身。道在天地，则天地自天地，而我自我，两不相与。道在我身，则天地即我，我即天地，二而合一也。当其未合之先，而以身体天地，修己治人，存养省察，断欲循理，不可不纯。迨其既合之后，天地随于吾身，而存养省察之功，愈不可疏。此效天法地之学，二五妙合由所作也。河图之生数如是，洛书之象亦复如是，岂不同原而共辙乎？

存养静敬说

存者存其心，养是养其性。心不存则性不灵，性不养则心不明。是故，存养之功有二，曰静曰敬。静者，无思无为，洗心退藏于密也。盖心已制伏，旧染之污必须洗净，正当退藏于密而止静，"静而后能安，安而后能虑，虑而后能得"也。敬者，戒慎恐惧之谓也，故曰："戒慎乎其所不睹，恐惧乎其所不闻也。"此顾精修身之道，天理配然而自存之矣。二者之用，虽有不同，皆于当静之时，存养心性而神知与炁动，须臾不可离隔斯，有不得存养者乎？然亦必须知其所，而立内圣之德也。所者，即男子生精、妇人受孕之所，亦名丘隅之处是也。

于憬和问曰：《大学》至善之所，乃得而止矣。至于退藏于密，又可得而闻乎？"曰："心也，性也，本然之良知也。本然良知有得，则炁发之机而神自觉，智以藏往。已知格身之物也，则身心之物亦明，用之复亦可知物。格家国之物，家国之物明，则天下之物无不明矣。盖体立而用行者，使本然之良知二神无一外游，则必能增益，方可以愚昧身心，而欲穷天下之物理，吾知其所有几何哉！"

又问曰："李廷平教朱紫阳看喜怒哀乐未发之前，气象萌动，主静而后敬乎？"答曰："夫看喜怒哀乐未发之前者，名曰剖情寻性，将真性止于命蒂之所，虚极静笃以待动机。当此之时，亦须敬之。敬者，供奉也，即释迦曰：'龙宫说法。'说者兑卦也，妙喻少女之乡。道家所曰守一坛、川源处、祖宗之地，儒家谓之至善之地、众妙之门，医家名为命门，大有深义。可见立命之所，为名多也。此处实当敬待，俟至静极而动，动机一发，有物产焉。静敬之功，岂浅鲜哉！然而一味寂静，未免堕入顽空，而以何为之了道哉？"盼蟾子云："虚灵弗昧待槖生，瞬采清泉西转东。幹周越邦合天道，其命维新文武烹。念中无念尘先绝，大忌惛深睡梦浓。说与后来同心侣，先后二天细研精。分明动静窥玄窍，立竿见影要虔诚。不似今师谈伪理，虚度光阴误平生。"

故古诗曰："松下问童子，言师采槖去。只在此山中，云深不知处。"此语落于俗解，以为访道不遇，殊不知暗合丹法。松下问童子者，妙喻金公木母全赖童子而契交。童子者，二目双眸子是也。金木未交之先，修士亟当闭目内观，瞬瞬安身立命之所，方为采氅之真师也。师者，真意也；氅者，自家之真铅也；采者，取摄也；去者，向往也。盖言真铅之氅，必须真意之师向那生产之处摄而采之。合上句言之，亦非二事也。只在此山中者，言此真铅不假外求，不出此山之中，只要真师去采，何愁此山无铅？盖此真铅之氅，不产崔嵬之山，而生在至幽之静坤地、坎源氕发之处也。故《大学》所谓："止于至善"也，岂非云深之处？缘此云深之处，乃系至幽至隐、至妙至善之地，亦非常人庸俗而可为也。若得真诀真师而采氅者，亦须念兹在兹，寓在山中，昼夜优悠，而况又有童子导引，虽系白云深处，亦是易为。得诀配合，金木无有不并者也。岂仅访道之谓哉！夫性命之学，亦当心领神会，不可作为文字观之。

赵大悟问曰："《中庸》之'戒慎不睹'、'恐惧不闻'，是以敬而入也。李氏又谓以静而入，其所以然者何也？"曰："心性静之则存，动之则亡。敬者，直内之功。敬静而待，何分彼此之入也？待至时至，动机忽发，采氅归浲，巽风吹之，可谓虑而有得。已得之后，更须主静。盖大道始终全凭动静，动静之时又须以敬。尔不知静守动取，还丹何日可了？粤自开辟以至今劫，得道仙真无不由此而修，故曰法门不二，至道惟一。"

栗大志问曰："周茂权教程伊川寻孔颜乐处，嗣后程氏弟兄亦以此事教人，其中必有至道。弟子无知，敢问其义。"曰："乐字，即是音乐之乐字。盖五音六律相应相和，凡人聆之，心性不觉而自乐，至人之身亦然。五脏六腑相应相和，身心舒泰，岂有不乐者哉！不然上下不应，彼此不和，阴阳乖戾，脏腑失调，神昏气乱，何乐之有？况孔子饭蔬食饮水，曲肱而枕之，乐亦在其中矣。其中之中字，前于'允执厥中'业已讲明。颜子之箪食瓢饮不改其乐，可想而知。凡人欲求此乐，非得敬静之诀而不可也。故程子终日危坐，虔求至道之所重也。余有一词，汝须谨记，词曰：'寂照圆融守蟾心，坚持敬奉禽愫懃，道曰调氅释曰种，抽坎阳爻补离阴。时至神知休放荡，引归坤炉煅成金。'"

省察觉照说

省者，返观本心元神之所栖，勿令一刻而游荡；察者，稽寻元神之所为，勿令一时而惛惰。觉者，要知元神所作所为之吉凶，动机一发，不可当面错过。照者，如《诗经》所云："日居月诸，照临下土"，乃是先天之虚灵照而守之，俟其老嫩得宜，好伸抟取之工夫。尘念一动，他人不知，己独知之，天理人欲，萌于几微。当此物生之时，省之则无游荡之患，察之则免惰惰之失，觉之则能趋吉避凶，物动岂能放过？照之则月借日光以为光，阴承阳用以为用。人欲自尽，天理独存，久久行之，必成大觉金仙。此谓大中之体也。所以临时而不渝，至和之用也。先几而已决，一旦悠行，无不咸宜。斯有不得于省察觉照之道者乎？

正和问曰："宋儒言省察是人鬼之关节，何谓也？"答曰："此谓为之最要之秘旨也。学者在阳动之的处，省察天理而融顾之，使漏者转成无漏，便是人也。若阳动之时，明知天理而不为之斡旋，则必阳变为阴之危，便是鬼也。大抵人鬼之关，亦在一念之差耳。夫人一身之中，乃阴阳所依成就，故圣人剥阴炼阳而成大道。学者以阴炼阳，以阳溢阴，而起手要从炁发之处，留神照料而无失。盖物之生时，壮如猛虎，烈似焰风，非至人按捺制伏，而危险只在半息，故曰人鬼之关也。释教曰降龙伏虎。龙者，乃心中识性所变，其内阳中之柔阴，必须时刻神觉，降潜龙寓虎穴，而龙自然安眠矣。虎者，乃肾中霾气所化，其内阴中之刚阳，必须得神勒之，伏而后既济，既济而后气升生，则二物合一也，亦曰铅来投汞。此乃万古不泄之真机，余尽泄之。惟世之从贤者，怀此泄也。昔日吕祖度邵康节云：'大道玄机颠倒颠，掀翻地府要寻天。龟蛇共穴谁能见，龙虎同宫孰敢言。九夏高山生白雪，三冬奋火种金莲。叮咛学道诸君子，好把无毛猛虎牵。'即孟子'善养浩然之炁'是集义所生者是也。"

赵大悟问曰："也有省察不存养者，可是至道否？"答曰："夫省察者，乃是省本心之所知，而察其所止之处也。既不能存养，而本心又何用其省察者乎？是故，学者必先存养，而后省察，以明体而达用，方得圣贤之正理也。若舍存养，亦言省察，气质未化而理欲混淆，求其不入于杂伯者，盖难矣。"

于大济问曰："主静之学，三教失传久矣。师今言之，未有不谓为异端者，何也？"答曰："君子之道，法乎天地。天地有昼夜，人物有动静，君子则有静存动察之道。盖天地动而吾仍静，若一于静而无动，乃异端之学也。天地静而吾仍动，是动静无常，则为庸人而已。若夫欲以天地之动静者，或主静，或主敬，则必存养以立其体，断不敢憧憧往来，以蔽其虚灵不昧之理。于天地之动也，或觉其昏微怠惰，或审是辨非，则必省察以谨其用，断不敢因循苟且，亦恐以失至当恰好之宜。盖天地阴阳之中，互相倚赖，而君子静存之中，不离乎动察觉照之理。动察觉照之中，亦不离乎静存之功。学者当明阴中有阳、阳中有阴之道，须知阴极返阳、阳极返阴之理，此系天地之至道也。君子体此而修，凡异端之道，何有染习？盖世人言我之非道，正是夏虫不可语冰之讥。"

妙和而凝解

妙合而凝者，乃一贯之道也。天地虽大，万物虽盛，不离阴阳五行而生。阴阳五行合者，即天地万物亦合也，故先圣谓之妙合，乃阴阳五行合而为一也。天地万物，岂能出乎围范？况左阳而右阴，一而三，二而四，对待流行，与太极诸图若合符节。而五十学《易》之心法，用九用六、参天两地之妙运，悉本乎于此，故曰："妙合而凝"，然而自统一贯之大道者也。

于憬和问曰："无极之真喻天之奥，而言与人身相同，何谓也？"曰："天以阴阳五行之德化生万物，气以成形，而理以成性。吾人之形同于天地之形，吾人之性同于天地之性。天地合人，人合天地，天地与人，一而已矣，故同无极始化之真机也。"

白大慧问曰："无极之真、二五之精，妙合而凝者，何谓也？"曰："无极之真者，乃系自然而然，无所作为，此是至诚之道，亦在至静之功。二五之精者，乃阴阳五行之精，且有五常之德也。妙合而凝者，其义深矣。惟妙始有以合，合之始可以凝。人欲修无极之真者，须先修二五之精。二五之精者，相摩相荡，混而为一即可，亦成妙合而凝。三者功夫本非一轨，而显然昭著又似一辙。及至气质化尽，自然有睟面盎背之象。可见无极之真、二五之精，俱为妙合而凝矣。尔又何疑惑乎？故释迦《宝积经》云：'和合凝集，决定成就。'《玉皇心印经》所云：'回风混合，百日功灵。'凡修至此，元炁薰蒸上行，亦至头面，如蜘蛛而放网，痒似虫行，其景象不能禁止，亦当河图大运转也。故周子曰：'五行一阴阳，阴阳一太极，太极本无极'是也。夫修士能知太极、无极先后之用，二而归一之法，便是嫡传之道得也。否则，不可谓之一贯之学耳。吕祖度罗浮道士《弃尘歌》云：'落魄红尘四十春，无为无事信天真。生涯只在乾坤鼎，活计惟凭日月轮。八卦气中潜至宝，五行光里隐元神。桑田改变依然在，永作人间出世人。'刘盼蟾云：'待时离骚脱尘缰，气变质化要柔刚。龙潜蛰愔眠虎穴，蒲招艾引坎上乡。既济未济合天道，物灵神熟溯越昂。三元一同枢无二，路险漕溪望月光。'"

五行总属歌

○ **水之属凡一切水皆类于此**

水为坎，为雨，为寒，为藏，为月，为中男，为天根，为贞，为黑，为耳，为肾，为精，为血，为智，为恐，为润下，为咸，为臭，为豆，为羽，为曲渠，为辰星，为恒岳，为壬癸，为亥子，为北方，为夫妇，为冬月，数为一六。

●—● **火之属凡一切火皆类于此**

火为离，为暘，为燥，为长，为日，为中女，为月窟，为亨，为赤，为舌，为心，为神，为气，为礼，为喜，为炎上，为苦，为膻，为麦，为徵，为荧惑，为衡岳，为丙丁，为巳午，为南方，为兄弟，为夏月，为戈兵，数为二七。

木之属凡一切木皆类于此

木为震，为巽，为燠，为柔，为生，为鼓动，为元黎，为德，为青，为目，为肝，为魂，为筋，为仁，为怒，为曲直，为酸，为腥，为麻，为角，为进退，为岁星，为岱岳，为甲乙，为寅卯，为东方，为父子，为春月，数为三八。

金之属凡一切金皆类于此

金为乾，为兑，为凉，为刚，为杀，为敛涩，为利市，为刑，为白，为鼻，为肺，为魄，为骨，为义，为哀，为从革，为辛，为臊，为黍，为商，为出入，为太白，为华岳，为庚辛，为申酉，为西方，为君臣，为秋月，数为四九。

✛ 土之属凡一切土皆类于此

土为艮，为坤，为风，为实，为养，为诚，为黄，为口，为脾，为意，为肉，为信，为乐，为稼穑，为甘，为香，为稷，为宫，为方，为镇星，为嵩岳，为戊己，为辰戌丑未，为中央，为朋友，为四季，数为五十。周而候进用。

以上五条，系万类归于五行，五行又不出参天两地之旨。

阴阳统类说

■■■ 阳统凡一切阳皆类于此

阳为奇，为乾，为天，为健，为辟，为元亨，为春夏，为昼，为暑，为日，为云，为雷，为星，为造，为息，为伸，为轻清，为升，为上，为正，为来，为施，为发散，为顺，为生，为动，为通，为虚，为明，为山岳，为高峰，为朝潮，为左，为前，为东南，为木火，为仁礼，为君，为父，为男，为外，为刚，为进，为存，为首，为气，为心，为灵，为善，为吉，为乐，为喜，为赏，为君子，为大，为强，为现，为显，为出，为行，为呼，为飞，为神，为动物，此偏于阳也。

■■■ 阴统凡一切阴皆类于此

阴为偶，为坤，为地，为顺，为阖，为利贞，为秋冬，为夜，为寒，为月，为雨，为风，为辰，为化，为消，为屈，为重浊，为降，为下，为隅，为往，为受，为收敛，为逆，为杀，为静，为塞，为实，为晦，为江海，为平叛，为夕汐，为右，为后，为西北，为金水，为义智，为臣，为母，为女，为内，为柔，为退，为亡，为足，为形，为肾，为精，为恶，为凶，为怒，为哀，为罚，为小人，为弱，为小，为隐，为微，为入，为止，为吸，为潜，为鬼，为植物，此偏于阴也。

太极贯合解

凡儒释道一切法门，皆贯之于太极。有气无气，均禀中和之天理。若出围范而言者，背理失遗取妄之谬也。今正喻此不离不杂之实证耳。

此为道，为德，为仁，为中，为和，为性，为诚，为帝，为圣，为神，为太极，为一贯，为明德，为天道，为明命，为至善，为俊德，为至诚，为天德，为天理，为道心，为天垂象，为见天心，为阴阳合德，为不二之物，为格物之物，为刚柔有体，为阴阳相错，为二气交感，为水火相济，为天地交泰，为刚柔相摩，为阴阳互根，为二五妙合，为天地变化，为天地氤氲，为男女媾精，为日月相推，为屈伸相感，为一阴一阳之道，为生生之易，为阴阳不测之神，为幽明之故，为死生之说，为鬼神之精状，为体用一原，为显微无间，为阴阳舞妷，为动静无端，为气质变化，为保合太和，为易简之善，为三极之道，为阖辟之理，为画前之《易》，为道义之门，为内圣之德，为外王之道，为天命之性，为率性之道，为仁义中正，为尧舜之中，为孔颜之仁，为仁义并用，为赏罚兼行，为天地合德，为日月合明，为四时合序，为鬼神合吉凶，为相得之至理，为弥纶天地之大道，为维天之命于穆不已，为日月运行、一寒一暑、上下无常、刚柔相易，为天根月窟、圜中消息、为放之则弥六合、卷之藏宥密。此阴阳合德，不离不杂，不偏不倚，无过不及，至当恰好之理也。

此上一条，明阴阳太极归一之实旨，若以证空圈为太极，则自误矣。互仁子融和问曰："木性仁，太极亦为仁，此义何居？愿吾师详而言之，则弟子幸也。"敲蹻答曰："仁之一字，包四端，兼万善，体用至广。故太极之象，亦如桃仁、杏仁、一切禾种，其心内俱有仁。人若能播种者，则春生夏长秋实冬藏，四时中和之气悉具纳之。盖体一而分两，内藏生意，种之则有万华千实，至秋仍还本来，真可谓一本而万殊、万殊归一本，太极之象也。故名木性为仁，乃取生生不息之义。及孔子存仁，亦是太极之喻也。尔又何疑惑哉！"

问曰："人有独重天地之体，而不重天地之用者，何也？"答曰："此离阴阳以言道，乃异端之学也，岂何能与吾为伍乎？夫天阳而地阴，化生万物，实赖其神。其亦非杳冥不测之神，亦非昭昭灵灵之神，是二气交感之神。未有天地不交而能生化万物者。又如弹琴之法，琴阴静也，指阳动也，声音发出乃由阴阳动静挑弄，而神与意、指与琴，动而静发音声也，亦可谓之神。其音节之巧拙，在琴与指之美恶耳。未有琴指不交而发声音者。盖万物生成之妙，是不神之神使之也。其妙者，乃阴阳之交也。而使阴阳之交者，本乎天地之枢纽也。学圣人者，以神炁下降、精液上潮，非调弄安能自济？若云神处天地之先，神能造化天地，试问先天地之神，何所为乎？其辞必穷。故我目之为异端之说，学道者其可不辨之哉！"

《瀊燩易考·卷下》

序

　　尝思为学之不齐，宜乎品类之多众。试看三教九流、诸子百家，无不有从事而学者，皆原人人各有所欲也。故圣人立教虽三，而其中异同大有悬隔也。然为善不同，同归于善；为恶不同，同归于恶。穷其至妙者，而不出于一心？此三教之理虽同，而人心之所欲者不同也。盖天下之人，均系父母所生，而禀彝之良，未有不同者。及其知识一开，各纵其欲，则趋向高下，自不能同耳。圣人之教，因之亦异。若推其性命之极，亦必反其异而致其同。夫圣人生也，岂论中国之与他方哉？况东夷西戎，南蛮北狄，莫不有上智者出，出则随其品类，顺其土俗，化愚为贤，以行其教。然而良戾之不齐，故教迹亦不容于之不异，其流之弊深而且久，甚有分争违忤，固执教相，失迷真宗，道法亦因之而讹谬。若有得本忘末之士，吾不以教迹不同绝拒而摈跻。至于舍本逐末之辈，教迹虽同，吾更不赞扬而推尽。若夫穷理之贤，能修本来之原，直趣至善之地，则可与我殊途而同归，实无彼此之隔碍矣。

　　夫四海之内，不啻数千万国，民俗之众不啻数千，万类不同。若礼义之隆者，中华也；近无鞿者，夷狄也。因其识见有大小偏正之殊，故教为教，有浅深权实之异。若随机顺俗者，为权为浅；若得本归湉者，为实为深。迹之异者如百川，理之同者为大海。顺俗之教不过行于一方，穷原之教乃可顿悟万类。智者不局于一方之浅深，必求理之极致，以见乎实行而造乎甚深之地，于是乎道与教之光明矣。立教之道，岂易言哉！盖圣人设法立教，实有证验，不敢自为说也。故孔子曰："凤鸟不至，河不出图，吾已矣。"夫于此可见画卦明畴，圣人岂不能哉！非本河图、洛书之证，则道统源流，无由而自明矣。又曰："夏礼吾能言之，杞不足徵；殷礼吾能言之，宋不足徵也。"盖言若无所证，则必起人之疑惑，而争论必因之而兴，何能取信而行之天下乎？必须遵阴阳造化之理，即三纲五常之道，故圣人得以备言，赖其文之有证，可以信气而生也。若专主气而不主信，则人与草木无异，岂可谓之人哉！

夫人神曰魂，睡则游于心，故有梦寐颠倒之事；醒则含目，方有烛照明暗之能。此魂也，此神也，乃有生以来之灵知，即是我之真性也。或有谓魂为气者，则气而非有知也。若视听言动，皆曰气之所为，则我不谓之信。盖气者，神之帅也；神者，气之主也。虽曰精与气合，然必赖神主之，方可维持，岂可谓神为气乎？若真信者，稍与气体相近，尚然不敢以信为气耳。盖真信乃是诚意之别名，又曰真意，曰真土，曰媒妁，曰黄婆，其名虽多，乃不出诚意二字。若夫世之常人，素无修心炼性之功，生死皆委之于天命，何知性命自修之道？若取而证之，无不能与大道契符，故孔子罕言之。且子贡曰："性与天道不可得闻"，"子路有闻，未之能行"，正谓孔子罕言之命，及子贡所谓"性与天道之理"。问事鬼神一节，大有深义，故子路发"未之能行"之叹。若三千弟子皆闻此道，此道又不足以为至贵。

故立教本有内外之不同，造理亦有浅深之别异，圣人亦因人而施教。盖内教之功，心性慧觉；外教之法，学解渐悟。若灵通者，则万法圆融；若执着者，则目前自昧。呜呼！外求之失，良可悲哉！外求之弊，于今为甚。尚浮华者，以辞章为事业；尚诚实者，以文义为宗祖。若究其一贯之心法，无不懵懵。盖大儒未尝不知其弊，争奈好恶乱中、利害攻外，且兼情藤爱葛为之缠缚，致使圣人之心法寝失，而以名利为念也。矧夫尽性至命之学，乃系天理时默之法，发而中节，时至神知，默运真机，慧用内修，工夫紧密，可保无漏。自古仙佛圣真，无不由动机而下手，故《系辞》曰：《易》之为书也，广大悉备。有天道焉，有人道焉，有地道焉，兼三才而两之故六。六者非它也，三才之道也。"古圣作《易》，顺性命之理，知死生之由，故立天之道曰阴与阳，立地之道曰柔与刚，立人之道曰仁与义。兼三才而两之，六画而成卦。分阴判阳，迭用柔刚，故《易》六位而成章也。

盖伏羲之卦位，后人弃舍者多；文王之卦位，滥用者广。殊不悟对待、流行，合而为一者也。夫今人弃舍先天，独用后天，故而真道堕落已不求。若真修者，先取流行之天理，返成对待之真体，必须道德相兼，从有为而入无为之妙境。以对待为根，以流行为蒂，方成始终之本末，而圣道一贯之学得也。此谓即象以言理，故首卦图，次太极图，次两仪图、四象图、八卦对待图。盖伏羲诸图而显然可见者，其象也。并附余之阴动阳静、阳动阴静、鼎炉还丹、坤返乾本，而不离上中下精气三关炼神真图，附人身周天火候图补证消长盈虚图于其后，以是图统摄诸家，而伏羲之《易》一以贯之矣。

　　以上俱引孔子《系传》，要之至理，无不备载。言象而数即在其中，言数而气亦在其内。特所重在于象，故曰即象以言理耳。此乃古圣伏羲之《易》，即是继天地之《易》也，而为修道之祖书。余故穷研精粹，名详《易考》，而分上下两卷。惟冀真修之士，无分同异，无生人我，一大因缘，并造其极。此余至愿，故再葳论以为次序云尔。

　　时光绪戊子年丙辰月巳日天寿山桃源观　石室窝中。

伏羲卦图解

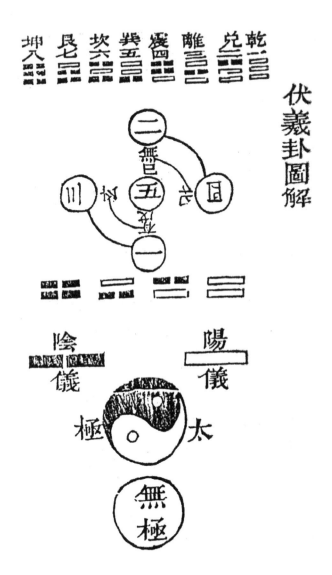

　　《系辞》曰："《易》有太极，是生两仪，两仪生四象，四象生八卦。"邵子曰："一分为二，二分为四，四分为八。"及孔子言生，邵子言分者，何哉？盖以太极、两仪、四象、八卦皆天地之所见者也，使不明"生"字之义，而作为"于其间"，则失天地自然之妙矣。故邵子以"分"字解之，乃真得周孔之心法也。

辨和问曰："太极左阳右阴，而两仪、四象、八卦俱是左阴右阳，何也？"答曰："左阳右阴者，乃阴阳一定不易之位。若相错而生卦爻者，则不尽然也。盖阳交阴而生阳，阳根于阴也，故阳从阴于右。观伏羲八卦相错而变六十四卦者，岂非根生乎？是以太极生两仪，两仪生四象，四象生八卦，而八卦互交变为六十四卦者，同一义也，而又何疑焉？"

余有《道源精微》一书，其首歌云："仰观天文，俯察地情。太极枢发，物我一同。知者易悟，昧者难明。天人合发，始由道情。玄机萌动，太极含精。阴静阳动，摄回本宫。太极界地，不偏之中。些儿莫错，五行攒成。三九阳长，春水濛融。潜龙在田，二五合凝。离沉深渊，坎濩翻飒。周流百脉，静翕薰蒸。窅冥微照，天地混溶。三才之道，后天归宗。先天易返，允执厥中。不知照料，落守顽空。水源清浊，全凭德宏。若伏浊念，执着疢成。规规自然，卦爻彻通。吾身即天，无二法行。虽云无极，后天现形。星辰日月，云雨雷风。河图洛书，八卦列成。二十四气，进土分清。二至四立，春秋夏冬。共合一处，吾身包笼。贤者笃悟，准备慧生。莫负圣真，著书济众。尔不深求，错过今生。任汝富贵，子男公卿。限临倏忽，素手空行。吾劝君子，回头窥种。若失今劫，化为泥城。迷言来世，转劫富荣。不过如此，奔利逐名。莫如身在，速惺修程。发愤志立，急觅真诚。儒书笃读，道书研穷。二门贯一，丹经会通。择选静地，弃网脱笼。尘孽消尽，丈夫豪雄。道成之后，儒称圣宗。释教称佛，道称仙翁。逍遥世外，万劫本容。全凭一念，作鬼成圣。尔不实信，细悟《中庸》。研穷《易》理，方晓豁明。余不言谬，诓哄学功。无非守真，志满精盈。神气内贯，百炼自灵。吾由儒道，遁入玄中。著经画图，警贤归正。余书集三，无不载明。《道源精微》，修道准绳。《瀊熻易考》，河图辨明。《敲蹻洞章》，三教说清。得遇此书，便知易成。叮咛同志，急早培功。默默怀愤，渐渐挩绳。世事看淡，腔内扫空。道中君子，方知吾情。"

太极图合解

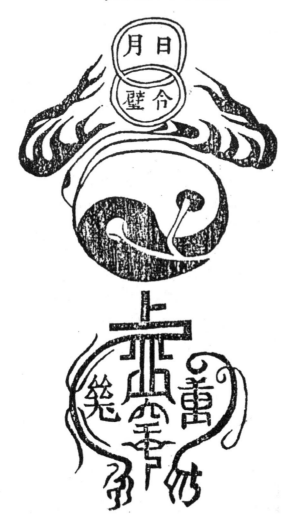

《系辞》曰："阖户谓之坤，辟户谓之乾。一阖一辟谓之变，往来不穷谓之通。见乃谓之象，形乃谓之器。制而用之谓之法；利用出入，民咸用之谓之神。"及周子《太极图说》亦曰："无极而太极。太极动而生阳，动极而静；静而生阴，阴极复动。一动一静，互为其根；分阴分阳，两仪立焉。

阳变阴合，而生水木火土金，五气顺布，四时行焉。五行者，一阴阳也；阴阳者，一太极也。太极本之于无极，无极之真者，二五妙合，而后化生，五行各有一性。故禀乾道成男，坤道成女，二气交感，资始万物。万物生生，而变化无穷。人为万物之灵，因得其秀，形骸既生而神智发，五性感动而善恶分。善恶既分，而万事出焉。圣人定之以中正仁义而主静，立人之极矣。"《尚书·洪范》亦曰"皇建其有极是也。"故圣人"与天地合其德，与日月合其明，与四时合其序，与鬼神合其吉凶"。君子修之吉，小人悖之凶，故曰："立天之道曰阴与阳，立地之道曰柔与刚，立人之道曰仁与义。"以此原始返终，故知死生之说。于《易》最上，岂虚语哉！

柳大澄问曰："阖辟之出入，因何而通也？"曰："'阖户谓之坤'者，太极右转，静而生阴也；'辟户谓之乾'者，太极左旋，动而生阳也；'一阖一辟谓之变'，阖极则辟，阴交阳而变阳；辟极则阖，阳交阴而变阴；'往来不穷谓之通'，辟往阖来，阖往辟来，阴阳无始，动静无端，互相根蒂，亦无阻滞，故谓之通；'见乃谓之象'者，乾道之辟而生万物也；'形乃谓之器'者，坤道之阖而成万物也；'制而用之谓之法'，圣人效天法地行而世为天下，则修道之教也；'利用出入，民咸用之谓之神'，有为利，无为用，出则生，入则死；'百姓日用而不知'，此造化之阖辟所以神也。"

于大济问曰："图出于周，孔子何尝系之辞耶？"答曰："太极二字，实自尼山而指。图虽出于后世，然孔子系《易》时，已有一太极在心目之间也。故阐阖户辟户之辞，序太极生两仪之语。周子之图说，述也，亦非作也。况此下节，系《易》有太极云云，发明太极之理，无可疑矣。"

周子太极说

无极者，阴阳未判，动静未分，无之至极，混元一杰是也。太极者，大之至极也，即忽时至大动，得有阴阳之分。虽曰有分，阴中有阳，阳中有阴，不偏不倚，无过不及，至当恰好，大无不包，细无不具，阴阳合德是也。无极而太极，言无极与太极有层次而无彼此，非无极之外另有太极，此原太极之所自来。太极至大而无不包，不止于动也，动而生阳，起于子而极于巳，尽竭于亥也；太极不止于静也，静而生阴，起于午而极于亥，尽竭于巳也。阴阳无始，动静无端，互为其根，此太极之本体也。动而行乎乾道，阳仪也；静而行乎坤道，阴仪也。分阴分阳，天上地下人中，两仪并立，乃太极之一分而为二也。

阳动于左，主乎变；阴静于右，主乎合，一变一合，静极而动，真乙之水生于北方，而火生于南方，木生于东方，金生于西方，土生于中央，为赖阴阳运化，而五行生也。水生木，木生火，火生土，土生金，金复生水，乃五行生生而五气顺布矣。木旺于春，火旺于夏，金旺于秋，水旺于冬，土旺于四季，五气旺处而四时行焉。虽然分之有五，而合之未尝有二也。木火一源，行乎乾道，阳也；金水同宫，行乎坤道，阴也；而土通行其中。然五行虽殊，其实一阴阳也。阴中有阳，阳中有阴，阴阳互相浑而为一，所谓阴阳一太极也。太极不离阴阳，阴阳不离枢纽，神化莫测，无方无体。盖天地之道，尽于五而本于无也。阴阳五行虽能化生万物，然必得五行之全，方能化生。盖五行各具一性，水性寒，火性燥，金性刚，木性柔，土性实，各具其偏。

惟无极之真，是为天地虚灵之主宰，而内含自然之道，现于二五之精，妙合而凝。凡妙运者，使能化其五性之偏，而得太极之全体也。太极全则物生而道本立，故得乾道成男，阳也；得坤道成女，阴也。二气交感，化生万物，而万物生生不息，各具阴阳五行之德，不偏不倚，无过不及，阴阳翕如，无不由此太极。天道、人道以此成也，凡有形气及一切微物，禀此而生，然不能尽太极之理。惜哉！惟人为万物之首灵而至秀，受阴阳五行全体以生身，具天道五常以生智。所谓性也，其未生之先，中而已矣。五性感动，发而为情，喜怒哀乐欲是也。原于性命之正者为善良，禀于形气之偏者为恶戾。善恶既分，而吉凶悔吝，万有不齐之事，无不从此出矣。

虽然而虚灵不昧，则有一时未尝息者，故圣人示以法天之学，定以中正仁义而至静也。盖仁者中也，木火之性，禀太极之左阳，故人身生长万物者也；义者正也，金水之性，禀太极之右阴，故人身收藏万物者也。若静则能法乎天地，原无极者同也。盖天地无心而有为，有为者四时行焉，万物生焉，而尽化育之妙。夫修士有心而无为，无为者，法其自然之妙道，遵其一定之玄机，则人欲净尽而天理流行，斯所谓中正仁义至静者可乎！凡修士至此，体全德备，义精仁熟，自然无过亦无不及，而人身太极从此得矣。故曰"立人之极以合天也。"圣人体天道之实功，而修士亦当体太极之全德，故先贤曰："与天地合其德，与日月合其明，与四时合其序，与鬼神合其吉凶。"此为三教一贯之心法，依然一天地之功，何有二分之喻？

是故君子主静，修此天道则吉；小人妄动，悖此天道则凶。盖立三才之道，各具阴阳，合而言之，共一太极。故曰："立天之极，以定人也。天也，地也，人也，三合一者，道也。"《易》曰："立天之道曰阴与阳，立地之道曰柔与刚，立人之道曰仁与义。"分之者，各具一太极是也。阳也，刚也，仁也，所谓太极之左阳，物之始也；阴也，柔也，义也，所谓太极之右阴，物之终也。原其始，知物之所以而生；反其终，知物之所以而死。终始非二理，死生无两途，故广成子道君谓黄帝云："毋劳尔形，毋摇尔精，毋俾汝思虑营营。守本宅舍，牢固门廷。鹄深悟吟，溟平平影。寒日潭光枢斗柄，若着浊倾刻笘成。脱物源，迹待时行。备防一溢，顾济真容。弗执长生，尔渐复生。"

问答决疑说

憬和问曰："天道尝谓圣人修之，若弟子等亦曰能否？"答曰："贯彻者，明也；尽性者，贤也。能修至命之德者，即圣人也。苟不知修身立命之道，即失天德，乃庸愚之人耳。故《中庸》曰：'苟不至德，至道不凝焉。故君子尊德性而道问学，致广大而尽精微，极高明而道中庸。'若以此而备，人人皆可为圣。又曰：'既明且哲，以保其身。其此之谓与！'况《周易》，茂叔业已把太极讲明，而今又从吾游，朝夕讨论，犹如拨云见日，正是汝等藏修之时。天德虽贵，亦不难学，争奈辍作不常，是以不能造乎圣人之域矣。机缘与光阴若使错过，其不惜哉！"

栗大志问曰："无极之旨，何以指混沌而言？"答曰："汝何不观乎止隅之所，由虚无而生一炁，因一炁而生太极，由太极而生阴阳，阴阳生五行，五行生万物，故知无极指天地之先混沌而言。考之人身，合乎祖窍，便知太极、无极之分用矣。"又问曰："无极与太极，二极似一名，既分为二者，必有至理存焉。恳师垂训。"曰："无极者，乃天地混沌之时，寂然未动也，夫惟混沌，则阴阳和合。阳逢阴变，阴逢阳化，阴阳变化，而阳者不刚，阴者不柔。阳安阳分，升而成天；阴守阴职，降而成地。地中有天，故阴中有阳；天中有地，故阳中有阴。自然而然，无所作为，所谓无极而有太极。吾今为汝详解，汝当深悟，不但太极明白，而无极亦有着落。"

柳大澄问曰："何谓太极图？"答曰："太，大也；极，至也；图，象也。太极图者，言其大之至极而无所不包之象也。而两仪、四象、八卦，无不从此而生。河图、洛书、文王八卦、天地万物、象数理气，无不与此象相合，故谓太极是也。太极者，本之无极而生。今夫弃本独悟者多矣。盖周子因无极而太极之说，乃追原前一层之意，而后人以形象取之，故失二极相兼之法。不但仪象八卦无自而生，河洛诸图迥不相合，即周子《图说》，亦通篇难解。若独悟虚无是道，亦何象可谓图之名乎？"

王大靖问曰："亦有以空圈谓之太极，不着阴阳，不分左右，可谓神化无方而易无体者。吾师今谓图说不合，何也？"答曰："太极不离阴阳，如以空圈图，则是离阴阳以言太极。尔不慧悟古圣画图之意？图者，乃四口中十之用，妙在籓旋，故能从周从运之意，亦非空寂而言也。凡学者，当悟古篆之图形"口十口"式为，用四正塞兑，亦可运化。尔之静气渐返无极，必须真师嫡受可也。即周子所谓：'动而生阳，静而生阴，动极而静，静极而动。一动一静，互为其根；分阴分阳，两仪立焉。'尔当深悟古篆"中"，乃从交从抱，即二土一圭，中止之位也。而己土属阴，主乎对待，静极可受也；戊土属阳，主乎流行，动甚可施也。亦必须留戊就己，二而合一者，纽结环抱。果能如法者，可谓真道，即真儒也。夫使之者，阳变阴合，而生水火木金土。凡三教中，果若真修之士，急在动静之间，速摄渡志，借此太极萌枢之际，勿失生时，而凡圣亦在顺逆之分耳。大抵瞩所视来视去，而刻防复漏之患矣。夫以慧风而摄之，以神光而住之，即是风吹火化。盼蟾子注《离骚经》云：'土由火生，风从木旺。得所制伏，由无猖狂。子息鼓动，化金还乡。不失源本，反助资襄。余今浅泄，尽情阐扬。'尔须知吾敲跻之的细者，以念为信，恒止于丘隅。领呼吸之嘘风，长赖元神之能干，尔时借此吹发太极之中心也。故道曰：'始则汞去投铅，终则铅来投汞。'所谓自然之天地，亦不可执着。譬如天地生长万物，须得阳春之暖信。信欲来时，而在旋风之妙鼓与神荡之。尔物之萌动，摄之归源，静养灵根。斯时复还太极之本原，而后至道存焉。不然必落空亡一途，尽堕废矣。"

问曰："性理诸书共载五图，恳师恩著，以度后学，为涉险之津梁。"答曰："盖立性理诸图，乃先圣单传之心法，内藏玄机，隐而不露，亦非执着独用之谓。能悟识者，易晓返还运用，嗣后利儒尚未细辨，以象取弊。自古修身之论，与世道不同。若夫秘炼潜修之士，亟当寻根究蒂，知止至善，始终不悖。于理而明彻太极返还无极之活法，始则观窍，终则观妙，潜离上坎，伏气升天，而方得水火相济。盖此法亦在逐日凝神涤虑，入于动气之所，故太极图先天现象。子思子曰：'君子居易以俟命。'法在'神之格思，不可度思！矧可射思！夫微之显，诚之不可掩如此夫'。盖先圣所谓：'不急不怠，迟速之间，摄纳之时，勿错毫发，而从静养之功得也。'答谷云溯先生云：'太极天然真火候，莫错些儿时瞬机。须晓顺逆还原法，静养灵愫返无极。攒簇五行颠倒作，何惧阴阳不归一。复采临浴开枢泰，度觉升降转青璃。径中眈盼先天趣，尘缘欲重难破迷。'"

问曰："此阴阳图如何为太极图乎？"答曰："既为阴阳图，则当分为二，如何合为一乎？夫既合一，则阴中有阳而不柔，阳中有阴而不刚，不刚不柔，乃得中和之理，即《系传》所谓'阴阳合德而刚柔有体'，故为之太极图是也。若以为阴阳图者，误矣。时恐学人而不笃悟，或被前后譬语文缚，错解错悟，将先圣宗指法语失教者多也。"曰："子之太极图，如何画一空圈？"答曰："邵子云：'一分为二'，周子云：'阴阳一太极。'若以子之空圈，能分邵子之阴阳乎？以周子之阴阳，能分子之一空圈乎？不然，与先儒悖谬，何以为太极图乎？"

问曰："不杂阴阳，何谓也？"曰："不杂阴阳者，不执阴阳以为太极也。太极者，行乎中和之理。阴阳乃偏戾之物，偏于阳则干旱升，偏于阴则水潦降。太极无是，故曰不杂乎阴阳。"

问曰："不离乎阴阳，何谓也？"曰："以此阴阳之物，穷其中和之理，非悬空以言理也。如谓理者，能生万物，太极有理而无形，阴阳形而下，太极形而上，是悬空以言理也。三教藏修之士，于此实当致意而深辨，否则，或言无极起首而落于寂灭，或者不识阴阳而执于着相，或专欲太极之动而却失无极之静。苟不思天地是个无为之气，所产万物俱有形质而来，莫不先动而后物成。物既成时，勿失其溢，而后当用无为之法，自然静养，深可育之。故释教《六祖法宝坛经》云：'有情来下种，因地果还生'，是此物耳。道教曰：'欒产采取先天，而后可成还丹。'若夫三教不合一脉之道，皆属乖戾之偏，少所见识，而失所学所读，且不求教高明，以致终身困钝，毫无增益。若困而悟者，亦可了明一二。"

问曰："太极图阴中阳、阳中阴，何谓也？"曰："阴中阳者，是阴方而有阳行，乃子位所生之阳，至亥而始尽，故点之于此，非外另有阳也。阳中阴者，是阳方而有阴行，乃午位所生之阴，至巳而始尽，故缀之于此，非外另有阴也。喻先天卦象与十二月卦象也，即天地亦无非此象矣。盖修士若不合天地卦象及十二月运度，亦失物产之造化也。夫此物亦非外来，乃吾身中积累阳炁，迫然物动，勃然兴起。斯时阳春迄迄，即好下手采取。若不参悟太极之轮心，物生则顺熟路一旦而泄去，何能摄转收藏而成圣成佛成仙者乎？此法千圣万祖秘不轻传，虽有诗赋阐扬，而智者过之，愚者不及。余故不畏天责，舍己度人，尽将秘法而浅泄之。惟愿真修诚而敬之，信而伏之，必能造进至真之道。"

问曰："本然之性与气质之性，其辨何如？"答曰："气质之性，得之于父母，种之与禀受，时在清浊之分耳。本然之性者，受之于天命，人人所同，得所真者，良知良能，乃先天是也。气质之变，乃后天识神显化，所谓之客气者是也，故人人而感异。凡气质之性，专化为识性，渐渐日增，等等不一，其善恶之事，最为难量也。若能寡欲存诚，而气质亦可变成元性，而从此深造，自入圣贤之域矣。"

问曰："周子言主静者，其理何居？"曰："主静之言，亦非一概而论，内有至要之分别也。夫由静极欲动，太极而彰，使两仪情感，亦在枢机之际，阳施阴受，而五行自然归一。盖情极和畅而两忘，混沌两忘之后，复至主静。故静中有动，动而复静，吾身存焉。子悟此理，便知天地人物之理。欲修道者，必须由此而下手矣。夫不动欲动，神觉调动，寂动自然，勿浊欲动，清宜含嘘，如应和动，方是天机。若虚极静笃，候之真时，天然取动，即可采摄归源。捣之炼之，而后主静。主者，心之帅也，即心之所，宥冥中静。故道教曰：'七返还丹'，喻人炼己而待时。释教曰：'本来面目是真如，舍利光中认得渠。万劫迷头今始悟，方知自性自文殊。'古德云：'杖往杖来无间断，舍利还成合本初。'道曰：'若知静极还生动，踵息绵绵鼓和中。望海犀牛捞仙月，神住丹鼎文武烹。'儒曰：'以静生动，刚柔相摩，气质变化，而理义昭著，即义之尽、仁之至，不待勇而裕如者。故任天而动，虽动亦静，可以干事，即遗大投难，处之泰然。'"

问曰："周子主静，程子主敬，其说如何？"答曰："主一无适之谓敬，寂然不动之谓静。敬为节礼之本，静系和乐之根。若有礼无乐，难免拘执

滥燔易考

之患；若有乐无礼，易开放逸之门。礼乐不可斯须去身，敬静岂可倾刻离心？故《玄门宗旨》云：‘青阳洞里须调炼，炉内铅飞喜自然。’朱元育曰：‘要觅先天真种子，须从混沌立根基。’海蟾翁曰：‘先贤明露丹台旨，几度灵鸟宿桂柯。’萧紫虚云：‘夜半金乌入广寒。’许旌阳云：‘与君说破我家风，太阳移在月明中。’邵康节云：‘一物由来有一身，一身还有一乾坤。能知万物备于我，肯把三才别立根。天向一中分体用，人从心上起经纶。天人焉有两般义，道不虚行只在人。’”

曰：“周子主静，其有所本乎？”答曰：“天地之道，无极而太极。孔子传《易》曰：‘易无思也，无为也，寂然不动，感而遂通。’盖周子之主静，本之天地。孔子喻天道一能贯之，名虽是二，其理一也。圣人因人而施，量才而教，故授时有权法，有实法，有无为法，有有为法，岂可一概而论？是在学人之灵钝耳。所以性命双修之道鲜矣，多原偏修一物之差，三教之内，各有弊病。若真参实悟者，必须加力，咨访亲近至贤。十室之邑必有忠信，况三教中岂少隐者？古人云：‘是道则进，非道则退。’莫被异端所惑，致误今生一大因缘，果不惜哉！”

问曰：“太极本一而分者，何谓也？”答曰：“太极图者，乃天地合德之象也。天地惟一，故能生变，其图只用一圈；天地惟两，故能成化，其图亦用两分。然非一之外另有所谓两也，故其图即于一圈之中，而两分焉。此诚一而二，二而一之理，不可易者也。余有俗语曰：‘若悟至道渞，元神返本田。躯是伪中宝，幻境梦真然。欲涤前染习，识窜时唤穿。弗知擎复界，气质变达难。上士易能制，撅土觉虔迁。栽培芝兰地，涵养性中天。第一丁公守，开慧悟心传。精处愤圣志，存诚勿用偏。省察分金炉，亏心即欺天。昼夜息莫离，久栖是良贤。视吾着鞭语，继憩织续绵。贵求苦中乐，遵学何有愆。泪书惟仁悟，自有天助焉。不与余同类，无谋亦无言。’”

问曰：“人身之太极，何以能晓运用而返成无极之体？弟子德薄，尘垢业重，慧光不曜，无能顿悟，伏乞恩师发大慈悲，明白指示。天监咫尺，怎敢负师之恩谕也！”曰：“此乃天道之谓，非天理不能感也。自古三教秘而单传，亦非流俗文字之常。汝今信受，余当明指。夫大道一在师传，二在自悟。头头尽是太极，物物皆有乾坤，成始成终，乃人死生之本。由此情而生，因此情而死。至贤顿悟成圣成真，愚昧罔知堕落轮回，亦非阎君拘取，总是自己投罗。故《中庸》曰：‘君子居易以俟命，小人行险以徼幸。子曰：射有似乎君子，失诸正鹄，反求诸其身。'故邵子云：'仁者难逢思有常，平居慎勿恃无伤。争先径路机关恶，近后言语滋味长。爽口物多须作疾，快心事过必为殃。与其病后能求药，不若病前能自防。'故我敲蹻有《接树法》歌一首，譬如太极之时至，急可培土而接之。凡三教中懵昧无知时者，万无一成。歌云：'清明桃李笑，争春不多时。若不速接树，误时花放蒂。迷昧残泄老，总属看园痴。欲要学接法，子正九始基。养树先培土，然后调水池。泛浊根必朽，缺土漏飀惕。譬如种田禾，深耕根舒易。土实苗不发，土虚风空忾。虚实兼畲法，借种插树枝。妙时逢春笕，天然是太极。遇时休错过，阳生接坎离。潜踵磨石头，岩泫苦争持。须得精心学，不可粗冒识。极研愤圣志，却免终悔期。嘱预搜至奥，访贤览群籍。博学贮满腹，渐生慧加持。步步防危险，看轻遭狂痴。莫受执着相，偏弊傲羡视。何方上智无，三教隐高师。近贤亲真侣，剔换旧染习。栽接耕种法，自古敢轻遗？必须仁德受，头头缕各齐。如诚功加倍，必生紫菩提。价比黄金贵，方法几人觅。即便有学者，文缚逞才奇。或者遵无为，或者谈天地。头上又安头，阔讲五行理。执着有为辩，失却身内机。皆因迷昧久，故有旁弊习。均被名利牵，弃真学伪理。利口言圣道，能行万一稀。觑谓无以上，惑人又误己。自夸成仙佛，讹传仙圣理！不思昔慈遗，叮咛恩嘱喻。先贤语法深，嗣后浅书喻。三丰无根树，接法隐玄机。书名《元要篇》，与易合太极。三乘功九步，二十四段齐。层层发秘奥，岂可狂才识。尔无实信者，自错自废欺。余今书此歌，妄言堕地狱。天地与人物，不出接树理。若肯希仙者，默思穿真蒂。'"

融和问曰："师虽谕接法之恩，弟子愚蒙，无能解悟，恳恩师再训合易之变也。"曰："《易》之为道有三：一曰交易，阴阳互交，对待相错者，伏羲之《易》也；二曰变易，阴交阳变阳，阳交阴变阴，一炁流行，变化不息者，文王之《易》；三曰合易，日为阳中阴，月为阴中阳，阴阳互根，日月合明，二气冲和，两相环抱者，孔子太极图之《易》也。盖太极图有对待之物，有流行之气，有主宰之理，其为物不二，则其生物不测，此《易》之究竟者。非交易无以生，非变易无以成，非合易无以结果以无终。易至于此，其至矣乎！故释教曰：'有起手时，有撒手时，有了手时，要在换手等法是也。'道教曰：'有有为法，有存养法，有无为法，有还虚法。'盖三教合一之指，而不可不悟矣。"

滋熻易考

太极河图贯

太极以象显河图，而河图以数著太极。太极之象主乎对待，河图之数主乎流行。太极之体一而包二，河图之位五而含十。太极与河图，呜呼，贯之矣。不知太极之象已包河图之数，而河图之数亦含太极之象，周子所谓"太极本之二气五行"，二气者阴阳也，五行者水木火土金。五行有阴阳，故其数十，非象包数乎？孔子系图曰："五位相得而各有合。"五行者，五位也；各有合者，五行合成一太极也，亦非数含象乎？太极之象，左阳右阴，阴中阳，阳中阴，对待是也。河图之数，水生木，木生火，火生土，土生金，金生水，生生不已，流行相继。太极之象者，由复之一阳，以至于乾为之纯阳，而阳极生阴，由姤之一阴，以至于坤为之纯阴，阴极生阳。阴阳变化，亦流行也。太极之妙，与河图岂不同原而一贯者哉！

大慧问曰："先儒以河图画伏羲八卦，内多牵纽不合，何谓也？"答曰："象数未分之故耳。伏羲尚象，文王尚数，河图是数，太极是象。文王八卦变运河图，伏羲八卦定出于太极，以河图而画。伏羲是取象于数也，无怪乎牵纽不合也。孔子《大传》云：'易有太极，是生两仪，两仪生四象，四象生八卦'，未尝言河图生八卦也。"

尽人合天说

无极而太极，太极而两仪。两仪者天地也，天气结而成日，地气结而成月。天地日月，即《易》之乾坤坎离也。先天以乾坤为主，伏羲之八卦，体也。迨乾坤变为坎离，文王八卦，用也。离上坎下，卦名未济，夫水不济火则火燥，火不济水则水寒，火燥水寒，则中和之气少，而乖戾之气多，虽有木金土，亦不能得其正矣。欲真修者，若阴阳不交，而五行偏枯，五行既偏则五性何自明乎？盖阴阳五行，气质也；五性者，理也。理寓气质之中，气质清则理明，气质浊则理昏，而阴阳不交，则变化无由立矣。欲求气质之清，而必先明五性之理。苟不既济，诚为难也。五性不明，五伦攸斁。五性者，是五伦之本也。

古圣人欲明五伦之道，能明五性之理；欲明五性之理，必先穷五性之原。欲穷五行之原，必当以阳交阴而得阴中之阳，以阴交阳而得阳中之阴。阴中得阳则质自化，阳中得阴则气自清，二气交感，则阴阳变化，二而合一，是未济而既济，两仪而复成一太极也。大哉太极！包罗无穷，变化万象。不居其功，不离不杂。成始成终，日月合明。天地来宗，二卦并一。水火既济，刚柔位当。初吉终乱，思患预防。曳轮濡尾，丧茀勿逐。克愆衣袽，邻禥濡首。既透三关，须凝五炁。成满持盈，防危虑失。爰水观火，逐木言金。二三存意，天地之根。未济迄济，柔而得中。火水异物，慎辨居方。昧吉贞吉，征凶克弊。君子之光，有孚失是。乾坤坎离，泰否相济。笑杀梵儿，指天指地。五行相生，五行互死。起灭倏忽，谁消谁止？

两仪图合解

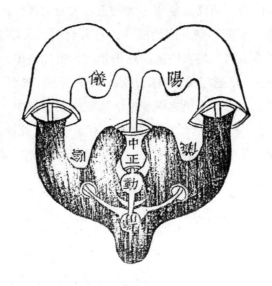

三岔路口神炁交，互固灵根入中爻。

二仪融和防质漏，四象归一巽合桥。

《系辞》曰："乾坤，其《易》之门邪？乾，阳物也；坤，阴物也。阴阳合德而刚柔有体，以体天地之撰，以通神明之德。

"乾坤，其《易》之缊耶？乾坤成列，而《易》立乎其中矣。乾坤毁，则无以见《易》。《易》不可见，乾坤或几乎息矣。是故形而上者谓之道，形而下者谓之器。化而裁之谓之变，推而行之谓之通，举而措之天下之民谓之事业。

"夫乾，天下之至健也，德行恒易以知险；夫坤，天下之至顺也，德行恒简以知阻。"

乾坤系辞解

"乾坤，其《易》之门耶？"乾为天而居上，阳物也；坤为地而处下，阴物也。阴阳升降，二而合一，是故阴阳合德，太极之象也。阴合阳而阴变阳，其阳不刚；阳合阴而阳化阴，其阴不柔。不刚不柔，而刚柔有体，太极之理也。夫天地得此而变化，万物乃天地之撰也。若修士得此而变化一身，即神明之德也。古圣人仰观俯察，以体天地之撰；外窥内考，以通神明之德。太极合与我身，我身即同太极，太极即天地，天地即我身，此画前之《易》也。故阴阳阖辟，变化往来，由是生出。而四象、八卦、六十四卦、三百八十四爻，无不从此而出。乾坤所以为《易》之门也。

乾坤其《易》缊

"乾坤，其《易》之缊耶！"乾为阳，凡乾皆阳；坤为阴，凡坤皆阴。此乾坤成列也。阴中之阳升而至天，阳中之阴降而至地。升至于天，阳变阴也；降而至地，阴变阳也。阴阳变化，升降不已，所谓"《易》立乎其中"，乾坤之中者，《易》也。乾坤列于外而为体，《易》立中而为用。使乾坤毁，而《易》之体亡，则其用亦不独行，故"无以见《易》"。《易》望其体常存乎！故曰："乾坤或几乎息矣。"是以形而上者，得乾道之变化，故谓之道；形而下者，有坤德之成物，故谓之器。形上形下，乾坤之作用也。化而裁之，形而上者形而下，形而下者形而上，上下无常，变化出焉，故谓之变。曰道曰器，乾坤之变也。推而行之，道中有器，器中有道，阴阳互根，无阻无滞，故谓之通。乾坤变化之道，小民之法则，圣人之事业也。举而措之，使天下之民皆知乾坤变化之道、法天效地之学，则事无不成、业无不就者，故谓之事业。皆系乾坤交易、变易之所为也，故乾坤所以为《易》之缊也。

赵大悟问曰："先儒以道解理，以器解阴阳，便似分理与阴阳为二者，何也？"答曰："此道乃乾道变化之道，指阳而言也。此器乃坤德成物之器，指阴而言也。汝不细玩'形而上、形而下'六字也，分明指乾坤而言，夫又有何疑哉！盖此理不明已久，一言难以骤明，多因气禀所拘，人欲所蔽，故此篇正旨，乃相质原理之谓。仰观俯察，外窥内考，方识天地之间，无非阴阳也，无非理也。阴阳之所在，即理之所在；理之所在，即阴阳之所在也。夫理无形而阴阳有象，理非阴阳不见，阴阳非理不成也。理者所以调理阴阳而得其宜者也，岂容分之为二哉？余因先儒有言：'形而上者谓之理，形而下者谓之阴阳'，又言：'理不在形气之中'，亦有言先有理而后有形气。殊不知气以成形，而理亦赋焉。呜呼！此岂知理者哉！岂知阴阳者哉！闻此言而不惑者，能有几人哉！试以阴阳论之，六合之内，宇宙之外，无非阴阳而已矣。天地特阴阳之大者，地之有形有象，可曰形而下；天之无声无臭，岂可曰形而下乎？夫以阴阳谓之形而下者，是以天地谓之形而下矣。以理谓之形而上者，是以理出于天地之外矣，理岂出天地之外哉？既出于天地之外，尚可谓之理哉？"

又问曰："孔子赞《易》云：'形而上者谓之道，形而下者谓之器。'道器可分上下，而理与阴阳独不可分乎？"曰："尔不知孔子之言道，乃乾道变化之道，指阳而言也；器乃坤德成物之器，指阴而言也。阴阳分上下，乃其宜也。至于理与阴阳，何以分上下乎？"

曹全和问曰："先儒所谓：'主宰之理，故分上下，别先后也。'不知主宰者，非离阴阳以为言也？"答曰："阴阳中之主宰，所以权衡阴阳而得中者也。乃一阴一阳运行变化之道理者，行乎其中是也。理又不能生物，生物之中自有理也。然必借阴阳以合之，方不外乎居中之义。夫天阳而地阴，天气下降，地气上升，阴升阳降，两相妙合，而后发生万物。其阴阳合者，理也。合之何能离乎阴阳？若是可离，何能谓之阴阳之理乎？且日刚也，月柔也，日往则月来，月往则日来，刚柔相济而四时行焉。刚柔相济者，理也。济在刚柔之中，岂能出刚柔之外乎？阴阳相合，刚柔相济，然后五伦秩序，君义臣忠，父慈子孝，兄爱弟敬，夫和妇顺，朋友有信，此五伦之物尽五伦之理，五伦之理岂在五伦之外乎？人之作乐亦然也，非八音无以用师旷之聪，非师旷无以宣八音之蕴。不但此也，人之为馔也亦然。无五味难以展易牙之技，无易牙难以和五味之美。是故，理即阴阳，阴阳即理，可见阴阳赖理而成者也。理与阴阳合一为用，岂容分上下、别先后者乎？理即主宰是也。"

阴阳合物说

夫乾，阳物也，天下之至健者也。至健则强行不息，故常易。然其于事，不敢以易处之，是以有恐惧之心。虽健不恃其健，如自高临下，知其险陷而难行也。夫坤，阴物也，天下之至顺者也。至顺则不烦不扰，故常简。然其于事，亦不敢以简行之，是以有忧患之心。虽顺不恃其顺，如自下趋上，知其阻隔而难通也。夫易而知险，则不陷于险矣；简而知阻，则不困于阻矣。此所谓能危能惧，而无易者之倾也。

于大济问曰："凡理学即是圣道，圣道即天道，亦曰无极、太极。凡有为与无为二法相兼，何以能明真伪之论乎？"答曰："能言者，中下之学也。能体用虔修者，乃最上之道也。盖先圣著书传教，使人参悟盈虚消长之理、阴阳造化之枢、刚柔仁义之并、动静吉凶之机，真履实践，诚心体用，如如自得，方为真理学也。否则，徒为利口，巧言如簧，惑人惑己，败德败行，如此之辈，不为乡愿，即系伪学。天道圣道，太极无极，彼岂知哉！况且有为法、无为法俱系身心性命之功，岂可使伪人为之哉！"

或问："至诚之习，豁而一旦通微，抛弃名利爱欲，似此无非甘老林泉，闲逸待殁，究竟有何终始，可为道哉？恳乞发明。悟道之仁人，归何着落？"敲蹻曰："嗟乎！此问固不可少，此理正欲发明。孔子曰：'知者乐水，仁者乐山。知者乐，仁者寿。'若此皆闲逸待殁之士乎？抑又别有仁智久怀于心乎？或愿同舟子、樵夫共处乎？是非俗类所知也。《中庸》云：'致广大而尽精微'，岂是贪名恋利、爱欲萦心之辈所能乎？我道所贵者，真实无妄，专气志柔，静敬纯一。究根鱼跃鸢飞之理，惟寻颜子贫穷之乐，久而自得。故《诗》云：'嘉乐君子，宪宪令德。'修到此境，而后遇至指示，方可大觉，而慧性朗如光风，夺中天秋月。斯时天人物我之理，广大精微之道，无不归著于我心。其大无外，其小无内，放之则弥六合，卷之则退藏于密，芥子须弥不能限量，入火不焚，入水不溺，天地有坏而这个无坏，乃一性圆明之灵光，与天地为伍。斯时也，在儒称圣，在释称佛，在道称金仙，此为真修之结果，而有何疑哉！"

问曰："世儒所谓'无不死之圣贤'，是否？"曰："爱葛情藤之念，希富冀荣之心，萦回缠绕，以幻作真，顺情遵死而不遵生，故被尘凡搅扰，无所潜修，焉有不死之理！盖言死殁之喻，乃圣贤养心一法。将七情六欲省察而克治，识神绝灭，使元神独存，默然旋转运化，此乃心死神活之谓，故《道德注》曰：'心死神活真妙理，识灭灵生道合天。'又云：'无欲则圣，有欲则凡。用欲则愚，觅欲则狂。'即孟子所谓'养心莫善于寡欲'者，此也。大抵皆被人世之委名缰利锁缠缚，故此真道因之而愈晦，伪道亦因之或显。若夫进道真修之客，必当深思细辨。故长春丘真人《警贤词》曰：'试问禅官，参求无数，往往到头虚老。磨砖作镜，积雪为粮，误了几多年少。毛吞大海，芥纳须弥，金色头佗微笑。尔能悟尧时者，可超入十地三乘。疑滞者，难了四生六道。谁听得，绝想崖前，无阴树下，杜宇一声春晓。漕溪路险，鹫岭云深，故人音窅。千丈水涯，五叶莲开，古殿帘垂香袅。那时节，识破源流，便见龙王三宝。'"

周子两仪说

周子《太极图说》曰："分阴分阳，两仪立焉。"盖指太极图之阳根于阴，自左升而成象于上；阴根于阳，自右降而成形于下。阴阳从中而分，故乾道居上，坤道处下，此所谓两仪立焉。邵子所谓"一分为二"者，此也。

曹大溪问曰："两仪图当以左右分之，今以上下分之，何谓也？"答曰："左右分之，是乾道坤道者，以气言也。上下分之，是乾位坤位者，以象言也。伏羲画卦，两仪已具，玩其图自见其上下匹配之义。盖仪字之义，不但礼仪、威仪而已，及君臣、父子、夫妇已具上下之义。故扬子《太玄经》云：'阳气氾施，不偏不陂，物无争也。'"

赵大悟问曰："两仪之用吾身，何以得见乎？"答曰："降伏火龙，乃初工也。《易》曰：'潜龙在田。'盖火龙游于坎水，藏于丹田是也。故水得火而不寒亦无下陷之患，火得水而不燥亦无上炎之灾，故离龙而不外游，及坎虎亦不狂奔。由是调济日久，忽然一阳来复，亦曰阳仪，采归。复动，用起开阖之法，亦曰阴仪。两仪孳萌之中，内含真意。真意属土，土居两仪之中，而三家相会，亦曰三才位定。然而大忌浊念及一切有形有色，均不合于天道之自然也。"

马溯和问曰："归法何如？恳乞明训。"盼蟾子答曰："善哉！善哉！此千圣万祖不肯轻露，致有著书传经，使人自悟举之。奈因后人根浅业深，鲜有晓畅者。余今语汝，泄尽良心。此法之妙处，如水得承火，非静不能济交；静极若动，非清不为真阳来复。若果真清真静，尔当瞬此窅冥之生机，急起巽风，摄归本穴。本穴者，即生阳之坤地也。故周子主静，静而复动，即当行十二时中之规限，亦必暗合天道之度数，故有冚足二至，三阳开泰之验，斯时名为两仪之终也。释教曰：'二候采牟尼'，又曰：'往北接度'是也。余授数言，汝宜谛听，曰：'一阳来复莫惊疑，正念含真合天机。二阳临卦封固候，寅开斗柄转枢移。'及邵子云：'忽然夜半一声雷，万户千门次第开。若识无中含有象，许君亲见伏羲来。'又云：'天心复处是无心，心到无时无处寻。若谓无心便无事，水中何故却生金。'"

四象图始现

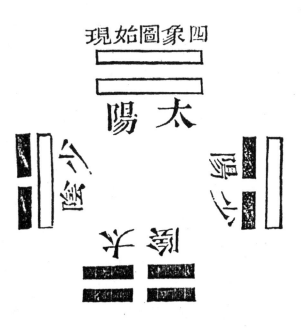

阳动复加各天一，阴静承上地二移。

枢机未发原无卦，时至中黄济真息。

《系辞》曰："天地之道，贞观者也。日月之道，贞明者也。天下之动，贞夫一者也。夫乾，确然示人易矣；夫坤，隤然示人简矣。"故余《道源精微》一书内有补云，以四言举之曰："道本无名，修之成形。在夫一志，惺觉真宗。因何有身，太极之能。人小天地，五行攒成。父母两仪，杳冥真精。方有四大，色身胞脓。五官四肢，渐长成形。瓜熟蒂落，自现体容。欲渐灵觉，喜怒哀情。知事识物，俱备灵通。由少而壮，愤发七情。天性改换，识性分争。欲恣慾发，名利心重。万万难脱，一大关中。故而俗言，生死造成。仙圣不忍，使人脱笼。著出丹经，钓贤归正。重入胞胎，神息调踵。与精相合，凝结圣婴。法在默持，思想本容。父母根本，即是佛种。父母极乐，是吾根宗。以根超凡，以宗成圣。不使形交，心姤肾宫。二炁来往，阴阳乐容。犹如父母，授我身形。君子成道，俗夫贱情。志刚丈夫，方能忍性。治己最难，无德放空。物来知止，至善摄烹。全凭两忘，入蛰寒虫。真意为火，呼吸为风。不失期时，候地雷鸣。采归煅炼，鼓舞吹笙。物伏泰定，温存勿惊。倾刻勇壮，极急归窍。二候团聚，牟尼成形。真师口授，逆转上冲。先后二天，一处混融。三转九还，七返炼成。释曰舍利，道曰丹成。儒曰浩然，永劫神通。至大至刚，德培善宏。统贯一理，余尽泄盟。发笔之时，誓叩苍穹。力极忠心，吾愿仁诚。己身自度，早脱凡笼。"

天地日月解

太阳成乾而象天，太阴成坤而象地，少阴成离而象日，少阳成坎而象月。四方之象，天地日月之象也。天居于上，地处于下，法象昭垂，亘古不移，故曰贞观者也。日升乎东，月见乎西，昼夜代明，必定亘古不移，故曰贞明者也。天下之道，变化无穷，顺理则吉，逆理则凶，古今不二，故曰贞夫一者也。夫天也，日也，居于左，乾之道也，其德确然而至健也，理行必达，气始必烹，无作无为而生万物，故曰："示人易矣。"地也，月也，居于右，坤之道也，其德隤然而至顺也，承天之理为理，因天之气为气，不烦不扰而成万物，故曰："示人简矣。"易简而天地之理得，故曰贞夫一者也。

故《太上老君清静经》云："大道无形，生育天地。大道无情，运行日月。大道无名，长养万物。吾不知其名，强名曰道。夫道者，有清有浊有动有静，天清地浊，天动地静，男清女浊，男动女静，降本流末而生万物。清者浊之源，动者静之基，人能常清静，天地悉皆归。

"夫人神好清而心扰之，人心好静而欲牵之，常能遣其欲而心自静，澄其心而神自清，自然六欲不生，三毒消灭。所以不能者，为心未澄、欲未遣也。能遣之者，内观其心，心无其心；外观其形，形无其形；远观其物，物无其物；三者既悟，惟见于空。观空亦空，空无所空。所空既无，无无亦无。无无既无，湛然常寂。寂无所寂，欲岂能生。欲既不生，即是真静。真常应物，真常得性。常应常静，常清静矣。如此清静，渐入真道。既入真道，名为得道。虽名得道，实无所得。为化众生，名为得道。能悟之者，可传圣道。

"老君曰：'上士无争，下士好争；上德不德，下德执德。执着之者，不名道德。众生所以不得真道者，为有妄心。既有妄心，即惊其神。既惊其神，即着万物。既着万物，即生贪求。既生贪求，即是烦恼。烦恼妄想，忧苦身心，便遭浊辱，流浪生死，常沉苦海，永失真道。真常之道，悟者自得，得悟道者，常清静矣。'"

故邵子次以《瓮牖吟》渐为小补："有客无知，惟知自守。自守无他，惟求寡咎。有屋数间，有田数亩。用盆为池，以瓮为牖。墙高于肩，室大于斗。布被暖余，黎羹饱后。气吐胸中，充塞宇宙。笔落人间，晖映琼玖。人能知上，以退为茂。我自不出，何退之有。心无妄思，足无妄走。人无妄交，物无妄受。淡淡论之，甘处其陋。绰绰言之，无出其右。羲轩之书，未尝丢手。尧舜之谈，未尝虚口。当中和天，同乐易友。吟自在诗，饮欢喜酒。百年升平，不为不偶。世永康强，不为不寿。"夫大道始终于动静之间，而知者勿亦疏忽也。古圣岂有绮妄之语者？争奈后世学人不参悟耳！

阴阳四象说

阴阳合德者，太极之象也。合则为太极，分则为两仪。两仪者，阴阳也。阳生于北而极于南，阴生于南而极于北，东方阳渐长而阴渐消，西方阴渐长而阳渐消。故伏羲画卦，于南方阳之极者，画二阳于其上，阳中之阳，是名太阳；于北方阴之极者，画二阴于其下，阴中之阴，是名太阴；

东方阳渐长而阴渐少，故画内阳而外阴，阳中之阴，是名少阴；西方阴渐长而阳渐少，故画内阴而外阳，阴中之阳，是名少阳。所谓四象既成，八卦由是而立也。

　　盖两仪、四象，古无书图，今续集于此，使学者参悟是图，而修身之道可藉此而得也。《金丹赋》云："虎吸龙呼，魂吞魄吐。南北交媾于水火，卯酉轮环于子午。总括乾坤之策，优游变化之主。母子包罗于匡廓，育养先立鄞鄂。"敲蹻《遇满学楷对》云："四象之内各加一，水火木金土生息。攒簇五行成六合，七政八卦九宫移。十极运化戊归己，返本还元转青璃。喻之有作人难见，法象妙枢神自嘘。有德方遇真命脉，弗逢嫡指三教稀。"

伏羲八卦图

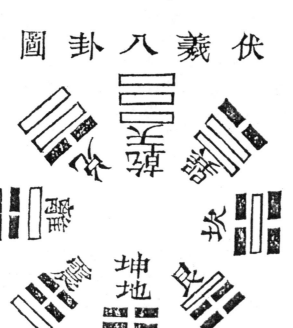

三十六画合一元，乾南坤北对先天。
东木西金相交并，震巽兑艮土风兼。

《系辞》曰："古者包牺氏之王天下也，仰则观象于天，俯则观法于地，观鸟兽之文与地之宜，近取诸身，远取诸物，于是始作八卦，以通神明之德，以类万物之情。"贯理三才之用，夫不可弃舍于道，而身不修气衰血枯，卦数时终以何究竟？亦当尝思天地之位，合则于吾身而定也。"山泽通气，雷风相薄，水火不相射，八卦相错。""雷以动之，风以散之，雨以润之，日以烜之，艮以止之，兑以说之，乾以君之，坤以藏之。""神也者，妙万物而为言者也。动万物者，莫疾乎雷；桡万物者，莫疾乎风；燥万物者，莫熯乎火；说万物者，莫说乎泽；润万物者，莫润乎水；终万物始万物者，莫盛乎艮。故水火相逮，雷风不相悖，山泽通气，然后能变化，既成万物也。"

诀曰："蹇险贵止，征吉往贞。坎利艮齐，见险慎行。得誉尽瘁，来反允亨。朋来中节，硕志贵从。知险谨险，月现庚方。醍醐春醉，鲸吸西江。雷雨作解，赦过宥罪。草木坼甲，攸往凤吉。无咎得中，负乘致寇。朋主斯孚，维解解悖。未离五行，焉超三界。劫火烧天，真空不坏。"

包羲《系辞》解

古包羲氏王天下而作《易》，以前民用也，虽妙契阴阳，已具作《易》之本，尤疏观造化，以验消息之机。彼垂象者，天也，仰则观象于天，而知轻清上升者为阳；成形者，地也，俯则观法于地，而知重浊下降者为阴。观鸟兽之文，而知阴阳成对；与天地之宜，而阴阳合德。近取诸身，阴阳配合以大道成；远取诸物，阴阳对偶而成形。于是始作八卦，阳上阴下，阳左阴右，阴阳对待；阴中有阳，阳中有阴，阴阳交感。此八卦之象也，吾人身心之象也。夫身心变化者，即神明之德。神明之德若不通者，而身心虽具，乃庸愚而已。是故，圣人以八卦之对待，求吾身之对待；以八卦之交感，求吾身之交感。若夫真修之士，求一身之八卦，则神明之德通矣。如神明之德通，则天地万物皆吾性分中事也。天地虽大，万物虽众，亦不外乎阴阳对待、交感而成者，故曰："以类万物之情"，此圣人所以画八卦而传道统者也。若不以性命为重，何用卦乎？修卦者所以修性命者也。

天地定位说

夫常言"通神明之德，类万物之情"，而不言其所以通之之道、类之之理，则八卦之妙用，终不得而见也。是故圣人仰观俯察，外窥内考，而见天地之间，无非阴阳对待也，无非阴阳交变也。故南方三才俱阳者，画阳，乾以象天；北方三才俱阴者，画阴，坤以象地。故乾南坤北，以定上下之位。西北高山，东南大泽，故艮居西北，而兑居东南，所谓"山泽通气"者也。雷起于东北，风发于西南，故震居东北，而巽居西南，所谓"雷风相薄"者也。日为火居于东，月为水见于西，故离东而坎西，此谓"水火不相射"。卦卦相对，画画而成偶，是故，刚柔相摩，阴阳相荡，而八卦相错。阴错阳者，阴中有阳，阴变阳也；阳错阴者，阳中有阴，阳变阴也。夫有对待之象，则有交感之情，自有变化之效，此八卦之妙用，所以变化万物者也。天地以此变化万物，圣人以此变化于一身，正是一以贯之之道。所谓"通神明之德，而类万物之情"，以此贤人学之实为者，即可以成大道，亦无虚谓矣。

澹熵易考

八卦相错解

乾南、坤北、离东、坎西、兑东南、艮西北、巽西南、震东北，此八卦之位，阴阳相待者也。乾天、坤地、离火、坎水、兑泽、艮山、震雷、巽风，八卦之物，阴阳之大者也。天刚、地柔、火燥、水寒、山高、泽下、雷强、风弱，八卦之性，阴阳之偏，因未相济之故也。惟天与地错，火与水错，泽与山错，雷与风错，若刚柔相济、寒燥相均、高下相应、强弱相等，悉归于中和矣。中和者，乃性情之至正，无些子之乖戾者也。理也，太极也，此八卦所以重者，相错是也。

若夫修士欲使错而归正，必须逐日成性存存，方合道义之门。二六时中能使离火下降，而民火必然相从随降，则相火自不猖狂，乃柔守之功，共拱一穴者也。譬如北辰，众星拱之之象，斯时太极形自现也。夫八卦有对待之体，自有生成之用。彼物之生意未达，必有雷以动之，而鼓其生意；物之郁结未舒，必有风以散之，而解其郁结。坎离相对，是雨以润之，而枯槁以滋；日以暄之，而阴淫以燥。艮兑相对，是艮以止物，使生意收敛，节而不过；兑以说物，使生意具足，欢欣交通。然孰为纲？维是乾以君之也。凡雷动风散之属，皆统于乾，而分职以听者也。又孰翕受足？是坤以藏之也。凡雷动风散之属，皆含于坤，而乘时以运者也。夫六子循其序，乾坤统其纲，此八卦之所以变化而生万物。

盼蟾子答回谷子云："雷不发声天地凝，春雷一动万物萌。不动静养归根窍，动时休错采春融。"又曰："精神气血归三要，南北东西共一家。天地变通飞白雪，阴阳和合产黄芽。喻此警贤真烈士，以行必验圣綮发。"夫此章去乾坤而言六子变化之神，以见伏羲八卦之用功者也。乾坤之功，分寄于六子之用，总归于一神之统翕。神也者，无在而无不在，妙万物而为言者。何以言之？万物以动而生，动万物者莫疾乎雷；桡万物者莫疾乎风，万物以桡而长；万物以阳而坚，燥万物者莫熯乎火；万物以阴而滋，润万物莫润乎水；万物利遂而生意惬适，说万物者莫说乎泽；始终万物而使之敛有归无、而从无含有莫盛乎艮。夫有水之润与火之燥，有雷之动与风之桡，有泽之利遂与山之敛有归无，然后变化万物，功始亦备，故曰："水火相逮，雷风不相悖，山泽通气"，所以变化万物之成功也。

融和问曰："'神也者，妙万物而言'，此章乃文王八卦之序，特去乾坤以为言耳。今解入伏羲八卦者，何谓也？"答曰："伏羲八卦尚象，以天地山泽雷风水火言之；文王八卦尚数，以水火木金土言之。此章明是尚象之言，而谬为尚数之论，恶乎可？彼水火以南北言之，尚有可原，若雷果起于正东乎？风果起于东南乎？泽果说于正西乎？山果盛于东北乎？不然，何谓为八卦之序耳！况本章结语曰：'水火相逮，雷风不相悖，山泽通气'，则其为伏羲对待之无疑。若作文王八卦，水火犹可言相逮乎？山在东北，泽在正西，犹可言其通气乎？不必节节破解，断无是此理也。且上文发所以然，下文发所当然，是为一意相承也。未有上文言流行，下文说对待者，使两意不相承者也。故以'故曰'二字别之。盖系先儒传经之误，后人因其误也。故以伏羲尚象之说，而谬作尚数之解。余因其所误而改正之，方与结语相应，不但文理通顺，而圣贤经传亦自明晰。且免后学误入讹传之弊，致使将来知此为证修身成圣之法。

"昔白居易作《池上篇》一歌，暗合卦数之用，云：'十亩之宅，五亩之园。有水一池，有竹千竿。勿谓土狭，勿谓土扁。足以容膝，足以息肩。

有堂有庭，有桥有船。有书有酒，有歌有弦。有叟中坐，白须飘然。识分知足，外无求焉。如鸟择木，姑务巢安。如鱼居沼，不知海宽。仙鹤怪石，紫菱白莲。皆吾所好，尽在吾前。时饮一杯，或吟一篇。妻孥熙熙，鸡犬闲闲。优哉游哉，吾将终老乎其间！'乐天复继诀云：'杲杲冬日出，照我屋南隅。负暄闭目坐，和气生肌肤。初似饮醇醪，又如蛰者苏。外融百骸畅，中适一念无。旷然志所在，心与虚空俱。'"

八卦本太极

伏羲八卦，由何而画哉？盖有见乎太极之象者也。太极之象，乃天地之象也。正南阳之极，正北阴之极，东方阳中阴，西方阴中阳，东南阳多而阴未尽，西北阴多而阳尚存，东北阳之起，西南阴之生，此天地之象也。故伏羲于正南阳之极者，画乾以象天；正北阴之极者，画坤以象地；东方阳中阴，故以离象日；西方阴中阳，故以坎象月；东北阳之起者，震居之；西南阴之生者，巽处之；东南阳多而阴未尽，兑之象也；西北阴多而阳尚存，艮之象也。此八卦之象，即一天地之象也，一太极之象也。太极之象，人一身之象也。学者须从仰观俯察之中，穷研秘奥，方许造入真道之阶基。

夫观天之顺逆，察地之顺逆，所以明物我之顺逆也。盖天之行时由卦象之旋运，人之行时由八脉之运通。若夫能将八脉归原合一者，而太极图及时现也。详细此者，惟紫阳张真人《八脉经》最为明晰也。夫三教同一之道，惟这个当为是可，儒者希圣希此而已，释者参禅参此而已，道者修丹修此而已。若舍此而他求，犹是积雪以为粮耳，所谓旁门曲径者也，徒为劳苦终无成就。学者正当潜心玩索，反复搜求而笃行之，必入圣贤仙佛之域矣。

中和问曰："先天后地，对待流行，与人修之，吾师已然明训。弟子再叩，先贤所著性理诸图合变，起首从何运用而起止矣？"答曰："性理诸图，喻此明显。争奈后学执示失却分辨，将初手、了手、有为、无为之真机，并中节次第之程法，一目混然。余将古遗变图与吾所书诸图，合分而辩解之，亦免后学之疑惑者乎！"

无中生有图

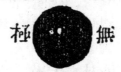

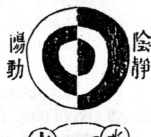

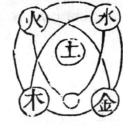

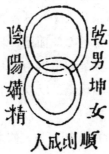

无中生有，顺则成人

无象光中，阳动阴静。五行相合，一化形成。

先天后地，万物造萌。顺去人道，均禀乾能。

有中生无图

無生中有

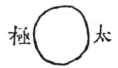

極 太

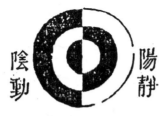

陰動 陽靜

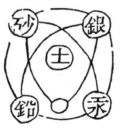

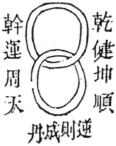

有中生无，逆则成丹

有象一观，采阳复静。真阴动取，妙鼓吹笙。
铅汞相投，捣炼合中。乾道坤化，玉炉烹蒸。

归图

千峰养生集萃

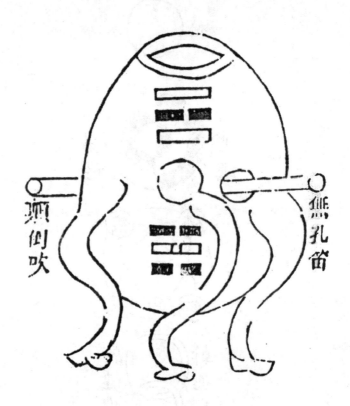

撑天柱地，名曰玉炉。此中炼就，出有入无。

精化元炁，神合隅处。诸虑勿生，仁淳封固。

神还金鼎图

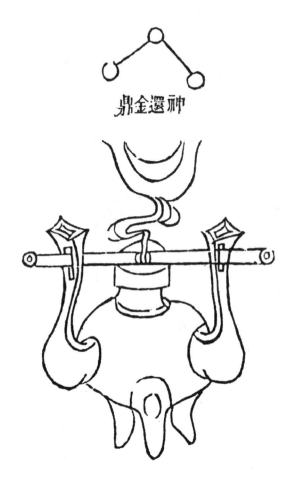

鼎金還神

非无非有，若杳若冥。不偏不倚，外虚内空。
掀倒细看，本体元弘。两片中目，物归居中。

还丹上升图

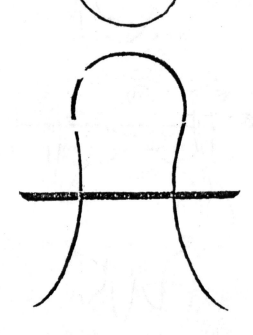

還丹上升

威音那畔，本性圆通。昧其来路，因彼幻形。
此中拈出，灼灼光明。运转周流，老还少容。

坤返乾本图

本乾返坤

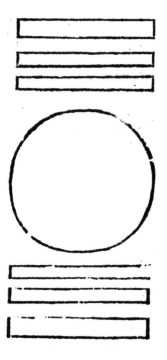

道本无为，体法自然。圣人画象，假此名圈。

离火下降，坎水上还。阴阳济久，坤返为乾。

炼精化炁（有为）图

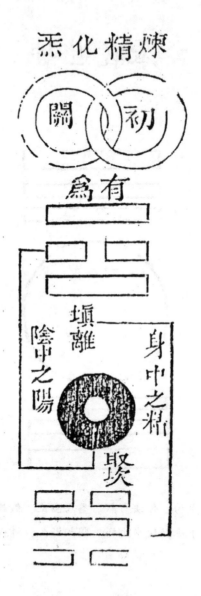

人从水出，水向金生。汞龙铅虎，交战黄庭。

云收雨散，炁结神凝。阴阳妙合，百日功灵。

始难终易，渐渐慧通。时时塞兑，自无漏凶。

炼炁化神（半事有为半无为）图

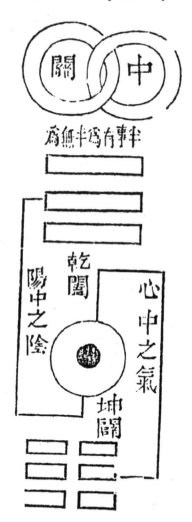

海底日红，山头月白。两肾汤煎，膀胱火灼。
轻举默运，天机自合。种落黄庭，圣胎初育。
非想非存，窅冥觉柯。如龙养珠，神息莫析。

炼神还虚（无为）图

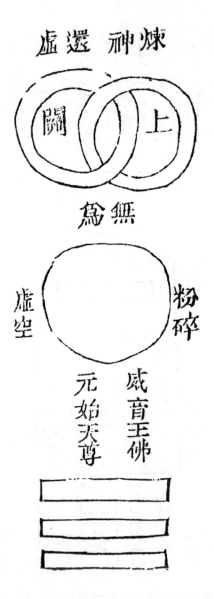

炼神还虚

关 上

无为

虚空　粉碎

元始天尊　威育玉佛

搬翻金鼎，掀倒玉炉。无中生有，自产玄珠。
归根复命，神还太初。虚空一体，灵光永护。
三千大千，遍瞻神舒。自然所在，劫劫坚固。

圖總天周身人

柳星張

午

未二陰遁卦〇甲三陰否卦〇酉四陰觀卦〇戌五陰剝卦〇亥六陰坤卦

井鬼

参觜

婁胃昴

婁奎

壁室

巽軫

角亢

氐房心

尾箕

斗牛

巳六陽乾卦〇辰五陽夬卦〇卯四陽大壯卦〇寅三陽泰卦〇丑二陽臨卦

天梯

刻刻還丹

神住 煉无神

中關

乾離 坎水祖竅

坤虎巳

銀河

危虚女

子

澄燼易考

此周天图，贵乎自然之时运，亦不可着相，被念所缚。故立名亦谓之渐法，由外返内之功用也。若夫真一未动，此念常住之于气穴，所谓凝神御气者也。及气机已动，急收摄纳归源，鼓动呼吸，所谓采鸒归炉、运坤火、起巽风者也。其法始终总在守虚极、法静笃，吾以观其复。若遇有德之士，于此诸节细细悟入，便知吾道合周天三十六宫之数。盖八卦三十六画合太极，静而生阳，阴极生复。从复之六宫升临六宫，临升泰六宫，泰升壮六宫，壮升夬六宫，夬升乾六宫。自复至乾，共三十六爻，则进阳火三十六是也。升足阳灼，动极生阴，从乾而降姤六宫也。姤降遁六宫，遁降否六宫，否降观六宫，观降剥六宫，剥降坤六宫。自姤至坤，三十六爻，即退阴符三十六是也。夫升降之法，全凭元神统帅，遇真师者，便知清浊。不然，先后二天无从分别，以何能成道乎？

消长盈虚图

夫天地之至真者，阴阳也。阴阳配合，五气运行，互相制伏，而生杀万物者也。天地之精华，莫大乎日月。日为太阳之火，应于东、南，从木，而木旺生火，外应乎春、夏，发生万物者也；月为太阴之水，应于西、北，从金，而金旺生水，外应乎秋、冬，肃杀万物者也。二者为生杀之机，故曰水火，亦曰乾坤，曰四时，曰寒暑，曰坎离，曰君臣，曰夫妇，曰阴阳，曰情性，曰动静，曰龙虎，曰铅汞，曰浩然，此之比喻阴阳日月者也。故观天之道，察其盛衰，明其幽显，日月者乃修道之首骨也。视此卦象，由始而推，乃至精至微、妙造物、化空色，鬼神、人物、异类，毫发不能掩者。大哉日月！天地之髓也。

夫学道者，能穷日月之运度，极察天地之妙旨，亦可与天地参也，亦可与天地同功，而与日月同明，而生死亦可脱出。或见浅者，微知天地之道，但穷术理，而祸福亦可趋避。夫修道者，名为修真，非真实知确识，安能剥伪存真？志士贵乎极穷义理，念兹在兹，刻刻考正，可达先天五星连珠之妙运。日应东南方火木二相，月应西北方金水二相，此四者木火金水，以应四象，乃日月也。日月游黄道者，月从东南而至西北，故归中宫正位，中宫者土也。四象游行于四方，统寄于中央，乃五行攒簇也，故曰日月合璧、五星连珠，此乃阴阳气交生长之义。故《易》曰："天地不交，万物不兴。"

天地一交一合，内有六卦。上半月，月纯坤，坤变为震，震变为兑，兑变为乾。乾气圆满，辉照东方，金气俱足，而生真水。下半月，月纯乾，乾阙成巽，巽阙成艮，艮阙成坤，乾乃合坤，月华无踪。故"东北丧朋"，乃日月合璧之义。三阴三阳和合，天地交泰，而成氤氲之气。故天地因之，而得以长生久视；凡修真者与此而同途，是至道也。余不畏天责，补跋图之，浅说以证喻其非。预后来学人，而释疑惑乎！

初一至初五

初三月出庚，震受坤西方。

月出庚三日，庚生也。位受震卦，更于庚西方，出坤。乙与庚合，坤体一变成震。震主庚，庚是震卦所值之辰，震乃东方青龙之象，既受于庚，庚乃白虎之气，故而始生矣。

证曰：

> 金翁本是东家子，送在西邻寄体生。
>
> 认得唤来归舍养，配将姹女作亲情。

又曰：

> 守静知动阳渐现，顺行为凡逆摄仙。
>
> 无待光盈休捞月，大忌微阳用后天。

初六至初十

八日兑受丁，上弦平如绳。

月出丁八日，兑行也，金气平平如绳，乃上弦，金八两。震变为兑，兑至丁，丁是兑卦所值之辰。

证曰：

> 月才天际半轮明，早有龙吟虎啸声。
>
> 便好下工修二八，一时辰内管丹成。

又曰：

> 丁壬化木阴阳均，知时须是达者人。
>
> 酉生阴火阳金水，会悟玄通早培仁。

十一至十五

☰ 十五乾体备，盛满甲东方。

三日出甲乾体就，金炁圆满，金水温，太阴姹女弄明珰，兑三变成乾，乾主六壬、六甲，甲是乾卦所值之辰。此夜金旺在酉。

证曰：

> 八月十五玩蟾辉，正是金精壮盛时。
> 若到一阳才起复，便堪进火莫延迟。

又曰：

> 错过光盈蟾吐白，何能成圣作仙佛。
> 知时老嫩须口授，规周运处入中柯。

十六至二十

☴ 十六转受统，巽辛见平明。

平明见辛地，乾变为巽。巽主六辛，辛是巽卦所值之辰。此天道自然而然，生出真乙之水，滋养乾坤，化生万物。人能合与天道，而真炁自然运用。故曰金液已炼形，亦曰华池神水降珠归落黄庭。

西江月

白虎首经至宝，华池神水真金。知止至善利源深，不比寻常药品。

若要修成九转，先须炼己持心。依时采取定浮沉，进火犹防危甚。

二十一至二十五

☶ 艮值于西南，下弦二十三。

月在于丙，巽变成艮。艮主六丙，丙是艮卦所值之辰。故下弦水半斤，合上弦之八两，共成一斤之数。所谓"两弦合其精，而乾坤之体复成就也"。

证曰：

> 前弦之后后弦前，纤味平平气象全。
> 采得归来炉内煅，炼成温养自烹煎。

又曰：

下弦属水上弦金，制造华池须圣心。

捉将金精鼎中煮，尽数里面恣浮沉。

二十六至三十

●坤己三十日，东北丧其朋。

平明月见己，艮再变成坤。太阳已出甲地，甲己相合，日精得月华为友。始西南，终东北，金生木长、木旺金衰，至坤卦，此夜月而无踪迹，故曰："丧朋而复有得朋。"自朝至暮，三阴三阳，二体滚归混沌之窍，此二物合璧之时，乃长养性命之道也。

证曰：

日月三旬一遇逢，以时易日法神功。

守城野战识凶吉，增得灵砂满鼎红。

又曰：

始知太乙含真炁，终果华池产青璃。

返覆其中明混沌，育神蛰藏渐无息。

盼蟾子后跋

三《易》虽系三代之书，然太昊伏羲时，只有卦画而无文词，嗣后三代著有《连山》《归藏》《周易》，详释卦画之义，而为文辞。幸文王羑里之作，变先天为后天，易对待为流行。周公又篆为辞，孔子又赞系之，然后《易》理昭明。凡所言德言圣言神，或谓身心性情等类，名喻虽多，无非一道而已。

余幼稚时博览三教经书，及至壮年，志在四方，虽入爵而屡遭危险。一旦忽然大悟，即弃职业而皈至道，依谭祖南无仙派。朝夕自省，晓得浮生一大虚幻，乃悟祖师立派南无之义。盖南者，在后天为离，且属丙丁火方，于人为心，于五行为之火，且人心中所藏者识神耳。其言无者，喻人识神与火性，无一毫流于灵窍，而后元神与慧性并现家庭之内，方知南无隐义甚深。此系祖师大慈大悲，以教后裔。盖此道以诚而入，以志而守，以默而用，培德克己为根，积善立功为本。若有同志，体此"南无"二字，即是性功之初乘。无人无我，始终如一，虽有外障内魔，而我之正念刻存，慧剑久利，决不被外物内虑所诱，故孟子曰："我四十不动心。"然后再觅炼命真常之路。

　　长生久视之道，万劫一存，自无生灭。故曰寿命，曰慧命，曰致命，曰飞升，曰脱胎，曰神化，而去来无碍，是为炼命之真旨。命者根于肾，肾为坎水之源，动则真一之水生；性者根于心，心为离火之首，动则无明之火生。若将离火藏入肾水之内，则水不寒而火不燥，真意从中调而和之，即日可以产出金莲。释曰："龙宫说法，龙女自现宝珠。"道曰："抽坎添离，真铅自然出矿"。儒曰："而太极之图由既济可见。"古之至人知有此道，故将元精、元炁、元神凝聚为一，返还未生模样，终日默默，稀言枯坐，回光返照，念住于北海，凝神于祖窍之中。儒曰："止于至善之地"；释曰："极乐国中，净土家乡"；道曰："玄牝之门，产药川源。"斯时中正自现真如，皆由静极而天心自动故。老子曰："守虚极，法静笃，吾以观其复"；六祖曰："有情来下种，因地果还生"；儒曰："道善则得之。"此时志气刚强，非猛烹急炼，不能降伏其心。《入药镜》曰："起巽风，运坤火"者是也。不然仍为有形之物，复泄于阳关，而以何为之哉！夫采摄之后，急当温柔而静养，方得橐龠以薰，候其复动，继运玄功。儒曰："常存君子之道"；释曰："和合凝集，决定成就"；道曰："念兹在兹。"所谓"勿忘勿助"，亦必须真意而守之，似炉中之火种，而意气双镕，化为真气，以成真种，实证性命双修，而久则无中生有也。除此之外，尽属旁门，终无所成。

　　余叹惜三教专学弊谬者，各逞奇上。凡近代出家者，多原病患、衣食、老迈，或因贪图田园庙产。而身虽出家，心更甚于在家之贪爱，所以贤儒轻视我辈。若有学问思辨之士，出则必隐于岩穴，或混迹江湖，绝不为尘俗万缘所累。古云："穷理还当彻始终，须明一宝辨三宫。先将微物看成假，次把尘缘扫个空。足色真金从火出，纯阳寿草冬至丰。欲求结果收园好，大造炉中早下功。"

四言金石考

生死事大，几人参究。来时糊涂，去时梦游。

所以轮回，恶趣无休。真可痛哉！迷昧根由。

乐时忘悲，日耗神旮。虚度岁月，贪娱恋柤。

恩爱牵缠，名利惯求。逞尽奇异，悬河口诌。

诡谲伪才，卖弄自酬。打混日过，渐渐白头。

倏忽限至，四体难收。七手八脚，谁人能救。

一声短叹，气断咽喉。空行弃世，自废自丢。

中华人身，难得难投。身家性命，不沤而沤。

君子屡惜，小人何愁。志士猛惺，密访深求。

闲时办下，忙时备受。欲度今生，格物自搜。

迷言来世，妄想错谋。专有一等，谬中更谬。

执着文缚，头上安头。明白反愚，胜于俗流。

又有一等，迷失深厚。喻言仙佛，天生一就。

凡人何及，难登难修。愚凭此语，如怀契旧。

非思先圣，人道所求。由浅入深，栽培德周。

日日增慧，刻刻返纠。涤习前染，善添恶抽。

无欲入圣，圣志无休。希仙希圣，贤似愚陋。

第一穷理，尽性关头。以致于命，任天公凑。

省察功勤，暗室何漏。志诚如一，豁然观透。

无一不晓，神通宇宙。因三聚足，一满承受。

学者大忌，中途废丢。皆因识性，障蔽德勾。

甘心错过，悔赎难纽。趁此身在，急觅访求。

亲至良人，盘桓授受。实学者贵，难逢道侔。

万劫难遇，圣典真舟。讦难不难，观乎德先。

若能速惺，力修何艰。是道则进，万邪齐捐。

人心绝迹，天理现前。何用远取，身内返观。

视来视去，生物留连。资助原本，神调精研。

服气伏气，真伪细辨。莫谓辛苦，朝夕泉眠。

猖龙猴虎，二兽同拴。离火下降，坎水上翻。

真阴真阳，会合济还。始之有作，终然不然。

气随神住，万脉归原。息嘘吹隔，踵念绵绵。

无中生有，产出先天。有中化无，自鼓运还。

物积成垒，大动神抟。防虑念起，变为后天。

寂而复觉，动应静眠。火候数足，时至上迁。

四象合中，须觅口传。五十中土，不可过研。
运转一周，自交大还。萍实入口，沥沥寒泉。
寄托黄婆，刻引归攒。甘露流润，降珠中间。
黄庭内住，如孕怀惔。勿忘勿助，合乎天然。
如龙养珠，蛰待气翻。无欲神知，空不空禅。
不息而息，知息火炎。不观即观，欲观不安。
当静失静，念动火炫。火摧胎越，阴神出焉。
若失觉照，机来误迁。时至须知，阳光三现。
迷寐沉睡，圣胎滞焉。仍堕游魅，不仙不凡。
喻法中乘，至防危险。达者细悟，不可俗玩。
夫修至此，务备深参。仙圣至道，轻不敢传。
因何失教，天德稀焉。有等学者，各悟一偏。
遇而不识，逞己能干。识而不遇，培植待缘。
世尘琢磨，心志要坚。感而有遇，诀破机关。
待时返己，苦志抵愆。忙中格物，闲时缕葳。
默占深考，穷理精研。子书丹经，不可失篇。
三教搜求，阅理同参。备预道友，防谓讹谝。
遇师真伪，不被迷瞒。聆音察理，是愚是贤。
初会之时，深难盘桓。久识诊之，动作庄严。
举止品行，与道合参。渐试实证，性命惜怜。
略施荐举，静幽密谈。六耳接语，不可发喧。
道非儿戏，祖祖单传。始遇喻理，性功兼言。
考中仁淳，默德配贤。以理倍道，合施贯诠。
理道先后，备防徒瘝。世多不肖，始终几全。
弊者谬众，三教失传。贤愚不分，无斟有愆。
枉泄天机，恐遭雷鞭。至真妙道，上天禁严。
尔若不信，河图失传。圣经中庸，彻讲各难。
必须大德，施授受葳。纯一不二，实履真践。
携手同归，处隐人圜。师真侣真，彼圣彼仙。
各加栽培，感格天缘。譬如初学，悟道访参。
偶遇方士，勿认威严。言真语实，喻合丹篆。

道德阴符，龙虎经函。黄庭内注，确真不繁。
悟真参同，南华经旃。吕祖全书，金丹指南。
丘祖语录，西游真诠。三丰全集，修真后辨。
释教经典，择要寻瞻。六祖坛经，法华楞严。
宝积心印，华严涅槃。慧命真经，华阳柳撰。
金仙证论，一贯统全。性命圭旨，离骚经编。
各种子书，妙喻盘桓。为上学道，可侣同参。
或谈公案，美论空禅。异端枯修，愤高觑辨。
或信邪术，女鼎采战。思淫为道，乱理行焉。
或执经义，念佛拜忏。索利宣扬，指佛迷瞒。
或炼金石，子午坐禅。禳星礼斗，服食红铅。
辟谷休粮，枯守山圌。不然奇异，口头阔专。
言清行浊，背礼失范。无数等类，难书尽全。
此人此心，各正各偏。虽云头头，一同艰艰。
万劫千生，难觅至贤。何况圣道，上升金仙。
余书举要，补著前篇。誓天泪笔，遗风世间。
镌行后望，拳拳待贤。附骥者有，名士流传。

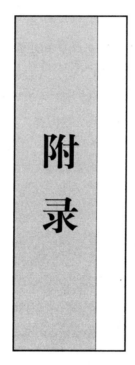

附录

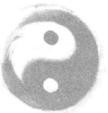

名词浅释

　　八卦——对应自然界的八种物质和状态，分先天八卦和后天八卦两种。先天八卦即乾兑离震巽坎艮坤，后天八卦即乾坎艮震巽离坤兑。八卦又称经卦，八卦两两相重而得六十四卦称之为别卦。八卦在人体中有特殊的对应关系，如《易传·说卦》曰："乾为首，坤为腹，震为足，巽为股，坎为耳，离为目，艮为手，兑为口。"丹经中取八卦之象，来说明内丹功程中的特殊方法。

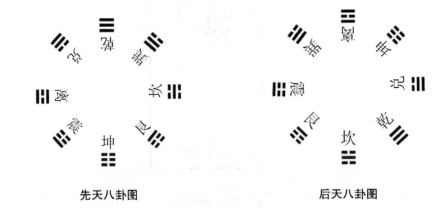

先天八卦图　　　　　　　　　　　后天八卦图

　　鼎炉——原为外丹术语，内丹喻指为炼药之处。按道家传统说法，炼丹首须安炉立鼎，如此方能行炼丹之功。鼎，又谓玉鼎，在大脑中心，内藏一胞为先天真性所居之处，即元神室也。其两边各有一管，联于眼珠，下通于心，故曰：性者心也，发于二目。实际鼎原无鼎，真炁发时与性合一而得名。金炉，又名真炁穴。前对脐轮后对肾，上有黄庭下关元，前有幽阙后命门，是存神养炁之所，又叫丹田。炉原无炉，炁发则有此名。炼神还虚大周天中，鼎炉又有不同涵义。

　　河图洛书——《易》曰："河出图，洛出书，圣人则之。"一般认为，河图为先天之对待，洛书为后天之流行。河图顺生，洛书逆克，共行造化

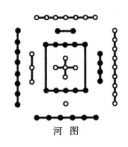
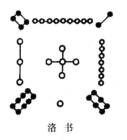

河图　　　　　　　　　　洛书

之权。

汞铅——本为自然界两种物质，丹道中以汞借指元神和真意，以铅借指元精和真炁。汞为离中阴，铅为坎中阳；铅性沉重，其气坚刚，借指人神之真情，以其外暗内明，御患伏邪，而有象于铅；汞性轻浮，其气阴柔，躁而易失，借指人身之灵性，以其虚灵莫测，而有象于汞。

后三关——即尾闾、夹脊和玉枕。尾闾在脊梁骨最下尾椎处，为后三关中的第一关。夹脊在大椎往下第七脊骨节，又名夹脊双关，内通心，为后三关中的第二关。玉枕在风府上枕骨处，内通大脑，为后三关中的第三关。丹道修持中，以羊车、鹿车及牛车通后三关。

火候——道家丹道理论认为，火是火，候是候，火候是火候。火有十八般名称，各有次第节序，其功用亦皆不同。实际上火即是药，药即是火，也可以说真意即火，故有药生即火生之说。候是从天之气候引申而来的概念，五日一候，一月三十日，故为六候。炼丹要先起火，候有六候，火候是丹道行持用火之法。

活子时——丹道修炼中身中一阳初动之时，因阳动无定时，故称活子时。在卦为复卦，在时为冬至。一阳初动为炁动，而非精动，当用收炁降龙法，采取小药。

魂魄——三魂七魄，以日藏魂而月藏魄，日月交易而性命由立。在人则肝藏魂而肺藏魄，丹家以日魂为元神，为炼药之火，为东升之木；以月魄为元气，为炼丹之药，为西降之金。

九宫——即洛书，一到九九个数字排列在九个格子中，纵、横、斜三种方式三数之和都是十五，纵横十五在其中。其排列方法，即"戴九履一，左三右七，二四为肩，六八为足"。

坎离——指性命、心肾、天地。坎中实，在体为肾，藏精，为命；离中虚，在体为心，藏气，为性。

两仪——即阴阳，是由太极最先生出的两种物质实体。《易·系辞》曰："易有太极，是生两仪。"两仪即两相匹配，指阴阳互相对立，构成一对基本矛盾。

　　六通——即天眼通、天耳通、宿命通、他心通、神境通、漏尽通，是道家丹道修炼过程中出现的特殊功能。

　　龙虎——即青龙白虎，丹道中以龙为汞、为神、为性，以虎为铅、为炁、为情。神即性，炁即命，龙虎交，既是性情合一，也是汞铅相投。

　　沐浴——丹道中，以子午卯酉为沐浴之时。子时一阳始生，午时一阴始生，卯酉之时阴阳参半而平和。沐浴，即呼吸不出不入的状态。

　　炁与气——炁是道家专用字，表示先天无火之炁，是后天生命之动力，是心脏六脉跳动之炁，眼虽看不见，而手能摸得着，道家养生学说以后天返先天故统用此炁。气是米谷之气，口鼻呼吸之气，是后天之气。先天炁为祖炁，又称元炁和道炁，丹道修持下手炼精化炁为先天之炁，而非后天之气。

　　前三田——即上田、中田和下田，为炼丹种丹之田舍。上田神舍，中田炁府，下田精区。一般认为，上丹田即祖窍，中丹田为黄庭，下丹田为炁穴。

　　鹊桥——源于牛郎织女传说，指人体任督上下两处交会之处，上则称上鹊桥，下则称下鹊桥。《仙佛合宗》曰："尾闾、谷道，一实一虚，故名下鹊桥。尾闾关，上夹脊三窍，至玉枕三窍，与夫鼻上印堂，皆髓实填塞，呼吸不通；鼻下二窍，虚而且通，乃呼吸往来之径路，印堂、鼻窍，一实一虚，故名上鹊桥。"

　　三花聚顶——三花指精花、炁花和神花。三花聚于目前，皓月当空，为特殊之景，又谓玄关。

　　三才——即天地人，在丹道中又对应精炁神。

　　四象——由两仪分出，太阴、太阳、少阴、少阳，以对应春夏秋冬四季，在人体中可对应不同之经脉。道家又借指左（东）青龙、右（西）白虎、前（南）朱雀、后（北）玄武，故要使四象会合中宫，是吕祖所谓龟蛇共穴、龙虎同宫之说。

　　四禅——禅宗所归纳的禅定四重境界，即初禅念住，二禅息住，三禅脉住，四禅灭尽。与道家的四手功夫，其实是两种不同的语言表述方式。

十二消息卦——六十四卦中的十二卦，即乾、姤、遁、否、观、剥、坤、复、临、泰、大壮、夬，以阴阳爻变化来对应阴阳消息升降，外则对应一年十二月，以复卦对应子月（农历十一月），姤卦对应午月（农历五月）。丹道中以十二消息卦则对应一身十二种状态。

十二重楼——道家丹道专用词，喻指喉下之十二节气管，又称"十二层楼""十二玉楼"。

太极——《易·系辞》曰："易有太极，是生两仪，两仪生四象，四象生八卦。"丹道中，太极指北极，为玄牝之门、众妙之门。

屯蒙——本为《易经》中六十四卦之两卦，道家内丹借指进火、退符的火候。《参同契》曰："朔旦屯值事，至暮蒙当受。"

橐龠（阖辟）——本指风箱，用于冶炼鼓风之用，无底之囊为橐，有孔之窍为龠。道家借用指天地阴阳两气之回旋，内丹中指先天呼吸之法。《道德经》曰："天地之间，其犹橐龠乎？虚而不屈，动而愈出。"丹道中，先天炁发，橐龠方显。《性命法诀明指》曰："橐龠者，内里消息也。下手采药时，先天真炁系由橐处所发，而龠为收真炁之地，心肾相交之处。若精炁不动，不为橐龠。""橐龠乃内里之消息，无精炁时，渺茫难寻所在。待真炁机发动，而橐龠之消息现矣。橐在上而龠在下，相距八寸四分，上性下命之处。当吸进后天气之际，则先天炁升，所谓外气从外而降，先天炁从内出而升，谓之阖。斯时百脉俱开，下之命与上之性相合矣，是谓橐。当呼气之际，鼻吸之气呼，则先天之炁降，所谓外面之气呼而升，则内里真炁降，谓之辟。百脉俱开，上之性与下之命相合矣，是谓之龠。"

文武火——道家内丹修持专用术语。文火即呼吸之气微轻导引，任其自然无为，绵绵若存之势。武火即呼吸之气急重吹逼，以息摄炁之法。文火行沐浴温养之功，武火行采取烹炼之功。

五行——指金、木、水、火、土，语出《尚书·洪范》："五行：一曰水，二曰火，三曰木，四曰金，五曰土。"五行有生克两种关系：相生则水生木，木生火，火生土，土生金，金生水，构成一个封闭的循环体系；相克则水克火，火克金，金克木，木克土，土克水，也构成一个封闭的循环体系。在人身是心、肝、脾、胃、肾，五行山下是炁穴。古人云："昔日遇师亲口诀，只教凝神入炁穴。"

消息——阴阳消息，本指阴阳之气的斡旋，以应造化之机。丹道中指内炼过程中的进火与退符，进火为阳息，退符为阴消。进火与退符皆遵自然节律，以卦象表示其度数。

性命——通俗说来，性即心理，命即生理。道家理论认为，人出生之后，性命分开，性在天边，命沉海底，实际上就是心为藏性之府，肾为藏命之府。内丹中以炁为命，以神为性，性命则指神炁。

虚室生白——道家内丹功的术语，也是炼丹丹成的讯息、景象，即暗室中的一些东西清晰可见。

玄关——道家专用术语，意即玄妙之关窍，为后天逆返先天之径路。在内丹中指先天真一之炁发动之处、先天性光显现之处，为特殊之景。

玄牝——玄为阳，牝为阴，玄牝为立丹基、凝圣胎之处。《道德经》曰："谷神不死，是谓玄牝。玄牝之门，是谓天地根。"丹道以祖窍为玄牝之门，为人身天地之正中，藏元始祖炁之窍也。

药——道家所说之药，与世俗医家所说完全不同，其写法也非常独特（䕬）。世俗医家所说之药，乃草木金石所成，用以调治人体之疾病；而道家所论之药，乃人体中精微先天真炁所凝成，可以祛病强身，从机制上解决后顾之忧。《玉皇心印妙经》曰："上药三品，神与气精。"而内丹修炼中又将药分成三种：炼精化气为外药，化气完成生内药，载药上行过大关，则称大药。鼎炉、火候、药物为内丹学三要件。

一阳来复——在卦为地雷复，在二十四节气为冬至，在道家炼功为活子时。

元神与识神——元神指先天之性，又称元性。元神为先天以来一点灵光，无私无欲，自从道化虚无而来。识神指后天之性，主宰后天知识，牵于七情六欲，为一己之私所困，为名利之心所惑。道家修炼，皆指元神而弃识神。元神为无为之种，识神为有为之因。

元精与交感精——元精是无欲状态下产生的先天精，交感精则为欲念感动下产生的后天精。元精可以炼丹，可逆化为炁，可以育仙；而交感之精为浊精，男女交媾所生，可以生人。

婴儿姹女——婴儿即坎，姹女即离。《修真太极混元指玄图》曰："心液曰姹女，肾气曰婴儿。"

周天——原为天文概念，丹道借指修炼的几个阶段，以及精气神在体内的运行路径。丹道中周天有大周天、小周天和卯酉周天三种，大周天无时、无数、无度、无节，小周天有时、有数、有度、有节，卯酉周天另有别论。

图书在版编目（CIP）数据

千峰养生集萃：全三册/董沛文主编. --北京：华夏出版社有限公司，2021.1

ISBN 978-7-5080-9897-5

Ⅰ．①千… Ⅱ．①董… Ⅲ．①养生(中医) Ⅳ．①R212

中国版本图书馆 CIP 数据核字（2019）第 297671 号